U0317311

老年脊柱外科学

邝磊　董莉妮　主编

GERIATRIC
SPINE SURGERY

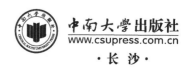

中南大学出版社
www.csupress.com.cn
·长沙·

图书在版编目(CIP)数据

老年脊柱外科学 / 邝磊, 董莉妮主编. —长沙: 中南大学出版社, 2023.8

ISBN 978-7-5487-5483-1

Ⅰ. ①老… Ⅱ. ①邝… ②董… Ⅲ. ①老年人-脊柱病-外科学 Ⅳ. ①R681.5

中国国家版本馆 CIP 数据核字(2023)第 146239 号

老年脊柱外科学
LAONIAN JIZHU WAIKEXUE

邝磊　董莉妮　主编

□出 版 人	林绵优
□策划编辑	潘庆琳　李 娴
□责任编辑	李 娴
□责任印制	唐 曦
□出版发行	中南大学出版社
	社址: 长沙市麓山南路　　邮编: 410083
	发行科电话: 0731-88876770　　传真: 0731-88710482
□印　　装	长沙创峰印务有限公司

□开　　本	787 mm×1092 mm 1/16	□印张 17.25	□字数 418 千字	
□版　　次	2023 年 8 月第 1 版	□印次 2023 年 8 月第 1 次印刷		
□书　　号	ISBN 978-7-5487-5483-1			
□定　　价	78.00 元			

编写委员会

主　编

邝　磊　董莉妮

副主编

徐玫丽　王轶娜　王　琼　范　磊

编　委

王肖枭（中南大学湘雅二医院脊柱外科）

王轶娜（中南大学湘雅二医院老年医学科）

王　琼（中南大学湘雅二医院老年医学科）

文　捷（湖南省人民医院骨科）

邝　磊（中南大学湘雅二医院脊柱外科）

朱世聪（中南大学湘雅二医院老年医学科）

陈泽军（中南大学湘雅二医院脊柱外科）

李　丹（中南大学湘雅二医院老年医学科）

李　灵（中南大学湘雅二医院老年医学科）

李劲松（中南大学湘雅三医院脊柱外科）

肖　迅（中南大学湘雅二医院老年医学科）

肖　晟（湖南省人民医院骨科）

何浩雨（南华大学附属第七医院骨科）

张　超（湖南省人民医院骨科）

陈学明（株洲市三三一医院脊柱外科）

范　磊（长沙市第三医院骨科）

段　娟（中南大学湘雅二医院老年医学科）

袁　慧（中南大学湘雅二医院脊柱外科）

徐玫丽（中南大学湘雅二医院老年医学科）

彭安波（湖南省龙山县人民医院骨科）

董莉妮（中南大学湘雅二医院老年医学科）

程珊璧（中南大学湘雅二医院感染控制中心）

谭　伟（中南大学湘雅三医院脊柱外科）

前　言

据统计，世界老年人口占全体人口的比重将从 2017 年的 14% 增加到 2050 年的 20% 以上。这一增长归因于人类预期寿命的延长、生育率的下降以及"二战"后婴儿潮出生人群的老龄化。人口的老龄化对医疗系统和脊柱健康产业产生了重大影响。随着寿命的延长，老年人的活动水平和功能均发生了巨大的变化。在提供脊柱健康服务时，必须考虑到这些变化及其对社会的影响。即使是健康的老年人，衰老的影响也是显而易见的。功能丧失会增加老年人患其他疾病的风险，如跌倒会降低其生活质量和独立生活能力。此外，老龄化还增加了共病的发生风险，如骨质疏松症、肌肉减少症、虚弱，这些都会影响治疗的决策和效果。

在大多数情况下，老年患者的期望是无法达到的。医护人员应告知患者和家属，治疗的目标是恢复功能，以提高患者独立生活的能力以及生活质量。只有在极少数情况下，干预措施可使患者感到恢复到年轻状态或达到完全无痛苦的状态。

作为医疗服务提供者，我们应更多地扮演向导的角色，让患者获得最安全的治疗。我们必须花时间倾听患者的意见，仔细诊断他们的问题，了解他们的治疗目标，并用简单的语言告知他们治疗的风险、替代方案和能达到的疗效。我们不期望患者获得各种治疗方法的经验，也不能期望他们理解各种疾病的自然史。只有在极少数情况下，我们才充当"机械师"去修理这部老化的"机器"。

在本书中，我们收集了有关老年脊柱疾病的基本知识、老年脊柱疾病的常见病理学以及手术和非手术治疗的信息。这将有助您为老年患者提供最佳的治疗决策打下基础。

编者

2023.10

目 录

第一章

老年脊柱外科基础

第一节 脊柱的组织胚胎学

一、脊柱的发育

作为脊柱外科医生，我们并不需要掌握所有哺乳动物的组织胚胎学的相关内容，但掌握人类脊柱和中枢神经系统发生的基本过程，能为深入理解脊柱常见疾病的病理解剖学和病理生理学奠定基础。

人类形态发育的宫内过程可分为胚胎期和胎儿期两个阶段。胚胎期从受孕开始持续到妊娠后约 52 天。该过程是器官发生的重要时期，此时胚胎最容易受到外部损伤和内部致畸因素的影响。接下来的 7 个月则是胎儿期，是组织特化和生长的时期。

脊柱和脊髓的发育在妊娠的第 3 周开始，此时胚胎由两个细胞构成，称为胚盘。大约在妊娠的第 15 天，胚盘的中线部位形成一个凹槽并逐渐延长，称为原始槽。原始槽在胚胎的头端逐渐加深并向尾端延伸，延伸后产生的凹陷称为原始窝，围绕在原始窝周围的细胞称为原始结。原始窝、原始结、原始槽构成原始条。原始条形成了胚胎的纵轴。

胚盘的中线增厚终止于原始结，上胚层细胞增殖移行通过原始条形成了 3 个胚层的胚胎。在胚胎生长因子的控制下，上胚层细胞通过内陷向内迁移，取代下胚层细胞。离表皮最远、离卵黄囊最近的细胞形成内胚层。剩余的上胚层细胞最终分化成外胚层细胞，上胚层也改名为外胚层。夹在内胚层和外胚层之间的迁移细胞将成为中胚层。这些迁移是通过各种细胞信号通路控制维持的。信号通路或组织基因由原始条和中胚层分泌。胚盘的颅侧方向由称为前内脏内胚层的细胞特殊区域确定，该区域表达形成头部和大脑所需的基因。背腹轴受转化生长因子-β(TGF-β)家族的生长因子调节，包括骨形态发生蛋白-4、成纤维细胞生长因子等。侧面由成纤维细胞生长因子-8、Nodal 和 Lefty-2 调节，所有这些生长因子都是在胚盘左侧分泌的。另外一种蛋白质 Lefty-1 的分泌是为了防止左侧生长因子跨越中线迁移。

在中胚层的中线处形成两个结构：前脊索盘和脊索突。脊索突起初为一中空的中胚层管，后继续发育为实性结构时称为脊索。脊索可以诱导椎体形成，当椎体在脊索周围形成后，脊索形成髓核组织。

脊索的存在诱发了中胚层的增殖。大约在妊娠第17天时，中胚层增厚为2块，每块都直接位于脊索附近。最初的一层被称为旁轴中胚层，继续向侧面扩散，最终分化成3个不同的区域：旁轴中胚层、中间中胚层和外侧中胚层。在受精后约第19~30天的体细胞期，旁轴中胚层紧邻脊索，其细胞可以形成体节，分化成骨骼、随意肌和皮肤。第一对体节出现在脊索附近后，将以每天3~4对的速度按从头向尾侧方向发育，直到妊娠第5周结束时，总共出现42~44对体节。第1~4对体节形成枕骨、头面骨和内耳骨结构。第5~12对体节形成颈椎，第13~24对体节形成胸椎，第25~29对体节形成腰椎，第30~34对体节形成骶骨，第35~37对体节形成尾椎。其余的5~7对体节约在妊娠第6周时退化而消失。

随着胚胎的发育，体节也逐渐分为几个亚结构，每个亚结构最终分化为特异的组织结构。在体节靠近脊索和神经管的中间部位出现的空腔破裂后，其内的疏松核心细胞便移行包绕脊索和神经管，称为生骨节。包绕脊索的腹侧生骨节形成椎体，而包绕神经管的背侧生骨节则形成椎弓。一旦生骨节形成并接近脊索和神经管，生骨节便开始分裂，以便脊神经从神经管延伸进入各自的节段。随着生骨节的分裂完成，头端生骨节的尾侧部和相邻生骨节的头侧部融合成一个单一的组织块，形成脊椎前体。第4~5对体节的生骨节的头部参与了枕骨的形成，而其尾侧则与第2颈椎生骨节的头部形成第1颈椎，第1颈神经从第1颈椎的上部穿出，第2颈神经从第2、第3颈椎之间穿出，以此类推。围绕脊索的生骨节细胞形成了椎间盘的纤维环，而被包绕的脊索则形成了初期的髓核。随着发育，髓核中的髓核细胞逐渐被纤维软骨细胞所替代。

大约在妊娠第6周，在中胚层形成的脊柱前体中出现软骨化中心。椎体内最初有2个软骨化中心，随后在中线处融合为1个。如果只出现1个软骨化中心，就会形成半椎体，导致先天性脊柱侧凸畸形。随后椎弓、横突、棘突处的软骨化中心相继出现，完成了脊椎的软骨化过程。

每个脊椎均有3个骨化中心，其中椎体1个，椎弓2个。椎体的骨化发生在妊娠的第9周左右，从胸腰椎交界处开始，然后向头侧和尾侧进行，通常尾侧的骨化速度更快。椎弓的骨化大约在同一时间开始，从颈椎向尾侧方向发展。当两个椎弓的骨化中心接近中线时，便融合形成椎板和棘突。椎板的融合首先发生在出生后第1年的腰段，并向头端发展直到5至8岁时才完成。一旦骨化完成，椎板便不会与椎体相融合，相反，在二者中间会持续存在一个软骨结合区。该结合区的存在是为了适应脊椎发育过程中椎管的扩大，并最终在6岁左右消失。出生后，次级骨化中心出现在横突、棘突和骨突环的末端，最终在20~30岁融合消失。

二、神经系统的发育

胚胎在早期发育中，在中胚层形成了两个关节结构：前脊索盘和脊索突。前脊索盘可以诱导外胚层细胞在头端变厚，形成神经板。在前脊索盘分泌的生长因子控制下，神经板细胞从头侧向尾侧增殖并分化为神经外胚层。神经板的头侧较宽分化成脑，而尾侧较细分化为脊髓。神经板的尾端位于脊索之上，两侧是体节。这种结构使得尾端的神经板可以被分化的椎骨生骨节所包绕并继续分化为脊髓。在神经胚形成过程中，神经板内卷，其两侧组织折叠后在中线处融合便形成了神经管。该管有两个开放的末端，即颅端和尾端的神经孔，这两个神经孔都与羊膜腔相通。如果神经管未能完成闭合，可以在产前检测羊水中的中枢神经系统标志物。神经管可能在多个位置开始闭合，并以拉链式的方式向颅内和尾部发展。颅端神经孔一般是最先闭合的，直到孕后 25 天左右才完成最终闭合。尾端的神经孔约在孕 2 天后关闭。颅端神经孔闭合失败会导致无脑症，即头骨、头皮和前脑的缺失。尾端神经孔闭合失败导致脊柱裂。一旦闭合完成，神经管必须与外胚层分离。过早的分离可能会将原始间质组织拉到发育中的神经管内，从而导致脂肪瘤或脂肪间质瘤。不完全的分离可能导致与椎管相通的脊膜膨出。

神经管一旦形成，便与外胚层分离并分化为 3 层结构，即室腔层、被套层和边缘层。内层为室腔层，包含神经上皮细胞，可分化为中枢神经系统细胞。神经上皮细胞增殖形成的第一代细胞为成神经细胞。成神经细胞分化把无极性细胞转变为双极性，一端伸长形成原始轴突，另一端特化形成树突。在成熟后，这种细胞将成为形成中枢神经系统的神经元，并从室腔层迁移至被套层。而神经元的轴突将向外侧伸出，穿过被套层，形成神经管的边缘层。含有细胞核的被套层不会发生髓鞘化，将成为中枢神经系统的灰质。而边缘层的轴突将被髓鞘化，将成为中枢神经系统的白质。

随着神经母细胞的增殖，球形的神经管开始在腹侧和背侧增厚。这两个区域的神经母细胞被限制沟分开，限制沟阻止了两层之间的细胞迁移。腹侧增厚形成基底板，容纳运动角细胞；背侧增厚形成耳板，包含背侧感觉神经元。交感神经链是由积聚在"中间角"的神经元组成的，"中间角"是位于胸椎和上腰椎水平的耳板和基底板之间的一个小的细胞增厚部分。背侧感觉角的神经元被称为中间神经元或相关神经元。这些细胞投射的轴突进入边缘区，并向近端或远端延伸，形成传入和传出神经元之间的交流。这些轴突将继续延伸到由其各自的硬体形成的肌肉的运动终板。

背感觉根从神经嵴细胞开始发育，神经嵴细胞起源于外胚层。这些细胞在神经管的形成过程中向侧面迁移，形成背根神经节，其中包含细胞体。轴突从神经节的近端和远端伸出。近端轴突构成背侧感觉根，进入神经管背侧表面的背角，与感觉神经元沟通。远端轴突与腹侧运动纤维结合，构成脊髓神经。它们将终止于末端器官，给中枢神经系统带来传入反馈。

脊柱尾端的神经结构的发育值得特别注意。在它们各自的最远端，神经管和脊索凝聚成一个未分化的细胞团，将发展成尾骨、骶骨和第五腰椎。这个过程是次级神经的开始。这个过程通过称为"管化"，即在这个细胞团中形成一个单一的管。关于这个神经管最初是否与初级神经管连续，或两者是否在发育的后期融合，研究仍存在争论。众所周知，鸡胚胎发育出两个不同的神经管在骶尾部吻合，而在小鼠胚胎中，次生神经管的形成是初级神经管的延伸。人类次级神经管的形成途径尚未阐明，但神经管的远端部分和中央管将通过一个逆行分化的过程向头侧方向倒退。这将产生髓部，并留下一层薄薄的皮膜组织，称为终丝。当出现异常厚的终丝(通常直径大于 2 mm)时，可能导致神经根受压。

随着逆行性分化的继续，圆锥与脊椎的相对位置也在不断变化。圆锥在胚胎早期从尾骨的水平上升，到出生时大约停留在 L2/3 椎间盘水平。脊椎和脊髓的不对称生长速度导致胎儿期的圆锥进一步向尾部迁移，从而使其在出生后几个月内达到其最终位置 L1/2 水平。脊髓在 L2/3 椎间盘或以下的任何最终位置都意味着出现了栓系。

（何浩雨）

第二节 脊柱的退行性改变

衰老是自然且不可避免的生理变化过程，包括身体、心智和功能的退行性改变。在细胞水平上，它表现为再生减少和修复下降，分解代谢增加和各系统功能的逐渐下降。脊柱由包围脊髓的椎体和椎间盘组成。脊柱的退行性改变可导致力量和灵活性的下降。而组织学上则表现为相关关节、肌肉和韧带的退行性改变。

一、椎间盘

椎间盘是脊索的残余，散布在相邻的椎体之间（除了骶骨和尾骨这些融合椎）。椎间盘负责传递来自体重和肌肉活动的负荷，同时促进包括弯曲、扭转和垂直（与轴向载荷相关的变形）方向的运动。椎间盘是由富有弹性的纤维环及其中心的胶状物质即髓核组成，胶原蛋白占纤维环的 70%，髓核仅占 20%（图 1-1）。从生物化学角度看，纤维环和髓核除含有水外，还含有蛋白多糖。髓核含有高达 50% 的蛋白多糖，而纤维环只含 20%。含水量的不同决定了它们不同的力学特性，从而决定了它们的功能。椎间盘通过椎体终板的扩散获得营养。当渗透率随着老化而降低时，椎间盘的健康状况也将受到影响。

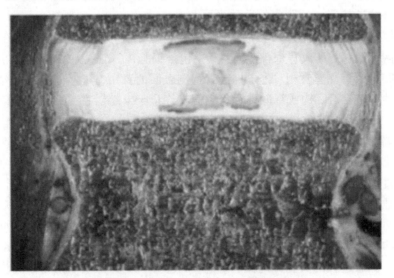

图 1-1　椎间盘：外髓核及其周围的纤维环

椎间盘因能抵抗压缩力而主要起着脊柱"减震器"的作用。在衰老过程中，多年机械应力造成的日常磨损和撕裂损伤，加上营养和水分的减少，使椎间盘容易出现退行性改变。衰老的系统性变化如结构蛋白合成减少、水代谢受损等也与这些局部变化相关。

退行性改变早在 10 岁时就可以出现。显微镜下可见椎间盘撕裂，局灶性椎间盘细胞增殖和颗粒基质转化，椎间盘基质中酸性黏多糖增加。这些变化贯穿于成年初期，直到 30 岁左右，髓核开始失去其凝胶状，并形成多个大的裂隙，基质发生显著的颗粒状变化。其蛋白多糖和水的含量也会减少，胶原蛋白随之增加。30 至 50 岁成人椎间盘的髓核和纤维环区别不太明显。到了 50 岁，髓核已经干燥成坚固的橡胶状并与内环合并，胶原蛋白更多、细胞更少。在 70 岁以上的个体中，椎间盘变得更像瘢痕组织，并有较大的组织缺损。基质组成的退行性改变往往导致椎间盘高度的丢失，从而增加关节突关节的负荷，使其容易发生炎性改变，黄韧带增生肥大，最终导致椎管狭窄压迫神经结构。

椎间盘退行性改变的病理生理学涉及多种细胞和生化变化，导致了椎间盘的生物力学和分散负荷能力的下降。其中负责渗透梯度和水合作用的蛋白多糖丢失，椎间盘内Ⅰ型和Ⅱ型胶原破碎，Ⅰ型和Ⅱ型胶原纤维的比例增加，组织蛋白酶和基质金属蛋白酶（MMP）等降解酶的活性增加。由于椎间盘的充盈和营养减少，在变性的初始阶段会出现径向和同心的裂缝。本来无血管的椎间盘也可在纤维环周围形成微血管、毛细血管来代偿其营养的减少（图 1-2）。然而这种受损状态下形成的新生血管是有害的，会导致局部微水肿，并将椎间盘暴露于身体的免疫细胞中。此外，随着辐射状的裂隙一步步扩大，髓核将沿相对于椎体间阻力更小的路径慢慢走向裂隙。在椎间盘退行性改变的晚期，髓核可在这些裂隙处压迫脊神经根，导致相应的症状。

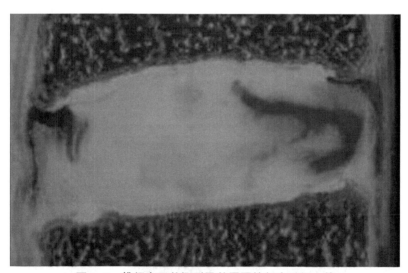

图 1-2　椎间盘环状撕裂及其周围的新生毛细血管

椎间盘退行性改变在 X 线平片上可表现为椎间隙减少、终板变形、骨赘形成等。然而，这些都是退行性改变终末期的表现，对早期的诊断并没有帮助。磁共振成像（MRI）被认为是诊断早期椎间盘退行性改变的金标准。椎间盘干燥（因含水量减少而变暗）、纤维环变形导致的椎间盘膨出以及椎间盘内的径向撕裂是椎间盘退行性改变的早期表现(图1-3)。现在一些新的成像技术可以通过测量椎间盘内的成分变化发现椎间盘的退行性改变，比如测量椎间盘内的乳酸含量的磁共振波谱分析(MRS)，测量椎间盘内含水量的弥散张量成像(DTI)，以及功能MRI(fMRI)，值得进一步研究。

通过MRI技术可以观察到腰椎的退行性改变。来自椎体终板和骨髓的特异性信号变化可以通过增加组织对比度的成像技术进行区分，称为Modic分类。

1型：T1加权图像低信号，T2加权图像高信号。

2型：T1、T2加权图像均高信号。

3型：T1、T2加权图像均低信号。

Modic分类中不同的变化通常被认为是脊柱功能单位(FSU)内部变化的信号，FSU由上位、下位椎体和椎间盘组成。正常的椎间盘可将负荷从一个椎体传递到另一个椎体。然而，随着时间的推移，患者FSU内的这种能力可能会由于衰老而减弱。

随着老化过程对FSU的特定成分的影响，被FSU吸收和传输的复杂加载矢量将会发生变化。椎体将发生包括裂伤、软骨细胞再生和肉芽组织等变化。此外，椎间盘的静压状态也可能发生改变，并进一步导致椎间盘水合作用的减少。从成像的角度来看，一项MRI研究显示，当水合作用减少、蛋白多糖含量下降时，T2加权图像的信号强度将会降低。这种变化可能最终导致终板负荷的异常分布，从而导致如核内无定形纤维软骨的形态改变，以及功能丧失。

从临床角度来看，椎体终板出现Modic1型改变时，代表其出现了裂缝，相较于后2型和3型是更为急性的改变。终板的2型变化与骨髓脂肪变性一致。而终板的3型改变则是硬化。此外，1型改变可能在未来的1到3年内转化为2型。然而，2型和3型改变是否都需要先经过1型改变则有待研究。

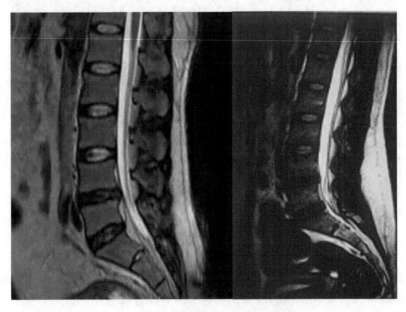

图1-3　L4/5和L5/S1椎间盘变性

二、椎体

有别于胚胎阶段的节段性硬化的蛋白组织，成年椎体是骨性的，形成了支持脊髓及其血供的框架。椎体由松质骨组成，最适合抵抗压缩性负荷。然而，这种的特性使得松质骨在衰老过程中更易发生变化。与在身体其他部位的皮质骨相比，椎体拥有更高密度、更低压力的血管网，两者共同作用下增加了椎体的表面积与体积比，使它们对细胞外液中激素和其他因素的微小变化更加敏感。在生化水平上，椎体松质骨是由胶原蛋白、非胶原蛋白以及羟基磷灰石钙组成的晶格网络系统。其稳态是由成骨细胞和破骨细胞两者共同作用维持的，而这两种细胞都会受到甲状旁腺激素(PTH)和降钙素的影响。

骨密度一般在 25 岁时达到最大值，此后随着年龄的增长而降低。骨质疏松症的特点是骨形成和骨矿化减少以及骨密度降低。在衰老过程中，包括钙和维生素 D 等营养物质的吸收减少，肾脏中维生素 D_2 向维生素 D_3 的转化减少以及各种影响骨形成的激素普遍下降，包括甲状旁腺激素、雌激素和糖皮质激素，从而降低成骨细胞的活性。由于免疫力受损，IL-6、TNF-α 和其他趋化因子的含量增加，增加了破骨细胞的活性。此外，老年人的体力活动和锻炼通常减少，饮食质量下降。所有这些因素共同导致了骨质质量的下降。

患者通常在突然的身体活动、举起物体、咳嗽或弯曲脊柱后出现剧烈的背部疼痛。X 线平片显示椎体高度下降，骨密度下降(需要比基线减少 30% 才能在 X 线平片上显示骨质减少)和压缩性骨折(图 1-4)。骨密度检查也被称为双能 X 射线吸收仪(DEXA)扫描，是诊断骨质疏松症的金标准。DEXA 扫描的结果用 T 值表示，这是一个标准差的指标。小于−2.5 的 T 值对骨质疏松症具有诊断意义。此外，定量 CT 也是诊断骨质疏松症的替代方法，但需要高分辨率的 CT，并不是在所有的体检中心或医院都有配备。也有学者提出使用高分辨率 MR 诊断，它可以直接评估骨结构，而非仅仅评估骨的矿化程度。

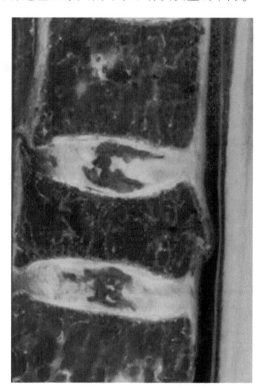

图 1-4　压缩性骨折

椎体骨折是 60 岁以上绝经后妇女骨质疏松症最常见的合并症。往椎体内注射聚甲基丙烯酸甲酯(PMMA)的椎体成形术或后凸成形术已在大量研究中被证实是有效的。然而，对骨质疏松骨折的首选应对方案应该是预防而不是手术干预。此外，椎体成形术或后凸成形术的医源性效应，包括对邻近节段的影响，尚未在有良好对照的随机研究中得到充分评估。值得一提的是，并不是所有在骨密度检查中被诊断为骨质疏松的患者都会发生骨折。同样，并非所有骨密度检查正常的人都不会发生与骨结构或骨密度相关的骨折。

三、终板

薄薄的透明软骨终板将椎间盘与相邻椎体的骨界面分开，以保证生物力学的完整性和椎间盘的营养。在出生时，软骨终板约占椎间隙的50%，而在成人中仅为5%。随着时间的推移，软骨终板上的血管通道逐渐被细胞外基质所取代。骨性终板作为相邻椎体的生长板，类似于长骨的骨骺。成年后，骨性终板厚度约为0.6 mm并伴有钙化，占据了椎间盘和椎体之间界面中央的90%。终板形成的物理屏障可作为椎间盘和椎体之间的过滤器防止髓核突起进入椎体，并部分吸收髓核在载荷条件下消散的静水压力，终板也是营养物质通过从椎体扩散到达无血管的髓核的主要途径。

终板在30岁左右渐渐发生各种改变，包括裂隙形成、微骨折、软骨细胞减少，以及广泛的骨化，血管系统的减少，从而导致椎间盘的营养供应减少和邻近椎体的硬化。

四、关节突关节

关节突关节是脊柱内唯一真正的滑膜关节。关节突关节位于两个相邻椎体之间，上位椎体的关节突关节位于内下，下位椎体的关节突关节位于外上。关节突关节内有一个很薄的软骨，被滑膜囊包围，并有丰富的神经末梢支配（图1-5）。在一个健康的年轻个体中，椎间盘是前承重结构，关节突关节面是后承重结构。因此，椎间关节也被称为三关节复合体，包含两个关节突关节和一个椎间盘（图1-6）。

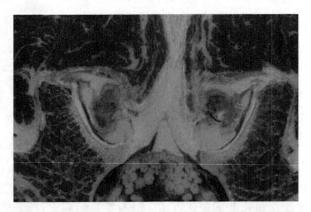

图1-5　关节突关节由滑膜关节内衬滑膜和关节软骨组成

这些关节允许脊柱进行一定程度的屈伸和扭转运动。在衰老过程中，关节突关节的病理改变总是继发于椎间盘退行性改变。增加的载荷被转移到后方的关节突关节。而关节突关节承载能力较小，增加的负荷导致关节退行性改变。软骨是第一个受到影响的结构，导致滑膜炎症、关节间隙狭窄和骨赘形成，从而导致中央椎管或椎间孔狭窄和椎体滑脱（图1-7、图1-8）。由此产生的炎症会刺激神经末梢从而引起疼痛，被称为"关节突关节综合征"。

在X线平片上，关节突关节如见到硬化和骨赘形成已是退行性改变的晚期表现。MR可显示软骨局灶性侵蚀，是关节突关节退行性改变的最早迹象。在CT扫描上也可发现关节突关节增生肥大、关节突移位和骨赘形成。

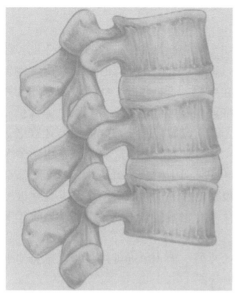

图1-6 三关节复合体：轴向负荷的70%由椎间盘承担，30%由关节突关节承担

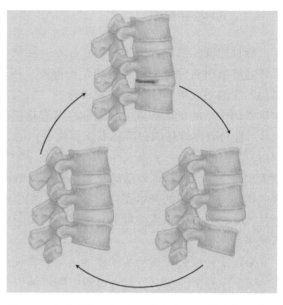

图1-7 退行性级联反应。椎间盘退行性改变导致关节突关节突负荷增加，进而导致椎体不稳和椎体滑脱

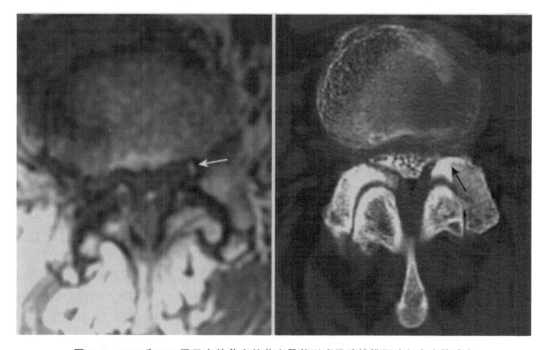

图1-8 MRI和CT显示由关节突关节突骨赘形成导致的椎间孔和中央管狭窄

五、肌肉和韧带

脊柱周围的肌肉和韧带可将脊柱保持在最佳的张力状态，并维持正常的生理曲度。躯干和盆腔肌肉对保持姿势和运动至关重要。在运动过程中，平衡和稳定的控制是由背侧伸肌群和腹侧屈肌群的拮抗作用来维持的。肌肉的存在减轻了脊柱椎体、椎间盘内空间和其他机械部件上的负荷和应力。黄韧带沿着椎板的前缘连接相邻的椎体，它主要由弹性蛋白组成，参与限制脊柱的过度屈曲。弹性蛋白的含量决定了黄韧带的抗拉伸强度。在衰老过程中，肌肉渐渐失去了强直性收缩的能力，收缩力减弱并发生萎缩。这种萎缩是由营养和激素水平下降，以及体力活动减少导致的。电镜下可见肌肉中的胶原纤维含量降低，脂肪浸润增加。黄韧带的弹性蛋白含量降低，变得松弛和膨出，使脊柱出现不稳定。这些改变通过改变脊柱内的正常曲度和正常张力，使老化的脊柱发生椎间盘退行性改变、压缩性骨折和椎管狭窄。

X 线平片检查可显示黄韧带的钙化和脊柱曲度的改变。而 MR 则可进一步显示特定肌肉的萎缩、脂肪浸润以及衰老过程中韧带结构的受损状况。

六、脊柱平衡的变化

随着年龄的增长，脊柱的退行性变化逐渐积累并最终导致脊柱后凸畸形。在儿童期至30 岁左右，胸椎后凸平均为 20°至 29°，40 岁后胸椎后凸逐渐增加，60 至 74 岁个体的胸椎后凸平均约为 53°，75 岁以上个体的平均胸椎后凸则增加到 66°。女性的后凸速度随着年龄增长比男性更快。

在老年人中，脊柱后凸畸形的发生率在 20%～40% 之间。慢性椎体压缩性骨折、骨质疏松症、退行性椎间盘疾病，以及肌肉力量下降和姿势的功能变化对后凸畸形的发生均有影响。

脊柱的整体平衡取决于脊柱节段和骨盆的匹配。各种退行性改变的组合效应，包括胸椎后凸过大和腰椎前凸的丢失，将导致矢状面的整体失衡，最终可能会导致畸形。而骨盆、下肢也将随着整体脊柱的畸形出现适应性变化。

七、脊柱活动度的改变

脊柱的活动范围(ROM)依赖于关节和脊柱的肌腱、韧带和肌肉等软组织。人体脊柱在 20 岁中后期达到最大 ROM，然后随着年龄的增长而逐渐减小，到 70 岁时仅为最大值的20%～30%。颈椎整体 ROM 每 10 年减少 4°～6°，其中伸展活动度的减小最为明显。40岁后，腰椎屈、伸和侧屈活动度也显著减小。ROM 的不足和脊柱的僵硬将显著影响日常活动，导致步态异常并增加跌倒的风险。

八、脊柱的生物力学变化

衰老对脊柱的微观结构改变可能对单个椎骨和功能性脊柱单位（Functional spinal unit，FSU）均产生巨大的影响。当临床医生面临严重到需要进行手术干预的脊柱疾病时，必须额外考虑衰老脊柱的特征性变化，即仔细考虑其生物力学上的改变，尽管它未必会表现出症状。

生物力学测量可以受到许多因素的影响，最重要的是要区分哪些因素与整体测量相关，如体重指数；哪些可能与局部脊柱因素相关，比如椎体的脆性。两种不同但相关的指标应该通过病理学评估：衰老导致的解剖学上的改变可能导致脊柱承受的异常负荷增加。而解剖学上的改变可能归因于与年龄相关的原发性退行性疾病。Miller 等人在进行 600 例尸检研究后发现，在 50 岁男性中，椎间盘严重退行性改变的发生率约为 10%，而在 70 岁男性中则增加至 60%。脊柱退行性疾病导致的一系列解剖变化在老年人中尤为明显，包括椎管狭窄、椎间盘突出、骨赘长入椎管、黄韧带肥厚、后纵韧带和黄韧带钙化。

由于退行性变化，脊柱的生物学变化和与脊髓相关的运动学反应也会随着年龄的增长而逐渐发生。随着时间的推移，椎间盘内蛋白多糖浓度的变化与基质组织的破坏会导致一系列改变，从而影响相应 FSU 的解剖结构，生物力学性能包括脊柱的运动范围（ROM）、脊柱吸收和传输负荷的能力可能会因脊柱前后柱的微结构变化而受到影响。在最坏的情况下，FSU 的病理改变甚至会导致显著不同的运动学反应，并可能出现脊柱的负荷异常。

总的来说，衰老会导致脊柱发生不可逆的、永久性的改变。椎间盘、关节突、椎体、终板软骨和韧带的病理变化在脊柱的退行性改变中起着关键的作用，并进一步影响脊柱的平衡及活动度。因此，对这些患者的处理必须考虑到所有的相关因素。随着世界人口老龄化，未来脊柱外科的治疗挑战不仅集中在终末期疾病，还在于预防老年性脊柱疾病。

（王琼）

第三节　脊柱退行性改变的发病机制

脊柱的退行性改变可以发生在脊柱的每一处，如韧带、关节突关节、椎间盘、终板和椎体。退行性改变在多个水平上以一定顺序发生，包括生化水平、生物力学水平、影像学水平和肉眼水平。但是在自然老化脊柱中看到的变化与在病理情况下看到的变化非常相似，因此很难将自然老化与病理的表现区分开来。只有在了解与衰老相关的正常变化之后，我们才能识别出病理变化。人们已经对椎间盘退行性疾病的自然史研究了很多年，现将相关的特点总结如下。

一、脊柱退行性改变的自然史

在出生到 20 岁以内，脊柱未出现退行性改变，椎间盘得以保有其流体静力学特性。

椎间盘保持一定的高度并与关节面维持正常的三关节关系，使关节面能够承受正常的负荷和生理运动。椎管和椎间孔通常是未闭的，黄韧带也只有几毫米厚。有时椎间盘也会内陷进入终板（Schmorl 结节），关节突关节有时也会出现不对称，但通常没有症状。然而，在20 岁后，椎间盘会发生退行性改变撕裂，导致椎间盘膨胀和突出，从而导致椎间盘高度丢失和流体力学性能受损。这反过来又会导致关节面负荷增加，从而引发关节增生和神经压迫。当椎间盘高度丢失与这种关节增生相结合时，椎间孔高度变小。而黄韧带增厚又会与关节增生一起加剧中央椎管的狭窄。椎间盘高度的丢失也会导致老年人身高的下降。

二、脊柱退行性改变的病理生理

了解脊柱的退行性改变级联对了解脊柱不同结构的正常功能以及它们如何发生相互关联十分重要。根据体位的不同，关节突关节承受 10%～30% 的腰椎负荷。承受这种负荷的关节软骨由软骨下骨支撑，软骨下骨还可为关节软骨提供营养。关节突关节是具有关节囊的滑膜双关节。关节囊与韧带一起限制小关节的运动。内侧囊和前囊由黄韧带横向延伸形成。关节囊和韧带由较大的周围神经和副关节神经的初级关节支支配。这种神经由本体感受和伤害感受神经纤维组成。它们由中枢神经系统调控，并且可能将过度的关节运动（不稳定或受伤）视为有害刺激并调节肌肉反射以抵消其影响。研究人员已在人体关节囊和滑膜中分离出无痛觉神经末梢和机械感受器。这种神经末梢可能会将化学刺激或机械刺激（例如不稳定性、创伤或包膜扩张）感知为有害刺激。MRI 上常见的关节积液可能是由关节囊扩张而阻止了此类反射导致，比如膝关节肿胀导致的髌骨反射缺失。P 物质是一种与疼痛相关的神经肽，已在滑膜中被发现。在关节炎患者的关节中，P 物质的浓度更高。此外，已发现无包膜神经末梢在关节炎关节中变得敏感。这导致原本处于休眠状态的神经末梢对在非关节炎情况下被认为是正常的运动产生反应。椎间盘是退行性级联的另一个重要组成部分。窦椎神经支配椎间盘的后侧和后外侧，以及后纵韧带（PLL）的腹侧。椎间盘的外侧和前侧由灰色交通支支配。这些游离的神经末梢主要存在于纤维环的外 1/3 处，并且已被发现对疼痛的神经肽具有免疫反应。在纤维环内还发现了一些复杂神经末梢。下行和上行的神经末梢与相邻一到两个椎间盘的窦椎神经分支的大量重叠，使临床上识别确切的痛源变得更加困难。在纤维环撕裂的情况下，此类神经肽可从椎间盘渗漏到附近的背根神经节（DRG）上，刺激背根神经节并成为另一个疼痛来源。PLL 纤维与后侧纤维环紧密缠绕。已确定 PLL 包含多种游离神经末梢。因此，对后侧纤维环和 PLL 的任何刺激都会刺激这些神经末梢。这种刺激可以是继发于椎间盘突出的压力、腰椎不稳定引起的异常运动或纤维的机械功能不全的机械刺激，也可以是化学物质，如酸性液体、细胞因子或神经肽通过撕裂的纤维环从椎间盘漏出。

皮质骨、骨髓和骨膜中也已发现含有伤害性神经肽（如降钙素、基因相关肽和 P 物质）的神经支配。在感染、肿瘤或血肿的情况下，骨膜被抬高可引起疼痛。在骨折、炎症等情况下，骨膜出现撕裂也会引起疼痛。骨梗死或镰状细胞引起的血管充血可导致髓内神经纤维引发疼痛反应。多年来，人们一直在研究脊柱的力学和脊柱组织如何响应对它们的要求，以及机械负荷在脊柱退行性改变中的作用。随着研究的深入，人们对椎间盘复杂的生物化学有了更深的了解。脊柱节段的退行性改变由于各种脊柱结构之间的相互关系而变得复杂，椎间盘相关疼痛的具体机制仍然不够清楚。随着椎间盘的退行性改变，后方附件也发生退行性改变，可能产生来自关节突关节的疼痛，并且通常会产生与中央或椎间孔狭窄相关的疼痛。在脊椎溶骨性破坏的组织中也发现了不同浓度的痛觉神经纤维。

脊柱被肌肉和肌腱覆盖，其中主要的痛觉神经末梢没有被包裹。疼痛可能由化学或机械条件，或两者共同介导。机械伤害感受神经可能会对中断、拉伸或压力做出反应，导致神经束内的神经纤维受损。这可能是化学物质介导的通路。而从受损组织中释放伤害性致敏化学物质（如组胺、钾和缓激肽），使血管通透性改变和炎症细胞流入，导致神经出现血肿和水肿。这样的神经肽可激活肌肉的受体并与间质水肿一起引起原发性肌肉疼痛。有时，主要肌肉群痉挛本身的机械效应也可能会对肌肉造成进一步的创伤，并增强疼痛的级联反应。

三、脊柱退行性改变的生物化学变化

随着年龄的增长，椎间盘发生了许多生化变化。由于水分的流失，椎间盘从凝胶性状转变为纤维化的状态。正常椎间盘由 80% 的水、20% 的胶原和蛋白多糖组成。带负电荷的糖胺聚糖使髓核保持其水分含量和渗透压。髓核退行性改变的级联发生顺序如下：首先，髓核纤维和纤维环之间失去了界限，椎间盘的胶原含量增加；接着，前面提到的负电荷和水含量的损失，蛋白多糖聚集大大减少。事实上，在糖胺聚糖分解过程中，硫酸软骨素也有显著的损失。由于细胞数量的减少和细胞代谢活性的降低，纤维环出现退行性改变。纤维环是椎间盘中唯一一个在健康状态下具有血管结构的部分。这种血管随着纤维环的变性而减少，可能会阻碍纤维环的愈合。蛋白多糖含量降低，随之大量胶原纤维出现。当胶原纤维存在于生物力学较为脆弱的孔中时，就会增加纤维环撕裂的可能性。这种撕裂通常是由旋转应力引起的，多发生于后外侧纤维环。随着纤维环的破裂，椎间盘内部发生变化。血管化的肉芽组织沿着纤维环裂隙的边缘形成并可能深入髓核。与无症状患者的椎间盘不同，在有腰痛者的椎间盘中，神经末梢可延伸到环内，有时甚至延伸到髓核内。这些神经产生 P 物质，在椎间盘源性疼痛中发挥作用。当然，这些变化也可能会使椎间盘再生而缓解疼痛。

软骨终板是健康椎间盘的营养通道。椎间盘退行性改变将导致整个终板的融合能力降低和终板硬化，这反过来又会对椎间盘的营养产生负面影响。椎间盘内这些退行性改变和营养变化可能对椎间盘再生构成重大挑战。

四、脊柱退行性改变的生物力学改变

Farfan 提出了脊柱三关节复合体的理论以及它们之间的相互依赖关系。由于腰椎前凸的增加和关节突关节过度倾斜导致的腰椎旋转损伤的增加，最下两节腰椎间盘退行性改变的风险增加。轻微的旋转损伤可导致关节突关节损伤和纤维撕裂，撕裂导致腰椎间盘退行性改变，而长期反复的压缩损伤刺激可引起软骨板的轻微损伤，导致椎间盘退行性改变进行性加重。此外，退行性改变节段出现的异常应力也可影响相邻节段的椎间盘。椎间盘的这些生物力学改变可与生物化学变化相互作用并加强。健康的椎间盘具有流体力学特性，允许髓核将纤维环上的轴向压缩力转换为拉伸应变，并均匀地分担终板上的载荷。纤维环中胶原纤维的交叉排列使其能够将轴向载荷转换为拉伸应变。纤维环主要由Ⅰ型胶原构成，Ⅰ型胶原提供肌腱的拉伸强度。在退行性改变级联中，纤维环和髓核内流体力学性质的丧失和椎间盘渗透压的降低，使椎间盘的蠕变增加两倍。由于蛋白多糖胶原分子网络的变化，椎间盘失去了吸水和均匀分配载荷的能力。椎间盘环形裂缝的出现和反复的创伤最后使其出现放射状撕裂。放射状撕裂将使椎间盘功能出现严重下降。椎间盘成分的再吸收可促进邻近终板出现硬化。但再吸收很少导致椎间盘的自发融合。椎间盘退行性改变早期更容易出现突出，而在退行性改变晚期椎间盘内压更高，更有可能出现骨赘。

椎间盘中间部分和关节面关节囊由大约80%的弹性蛋白和20%的胶原组成。退行性改变始于滑膜炎症反应和关节软骨的纤颤。这会加重关节软骨不规则并形成骨赘。最终，其中一个关节突可能会出现断裂松动，出现关节囊松弛，从而导致关节过度运动和不稳定。关节突和椎间盘的改变会导致运动节段的机械功能不全，并可能导致矢状面失衡，进一步损害神经功能。在患有椎管狭窄症的老年人身上可观察到躯干代偿性前屈，这是为了增加神经结构在椎管内的可用空间，同时可减轻退行性改变的关节面的压力，减少关节疼痛。

五、脊柱不稳定的阶段性变化

生物力学退行性不稳定性理论由 Kirkaldy-Willis 和 Farfan 在 1982 年提出。他们将不稳定性定义为当患者从轻微症状转变为急性严重症状时所需的极少活动或刺激。关节受力变形会在患处产生炎症反应并引起疼痛。影响这种不稳定性的因素主要是关节运动的增加，其次是重复性创伤使关节发生物理变化。他们将脊柱不稳定的临床症状分为三个阶段。第一阶段是暂时性功能障碍阶段，第二阶段才是不稳定阶段，第三阶段则是稳定阶段。在暂时性功能障碍阶段，异常运动的增加可能是继发于急性炎症、肌肉痉挛的防护性整体运动减少。这时棘突可以保持在中线或继发于痉挛的一侧，从而限制横向弯曲和旋转。脊椎的倾斜和旋转在脊柱中耦合并产生横向弯曲。在 X 线侧屈和伸展片上可以看到关节面的异常偏移。如果椎间盘未发生退行性改变，椎体不会发生明显的平移。在第二阶段，变化变得更加持续和持久，但脊柱仍然有增加的运动存在。随着第二阶段的推进，变化变得更加不可逆转。第三阶段伴随着晚期退行性改变和椎间盘高度降低以及稳定骨赘的存在，脊柱变得比较稳定。

在这种背景下，损伤被定义为任何对关节而言无法承受的力。这种力不一定来自严重的创伤事件或举起重物，而只是来自支持患者体重的不协调的肌肉活动。损伤可能对关节面和关节囊以及终板和椎间盘造成创伤。其他韧带组织和肌肉的损伤则需要更大的外部创伤。关节突关节的损伤会从肌纤维震颤开始，然后发展为关节面破坏和烧灼感，最后出现软骨下骨折。滑膜也会因为炎症过程而出现增厚并产生积液，出现纤维化。如果发生包膜撕裂，它们可能会导致腰椎不稳定。尽管它可能导致更长期的不稳定，但轻微创伤通常是可以完全恢复的。

严重的创伤引起的损伤是不同的，可导致终板出现骨折或纤维环从终板脱离。在修复过程中，微血管侵入、正常纤维状细胞和髓核细胞的消失将导致椎间盘高度的丢失。这种变化通常与关节突关节碎裂、增生同时发生。如同时出现黄韧带增厚，则将导致中央椎管和椎间孔的狭窄。重复性损伤可导致纤维化和瘢痕形成，也会延长不稳定期。在长期不稳定的情况下，椎间盘高度的损失和终板骨赘的形成将稳定该节段。根据力的影响方式，脊柱的不同部位会受到损伤，修复过程也会有所不同。这种变化是修复过程是否会进一步破坏该部分稳定的决定因素。这种不稳定可以发生在多次创伤事件之后或仅在一次之后。

不同的损伤模式可以通过与脊柱中已经存在的病理变化相互作用而诱发更严重的功能障碍。椎间盘未发生退行性改变时，直接轴向施加的压缩力对椎间盘或关节面的损害较小，但当椎间盘和纤维环发生退行性改变时，这些力的影响就会变得更具破坏性。扭转方向的应力往往会给关节突关节和外层纤维环带来更多的压力，在下腰椎和腰骶椎的关节面更为明显，这些关节面更面向冠状，更容易发生扭转损伤。此外，随着时间的推移，力会导致蠕变效应。轴向蠕变可能会导致椎间盘膨出和高度的丢失，尤其是在以一定角度施加力的腰骶部。另外需要注意的是，直立时腰骶部延伸进一步缩小了椎管和椎间孔。患者处于半俯卧位时发生的损伤会导致该节段椎间孔进一步狭窄，与先前存在的轴向蠕变一起引起动态椎间孔处的出口神经卡压。扭转蠕变会导致一个椎骨在另一个椎骨上旋转，这会导致椎体环后外侧凸出。这又可与旋转的关节突关节和椎板一起导致侧隐窝和椎间孔的狭窄。

六、脊柱不稳定的临床症状和影像学诊断

当存在脊柱不稳定时，患者可出现反复腰痛和坐骨神经痛的症状，而没有任何神经功能缺损体征。症状可以通过休息和佩戴支具来缓解，但可能反复发作。脊柱不稳定引起的疼痛也可通过物理治疗暂时缓解，但只需极少活动即可复发。脊柱向前弯曲时出现疼痛并在伸展时发出声响是不稳定的迹象。脊柱不稳定大多发生在下腰椎区域（L4-5 大于 L5-S1，比例为 2：1）。L5 较深（嵴间线位于 L4/5 椎间盘或 L5 椎体上部）和 L5 横突较长的患者，其 L5-S1 活动减少，因此 L4-5 受伤的可能性增加。相反，L5 椎体位置较高（L5 椎体下部的嵴间线或 L5/S1 椎间盘间隙）以及 L5 横突较短者，L5-S1 损伤的机会则增加。

仔细观察 X 线可以识别不稳定的迹象，例如终板边缘下方出现骨赘或椎间盘中存在气体（Knutsson 征）。斜位 X 线有助于鉴别腰椎不稳定和腰椎滑脱。腰椎滑脱是由于侧弯时椎体的异常活动，这是不稳定的一个迹象。在椎间盘高度未降低的情况下，腰椎滑脱不会导致椎间孔变窄。在屈曲/伸展位 X 线上如果出现椎间盘后方高度增加而前方高度降低，则有可能是不稳定的迹象。这一现象有时被称为"摇摆"。左右侧屈位 X 线可显示脊柱向某一侧的弯曲减少（其原因是倾斜和旋转以耦合方式减少）。椎间盘可出现不对称倾斜，患侧的椎间盘高度可能增加，而健侧的高度则可能减少。棘突排列不齐和椎弓根不对称在前后位（AP）片上也很重要。CT 扫描可以显示关节突关节间隙的变化。

总而言之，脊柱各不同部位的退行性变化相互作用，尤其是三关节复合体之间的联系。脊柱某一部位的损伤会导致异常运动和负荷转移，从而随着时间的推移将影响脊柱的其他部位。椎间盘高度的丢失导致后关节面半脱位，下位椎体的上关节突向上和向前移动，使侧隐窝变窄并可能压迫出口神经根。尤其当伴有上位椎体的下关节突肥大时。根据椎间盘高度的丢失量，神经孔也会变窄并导致出口神经根受压。如果损伤是不对称的，那么该关节突关节可能会出现退行性改变、增生，关节囊变得比另一侧更松弛。脊柱因此发生旋转畸形，同时由于其旋转不稳定导致椎间盘突出，导致单侧侧隐窝狭窄。一个节段的异常运动又会导致相邻节段的非生理性应变，从而累及多个节段。这就可以解释为什么在脊柱的多个相邻节段中都看到退行性改变。后部结构的松弛和运动的增加可以对已经发生部分退行性改变的椎间盘施加额外的应力，使该节段无法承受生理负荷，从而导致退行性脊椎滑脱，反之亦然。

（王肖泉　陈泽军）

第四节　脊柱退行性改变的危险因素

脊柱退行性改变如果出现了相应的症状和体征，则有可能导致严重的后果。为了识别这种退行性改变，脊柱外科医生通常会使用磁共振成像（MRI）检查患者，以便及早对其进行诊断和治疗。然而有许多研究也表明，脊柱退行性改变的影像学严重程度并不总是与临床症状相对应。尽管如此，确定脊柱的退行性改变是自然变化的一部分还是由疾病引起的十分重要。如果是由疾病引起，我们就可以及早发现其危险因素。本节将讨论可能导致脊柱退行性改变的因素。

一、生物化学因素

人类髓核中的脊索细胞在出生后急剧减少并最终消失，10岁以后被软骨样细胞取代。随着成熟脊索细胞数量的减少，蛋白多糖的产生减少，椎间盘进入退行性改变过程。自然发生的细胞衰老通过端粒缩短在椎间盘老化和退行性改变中发挥作用。然而，退行性改变的椎间盘由于暴露于各种因素，如白细胞介素-1（IL-1）、活性氧和机械负荷等，会导致衰老加速。此外，由于椎间盘细胞受各种化学介质和机械负荷等刺激而发生表型变化，退行性改变的椎间盘比正常椎间盘具有更高的降解酶浓度和活性，更容易被分解。椎间盘细胞表型的改变可导致一系列生化变化，如：①基质合成减少（聚集蛋白聚糖、核心蛋白聚糖、Ⅱ型和Ⅸ型胶原蛋白）；②生长因子及其受体表达下调，损害再生过程；③通过提高基质金属蛋白酶（matrix metalloproteinase，MMP）的浓度和活性、降低金属蛋白酶组织抑制剂（tissue inhibitor of metalloproteinase，TIMP）水平以及增加促炎细胞因子及其受体水平上调分解代谢。在所有细胞因子中，IL-1β似乎起着核心作用，因为它能抑制基质合成并刺激其他炎症介质的产生，从而进一步增强基质分解代谢。

二、生物力学因素

临床上，椎间盘退行性改变通常在 L4/5 和 L5/S1 更为普遍，症状亦更严重，表明该区域较高的机械负荷可能是一个重要的致病因素。对椎间盘的机械损伤可能导致终板或纤维环的疲劳失效，从而加速分解代谢级联。然而，机械负荷本身并不是一个有害因素，因为生理范围内的负荷会刺激椎间盘基质更新并增强合成代谢，例如蛋白多糖合成和金属蛋白酶组织抑制剂（tissue inhibitor of metalloproteinase，TIMP）产生。而超出此范围的负荷则对椎间盘代谢有害。动物实验研究表明，高幅度或高频率的动态和静态压缩可诱导椎间盘内细胞凋亡、结构失效和分解代谢增加，合成代谢基因表达下调。

研究发现职业性体力负荷史与腰椎间盘退行性改变有关，但未明确线性的剂量依赖关系。负荷较重的运动员尽管负荷条件存在极大差异，仍出现更多的脊柱退行性改变表现。而职业和休闲时间的体力负荷引起的 MRI 椎间盘退行性改变差异很小，在 T12-L4 上为 7%，在 L4-S1 上仅为 2%。人体测量指标如体重、负重、椎间盘面积对椎间盘退行性改变影响不大，但与这些参数相关的终身连续负荷的影响反而比职业或休闲活动相关的外在负荷的影响更大。

三、血供因素

腰椎的血供来自腹主动脉，其分支供应各个椎体节段。椎间盘的营养供应则通过终板扩散。因此，椎间盘的营养可能会受到以下因素的影响：椎体血流减少、终板缺陷或钙化，或三者的结合。研究证实，椎间盘退行性改变的严重程度与供应该节段的动脉狭窄程度显著相关，这种关联在上三个腰椎节段更明显。据报道，腰动脉血流受损与椎间盘扩散减少之间存在关联。此外，还发现临床腰背症状与腰动脉狭窄有关。通常认为椎间盘扩散减少可导致椎间盘退行性改变，但目前没有明确的答案。此外，椎间盘退行性改变程度也随着腹主动脉动脉粥样硬化程度的加深而加深，高水平血清总胆固醇和甘油三酯水平与芬兰工业雇员的腰痛有关，这种腰痛与其他潜在风险因素无关，如年龄、性别、职业类别、工作经历、运动习惯、吸烟和体重指数（BMI）。动脉硬化和动脉闭塞导致椎间盘的血流减少是通过椎间盘的营养供应减少，以及与动脉粥样硬化相关的全身炎症效应起作用。一项大样本长期随访研究显示，心血管危险因素，如吸烟、糖尿病、高血压、高胆固醇、肥胖和 60 岁前的心肌梗死家族史，显著增加了腰椎间盘突出症的发生。此外，在调整其他心血管危险因素后，有症状的椎间盘突出症与吸烟和超重呈剂量依赖性关系。在一项针对老人（平均年龄 68.4 岁）的观察性研究中发现，高水平的低密度脂蛋白（LDL）仅与 L4/5 椎间盘退行性改变风险增加相关，与其他节段的椎间盘退行性改变不相关，且椎间盘退行性改变增加与其动脉硬化指数或高血糖无关。由于腰动脉硬化的存在或严重程度没有得到适当评估，因此该研究中"动脉硬化"的解释可能是有问题的。尽管如此，以上研究均强调了心血管危险因素在椎间盘退行性改变中作用的复杂性。

四、生活习惯

椎间盘退行性改变以前被认为是由机械损伤引起的加速老化过程，例如在体力要求高的职业或运动中。但如今，吸烟和肥胖等生活方式因素被认为是腰痛的危险因素。近几十年来，一系列研究通过使用 MRI 评估暴露不一致的双胞胎的椎间盘退行性改变情况，可以更好地了解遗传因素和儿童早期暴露的影响。

（一）吸烟

Battie 等评估了吸烟对 20 对同卵男性双胞胎椎间盘退行性改变的影响，发现吸烟者的椎间盘退行性改变评分比不吸烟者高 18%。此外，吸烟产生的全身效应会导致椎间盘退行性改变加重，而且吸烟者的颈动脉硬化明显多于不吸烟者。有人提出，与吸烟相关的动脉硬化会减少脊柱的血供，从而减少椎间盘营养并促进退行性改变。然而在这项研究中，同卵双胞胎之间吸烟暴露的平均差异为 31.6 年，但吸烟的影响非常微不足道，因为它仅解释了椎间盘退行性改变评分总方差的 2%。随后的 115 对同卵男性双胞胎的不一致暴露研究并未能证明吸烟与椎间盘退行性改变有显著相关性。这些相互矛盾的结果可能是由于招募的同卵双胞胎之间平均吸烟不一致性很大，而吸烟本身的总体影响较小。然而最近的研究表明，尼古丁确实可以通过抑制细胞增殖及其在体外合成细胞外基质的活性来直接介导椎间盘细胞代谢，并能增加炎症细胞因子的局部产生和释放并下调胶原基因在体内的表达。最近一项针对青春期的前瞻性研究也表明，经常吸烟与年轻女性的腰痛相关，且存在暴露-反应关系。

（二）肥胖

最近一项研究发现，BMI>25 kg/m² 与日本老年受试者的腰椎间盘退行性改变相关。Liuke 等人研究了 29129 名中年男性的椎间盘退行性改变，也发现了肥胖对椎间盘退行性改变有影响，持续超重（25 岁和 40~45 岁时 BMI>25 kg/m²）可显著增加椎间盘退行性改变的风险；而其他生活方式变量，如吸烟、职业、驾驶和外伤史均与椎间盘退行性改变无关。年轻时的肥胖尤其有害，25 岁时 BMI 为 24~25 kg/m² 和>25 kg/m² 者椎间盘退行性改变的风险分别增加了 3.5 倍和 4.5 倍。Samartzis 等研究表明，肥胖是中国南方人群队列中与青少年椎间盘退行性改变相关的最强风险因素，BMI>25 kg/m² 的青少年椎间盘退行性改变的风险增加 18 倍。BMI 的增加与椎间盘退行性改变的严重程度和数量均存在明显的线性关系。肥胖或超重导致腰椎间盘退行性改变的确切机制尚未阐明，可能是由于直接作用于椎间盘的过度机械负荷，以及与肥胖相关的全身性危险因素。肥胖被认为是一种低度系统性炎症状态，肥胖个体的血清 C 反应蛋白、白细胞介素 6（IL-6）和肿瘤坏死因子-α（TNF-α）水平升高。肥胖受试者脂肪组织和细胞中的巨噬细胞代谢活跃，分泌促炎细胞因子，如 IL-6 和 TNF-α，以及脂肪细胞因子（瘦素、脂联素、抵抗素）。细胞因子尤其是 IL-1，不仅增强了椎间盘基质的降解，炎症还会使动脉粥样硬化加速。基因多态性可能与肥胖相互作用而增加椎间盘退行性改变的风险。

五、遗传因素

如前所述,生活方式与椎间盘退行性改变之间的关联相当微弱,这表明还有其他因素在起作用。近年来,与椎间盘退行性改变相关的遗传因素受到了相当多的关注。双胞胎研究证明了家族聚集包括影响遗传因素和早期环境暴露的关键作用。总体而言,遗传因素的影响范围为50%至74%。在对同卵男性双胞胎的MRI研究中,年龄和身体负荷的综合影响仅占总方差的不到16%。不同节段出现退行性改变的比例差异被认为是由遗传影响和机械负荷双重影响所致。然而,在一项以女性为主的英国和澳大利亚双胞胎的研究中,腰椎(74%)和颈椎(73%)退行性改变的遗传概率几乎相同。然而,遗传因素的估计值因不同退行性表型而异,例如腰椎骨赘(54%)、椎间盘突出(65%)和椎间盘高度变窄(79%)。

遗传可能决定脊柱结构的发育,不仅可以影响它们的机械强度和功能,还可以通过影响基质合成和降解之间的稳态来影响其生化特性。反过来,组织的结构完整性可能会因遗传缺陷而受到损害,并使脊柱结构易于发生退行性改变。迄今为止,已经确定了几个与椎间盘退行性改变和终板变化相关的基因,这些基因编码胶原蛋白(例如,胶原蛋白Ⅰ的COL1A1基因和胶原蛋白Ⅸ的COL9A2和COL9A3基因)、聚集蛋白聚糖、软骨中间层蛋白(CILP)、维生素D受体(VDR)、4炎症介质如IL-1和降解酶如MMP。尽管椎间盘退行性改变与基因多态性的关联很明显,但相同的基因(例如芬兰人、中国人、日本人和希腊人中的COL9A2和COL9A3)在不同研究中的结果也不一致,这可能是由种族等位基因的差异引起。总之,遗传因素在椎间盘退行性改变中发挥着较大的作用。

椎间盘退行性改变与具有显著种族差异的多个基因多态性有关,但研究之间的方法差异,特别是表型定义的差异,使得人们很难理解哪些基因会在退行性改变中发挥主导作用。研究发现在没有白细胞介素IL-1βT(3594)的情况下,COL9A3与椎间盘退行性改变评分增加有关。该基因通过编码特定的基质合成并控制其降解来控制椎间盘基质转换。因此,理论上基因的影响应该是系统性的,只要有相同的基因编码相同的成分,在每个椎间盘中就可产生相同的异常基质。然而,椎间盘退行性改变的区域差异很明显,下腰椎间盘比上腰椎间盘更常见,这表明基因-环境存在相互作用。区域差异和基因-环境相互作用的概念已被研究证实,该研究指出,上腰椎和下腰椎退行性改变的遗传和环境影响存在相当大的差异。三种常见的独特环境因素和两种常见的遗传因素会影响整个腰椎间盘的信号强度。在已确定的两个遗传因素中,有一个因素似乎影响了所有腰椎水平,而另一个因素似乎仅对L4-S1具有特异性。大约2/3的遗传影响为椎间盘退行性改变表型(椎间盘信号强度和椎间盘高度变窄和隆起)共有,这表明它们具有与椎间盘退行性改变相关的共同发病机制。

一项研究发现,45%至71%的椎间盘退行性改变个体表现出COL9A3高表达和持续性肥胖的特点。它们的协同作用增加了椎间盘突出和椎间高度降低的风险,分别为3倍和5倍。他们还发现,职业体力负荷可以通过IL-1基因造成有害影响。Virtanen等研究进一步证实了基因-环境的相互作用,即运动对COL9A2、COL9A3、COL11A2、IL-1α、IL-1β、

IL-6、MMP-3 和 VDR 的累加效应可增加症状性椎间盘退行性改变的风险。此外，各种基因突变对椎间盘退行性改变的影响，例如胶原蛋白的 Trp2 等位基因Ⅸ、MMP-1 基因的 D 等位基因和维生素 D 受体基因的 t 等位基因也显示出年龄依赖性效应。

（袁慧）

第五节　营养、体重和运动对老年人脊柱健康的影响

老年人的脊柱常常受到新陈代谢减慢、外部机械磨损和自身免疫损害的多重冲击。衰老的过程是不可逆转的，但它的有害后果可以通过调理来部分缓和及修补。营养、体重控制和锻炼是三大可以对抗脊柱衰老后过度失代偿的主要因素。

一、营养

由于各种原因，老年人常常易患上营养不良症。葡萄糖调节的改变和激素稳态的受损是衰老的主要生理变化，其中也不乏大量营养素（碳水化合物、蛋白质和脂肪酸）以及微量元素的吸收减少。在老年人群中，微量元素的吸收减少往往意味着对钴胺素（维生素 B_{12}）、钙、维生素 D、维生素 B_2 和烟酸的摄入有显著影响。

老年人群中，无论男性还是女性，他们对钙吸收的下降都与维生素 D 代谢直接相关。老年人对钴胺素的吸收减少，使他们容易发生脊髓亚急性联合变性。其他维生素 B 复合物也可能吸收不良，从而导致神经病变。众所周知，老年人的维生素 D 水平一直较低，在欧洲的一项研究中，老年人的维生素 D 水平在冬季时处于最低点。阳光照射的频率降低和肾脏的日渐衰退，这两种因素都可能导致机体将维生素 D 转化为活性形式的能力下降，可能会降低内源性维生素 D 的水平。西方饮食习惯中仅提供每日所需维生素 D 的 25% 至 50%，因此，老年人的维生素 D 补充至关重要。

老年人的其他合并基础状况也会导致营养失衡。例如，大量使用抗生素会导致钴胺素缺乏；其他疾病，如阿尔茨海默病可能导致患者忘记进食；帕金森病和其他运动障碍类疾病可能会抑制患者日常摄入充足饮食；糖尿病、高血压和其他慢性病可能直接或间接通过治疗药物的各类副作用导致老年人出现厌食的情况。

厌食症和食物摄入量减少在老年人群中是很普遍的现象。除了前面提到的厌食症的原因，部分老年人还患有心理性厌食症。它可能源于各种生活事件，例如孤独、配偶去世、社交生活缺乏、与家人疏远和失去独立自主生活的能力等。认识并了解这些重大生活事件，对于为老年人口提供咨询和支持来说都非常重要。厌食症也可能源于自然衰老过程以及中枢神经对于进食和水合作用的变化。虽然这种变化是不可避免且不可逆转的，但它不一定会导致营养不良，而是将老年人的食物摄入量重新调整到一个新的水平。然而，由于衰老、各种合并症以及围绕衰老发生的各方面的生活事件的复杂相互作用，如果不加以监测，则很可能会导致老年人出现营养不良的状况。

老年人群中经常被忽视的导致营养不良的一个因素，可能是老年人自身的社会经济条件不足以使他们日常摄入营养均衡的食物。医生和护理人员没有考虑到大多数老年人是无法控制他们的食物摄入量的。他们可能住在慢性病护理院及老年人合住之家中，因此，他们可能只能获得标准化的饮食，并且难以改变每日的饮食以满足自身特定的健康需求。此外，老年人可能没有收入来源，从而自身不太能够负担种种医生或营养师推荐的饮食及膳食补充剂。

因此，由于生理、社会和心理原因的综合作用，老年人口在营养上很容易出现营养不良的状况，从而会影响脊柱的各个部位。例如，钙和维生素 D 失衡影响脊柱，蛋白质减少导致椎旁肌肉萎缩以及维生素 B 复合物缺乏导致背侧柱症状便是一些最好的例子。因此，防治老年人营养不良最重要的是预测这些问题并积极监测老年人的营养状况，为其补充容易获得且负担得起的营养替代品。

二、体重

在老年人口中，肥胖是一个日益严重的问题。肥胖，被定义为体重指数（BMI）大于 30 kg/m²。BMI 在 25～29 kg/m² 之间被归类为超重。根据美国疾病控制与预防中心（CDC）在其年度报告中公布的数据，2007 年美国大多数州的普通人群中肥胖患病率在 25% 到 29% 之间。欧洲一项名为"欧洲营养与老年人调查：协同行动"（SENECA）的多中心研究发表了一份报告，指出 20% 的老年人口存在肥胖。

传统上而言，肥胖是通过身高和体重的指数来衡量评定的。在衰老的过程中，老年人通常会由于肌肉萎缩和骨质吸收而出现身高下降。平均而言，一名老年患者在 10 年的时间里身高会减少 1.5～2 cm。因此，BMI 可能不是一个评价老年人肥胖的准确指标。通过腹围测量来评估腹内脂肪含量可能是一个更好的指标。但是，目前还没有建立任何关于腹内脂肪含量评价肥胖的标准协议或共识。

在老年人群中，脊柱及其附属部分经过了多年的磨损、代谢减慢和不断的修复受损。这些通常使老年脊柱易发生椎间盘退变、骨质疏松和肌肉萎缩。肥胖和超重会进一步使老年脊柱受到摧残，因为脊柱是人体的承重柱，它将头部和躯干的重量传递到骨盆，然后再传递到下肢。肥胖通过增加承重负荷来增加老年脊柱的压力，脊柱的这种过度负重会使得老年患者更易患椎间盘退变、脊柱小关节综合征和骨质增生。并且，肥胖也使老年人更易患脊柱和四肢的神经卡压综合征，例如腕管综合征。肥胖老年人的神经根背部与健康老年人相比，疼痛发生率更高。此外，与健康老年人相比，肥胖老年人的背痛更为严重。患有脊柱疾病的肥胖老年人的 SF-36（简短版）评分中的身体成分汇总评分、疾病特异性测量以及 Oswestry 残疾指数与对照组相比，相差 1.5 倍。实际上，肥胖还会降低老年患者的机体的功能状态，从而导致他们出现多系统的病理表现。

从美国疾病控制与预防中心发布的 10 年肥胖趋势研究报告中，我们获悉，目前肥胖趋势日益严重，美国全国肥胖率增加了 10%。因此，当今重要的是，脊柱医护人员不仅要识别老年人肥胖，更要识别超重的老年患者，并积极提供健康教育以防止他们日后发展为肥胖患者。

三、运动

衰老广泛影响着脊柱的健康状况，随着衰老的发展，脊柱可能发展为节段性退行性变化或发生整体性退行性变化。影响脊柱衰老的疾病过程可能具有不同的进展速度和痛苦指数。锻炼或身体调理可能有助于缓解其中的一些情况，并可能防止更多衰老疾病的发作。

运动或身体的预防处理是一个不断调节的过程，在这个过程中，身体被充分训练以达到最佳效率，从而获得最大的益处和体验最小的不适。从生理学上讲，运动锻炼可以通过特定的刺激来微调一些潜在的代谢过程和细胞机制。

在衰老的过程中，脊柱会不断地经历其各种附件的磨损和骨质疏松症的摧残。简而言之，骨质疏松症是一种在老年人群中普遍存在的疾病，其中椎骨中的骨量减少尤为明显。这种骨量的大幅度减少使老年人即使受到轻微的身体创伤，也易发生椎体病理性骨折。我们知道，运动是很适合改善骨质疏松的一种常用治疗方案。

运动可以预防脊柱发生骨质疏松，并可以为其增加部分骨量。骨质疏松症的运动原理基于 Wolff 定律。Wolff 定律指出，骨的密度和强度是一系列作用在骨骼上的机械应力的方向和大小的函数总和。负重运动是可以在骨质疏松症患者中进行的，包括像踏步训练这样的运动，患者在 15~20 cm 高的平台上，上下走动 10 min，这里建议老年患者在训练时充分休息以防止缺氧。

此外，应建议老年患者使用具有良好减震功能的运动鞋，并在安全舒适的环境中进行锻炼。负重运动是可以促进成骨细胞活动并促进骨量增加的。

矫正运动在预防脊柱老化中起着至关重要的作用。通过矫正练习，老年患者可以试图恢复衰老脊柱的正常生理结构。在雌激素耗尽，且患有脊柱后凸的老年妇女中，通过重新训练背部的肌肉，可能对其脊柱后凸复形很有帮助。

于背痛而言，牵引练习可能有助于老年患者缓解疼痛并增强肌肉张力。练习包括骨盆倾斜，膝盖到胸部、下背部旋转和腿部肌肉伸展练习。腰痛也可以通过各种稳定脊柱和加强肌肉的腰椎稳定练习来缓解。

有氧运动和游泳可能通过调节其他器官系统促进达到健康的生活，但对防治脊柱衰老而言没有影响。

四、总结

衰老是一个不可逆的生理过程，在过程中，我们将面临许多挑战。然而，与衰老相关的脊柱疾病是可以通过详细监测和维持营养、进行体重管理和锻炼方案来预防的。患者可以根据自身情况加以利用，并可能改变或延缓疾病的进展从而改善他们的生活质量。

（朱世聪）

第二章

老年脊柱外科疾病的评估

第一节　老年脊柱外科疾病的临床评估

一、病史采集和体格检查

随着人们寿命的延长，脊柱老化已成为一个普遍存在的问题。自然生理老化影响着骨骼和软组织的结构，导致脊柱出现退行性改变。每个脊柱外科患者的问题都必须与该个体的病史相关联，方能获得全面准确的诊断。

（一）现病史

疼痛的来源

疼痛应该以多个角度进行描述。首先是位置、性质，然后是疼痛的严重程度。疼痛性质可以用尖锐、钝痛、灼热、麻木或跳痛来描述。疼痛的发作是间歇性的还是持续性的？是持续存在还是交替出现？疼痛是在改善还是逐渐恶化？有无加重或缓解因素？疼痛是否伴有神经系统症状？视觉模拟量表（visual analog scale，VAS）评分有时可能会产生误导，因为反复询问患者疼痛的量化程度可能会放大疼痛的反应。

（二）既往史

神经系统疾病病史

虚弱、跌倒、步态异常、精细运动困难、直肠或膀胱功能障碍和/或性功能障碍的病史都是脊髓疾病的潜在迹象。这些都应该详细询问，其中还应该注意患者有无肢体乏力或疼痛，以及有无任何相关的感觉异常。

其他合并症

糖尿病、心血管疾病或肾脏疾病都可以产生神经性疼痛或造成神经功能障碍。这些疾病往往非常难以治疗。众所周知，血糖控制不佳可以导致周围神经病变以及疼痛。血管疾病如主动脉瘤或外周血管疾病也可能会导致类似腰椎管狭窄的血管源性间歇性跛行。此外，其他神经系统疾病如 Charcot-Marie-Tooth 病可能会影响四肢以及肠道和膀胱功能；肺部疾病如 Pancoast 癌导致的肩痛可能与颈椎病的症状非常相似。

(三) 手术史

尽管既往任何身体部位的手术史都很重要，但更重要的是要了解有无脊柱手术史，是因为什么原因在什么时候进行了什么手术，术后疗效如何，术后有没有遗留症状或出现新的症状，这次出现的症状与以往术前、后的症状是否相同或者相似。

(四) 家族史

先天性/家族性/遗传性

脊柱骨骼发育异常可能建立在先天性、家族性遗传的基础上，包括半椎体畸形的先天性脊柱侧凸、先天性脊椎融合(Klippel-Feil syndrome)等椎骨形成或分节不全的各种组合。这些异常可能导致脊柱出现异常应力和磨损，从而通过韧带和椎间盘的退变对脊柱产生不利影响，导致疼痛、不稳定，以及曲度、平衡异常。青少年特发性脊柱侧凸似乎也与遗传因素有关，也会缓慢发展为椎体半脱位，椎间盘出现继发于脊柱侧弯的退变最终也可能会出现症状。

(五) 个人生活史

患者的职业对成人脊柱退行性病变的速度和严重程度有重大影响。与从事久坐工作的人相比，从事脊柱负重扭转的工作更容易发生椎间盘和韧带结构的创伤和破坏。此外，吸烟会减少椎体终板和椎间盘的血供和营养，从而对其愈合能力产生负面影响。心理压力会对脊柱问题产生负面影响，并增强对退变的疼痛反应。因此，患者的疼痛阈值和心理状态可能通过慢性疼痛、继发性获得抑郁相结合而导致症状加重。如果症状持续存在，症状放大可能是主要因素。此时，脊柱器质性病变引起的症状可能会被患者的心理病变所取代。除以上因素外，还需要考虑酗酒和营养不良的可能性。

(六) 体格检查

体格检查应结合患者的身高、体重、有无辅助装置的行走能力、步态质量以及神经系统状况。

1. 脊柱的整体平衡

包括对患者脊柱的视诊和触诊，评估其局部或整体的脊柱曲度。脊柱矢状面平衡临床上应受到重视。矢状面的正平衡是指患者的头和第七颈椎的铅垂线落在其骶骨前方。矢状面的负平衡是指头和第七颈椎的铅垂线落在其骶骨后方。冠状面不平衡是指第七颈椎的铅垂线落在臀部裂缝的左侧或右侧。

2. 步态

应检查患者在室外行走活动时的步态。以宽阔步态行走的患者可能患有椎管狭窄。然而，如果他们也以向前倾斜的姿势行走，可能是继发于脊柱手术、退行性脊椎滑脱、椎管狭窄或先前存在的脊柱畸形整体失衡。患者行走时，必须观察其足部和膝部的位置。评估时应让患者站立，双脚处于中立位置，膝盖伸直。应在患者下肢处于该校正位置的同时进行前后位和正侧位的脊柱全长 X 线检查或全身全长 X 线检查。

3. 神经系统体格检查

神经系统体格检查应包括上肢和下肢的感觉、运动和反射。腹部感觉和反射也非常重要。感觉包括轻触觉、针刺觉、压力觉和本体感觉。肌力检查需要检查单个肌肉群的肌肉力量、有无萎缩。

4. 特定节段的神经支配

C5 神经

三角肌几乎完全由 C5 神经(腋神经)支配。肱二头肌受 C5 神经和部分 C6 神经的支配。C5 神经的感觉分布在手臂外侧的三角肌(腋神经)上。C5 神经和部分 C6 神经也参与了肱二头肌腱反射弧。

C6 神经

评估 C6 神经的最佳肌肉是肱二头肌(也由 C5 通过肌皮神经支配)和腕伸肌群[桡侧腕长伸肌(ECRL)和桡侧腕短伸肌(ECRB)由 C6 神经支配，尺侧腕伸肌(ECU)由 C7 支配，全部通过桡神经]。C6 神经的感觉分布在前臂外侧、拇指、食指和中指的桡侧半部(肌皮神经)。C6 神经参与桡骨膜反射和部分肱二头肌腱反射。

C7 神经

肱三头肌完全由 C7 经桡神经支配。腕屈肌群中有两块主要肌肉，即桡侧腕屈肌(FCR)和尺侧腕屈肌(FCU)。其中桡侧腕屈肌由 C7 通过正中神经支配，是两者中较强的。手指伸肌主要受 C7 神经支配，也有部分由 C8 神经支配。C7 感觉神经支配最常见的区域是中指。但 C6 和 C8 也有交叉。C7 神经的反射检查可以通过肱三头肌腱反射进行评估。

C8 神经

通过测试手指屈肌的强度来评估 C8 神经的运动功能。手指屈肌包括指浅屈肌(FDS)和指深屈肌(FDP)。FDS 和 FDP 的桡侧半部由正中神经支配，而 FDP 的尺侧半部由尺神经支配。C8 神经的感觉分布在前臂尺侧以及无名指和小指。C8 神经根没有参与任何腱反射。

T1 神经

T1 神经支配环外展肌(背侧、骨间和五指外展肌)。T1 神经的感觉区位于前臂近端和远端臂的尺侧上方。T1 神经没有参与任何腱反射。

胸腹神经

评估胸神经主要通过感觉检查，并且对应于不同肋间。胸腹神经参与了腹壁反射。通过部分仰卧屈膝评估腹部肌肉收缩、感觉和反射，以及观察脐部的移位。

T12-L3 神经

T12-L3 神经支配髂腰肌，即检查患者坐姿时髋屈曲的情况。L1 神经的感觉分布在大腿近端的腹股沟韧带前上方和远端，L2 分布在大腿前中部的 L1 的斜下方，L3 分布在大腿前下方和髌骨的斜上方。T12-L2 神经根没有参与任何腱反射。

L2~L4 神经

L2 到 L4 神经支配股四头肌群和髋内收肌群。受 L2~L4 神经（股神经）支配的股四头肌群可以在坐姿时行抗伸膝检查测得。而同样受 L2~L4 神经群支配的髋内收肌群，则以抗阻测试髋关节内收测得。

L4 神经

胫骨前肌纯粹受 L4（腓深神经）支配，收缩时足背屈内翻。感觉分布在小腿前内侧。L4 神经和部分 L2、L3 神经参与了膝跳反射。

L5 神经

L5 神经的运动检查可以通过多个肌肉群进行评估，臀中肌由臀上神经支配，拇长伸肌（EHL）、趾长伸肌（EDL）和趾短伸肌（EDB）均由腓深神经支配。EHL 控制大脚趾背伸，而 EDL 和 EDB 控制其余脚趾的背屈。臀中肌收缩时，侧卧位髋关节外展。L5 神经的感觉最好分布在腿外侧和足背，尤其是足部的第一个背蹼空间。L5 神经参与了跟腱反射。

S1 神经

S1 神经根可以通过腓骨长肌和短肌（腓浅神经）、腓肠肌复合体（胫神经）和臀大肌（臀下神经）进行检查。这些肌肉控制跖屈和足外翻。检查时要求患者踮脚走路并观察其是否无力。臀大肌收缩时俯卧位抗伸髋。S1 神经根的感觉分布在足部外侧和足底。S1 神经也参与了跟腱反射。

S2~4 神经

因为 S2~4 神经的运动部分控制膀胱和足部的内在肌肉，故很难准确检查。因此，应重视任何脚趾畸形。S2~4 神经的感觉分布在肛门括约肌。S4 神经参与了肛门反射。

5. 血管体查

患者病史和体格检查对于鉴别患者是否患有血管性跛行或神经源性跛行极为重要。主动脉瘤可以出现腰痛，腹部触诊时可扪及搏动性包块。外周血管疾病应该通过触诊外周动脉搏动和检查毛发分布或是否存在淤滞性皮炎来辅助诊断。

（七）小结

以下是多种脊柱诊断中常见的体格检查结果，必须与他们的影像学研究相关联。

1. 椎管狭窄症（中央椎管狭窄或椎间孔狭窄症）

A. 整体平衡丢失

B. 神经源性间歇性跛行

C. 进行性宽基步态

2. 椎间盘突出症

A. 颈椎：神经根和/或脊髓病症状

B. 胸部：神经根和/或脊髓病症状

C. 腰部：神经根和/或运动和/或马尾神经症状

3. 脊柱滑脱

A. 站姿异常

B. 腘绳肌紧张

C. 腰椎前凸增加

D. 神经系统检查可以正常或者异常

5. 退行性脊柱侧凸

A. 矢状面和冠状面的失衡

B. 椎体出现旋转

C. 剃刀背或腰椎出现隆起

D. 腿长差异/骨盆倾斜/骶骨倾斜

6. 骨质疏松性椎体骨折

A. 局部压痛

B. 局部叩痛

C. 脊柱后凸/矢状面不平衡

D. 神经功能障碍：神经根或脊髓症状

二、常用量表和评分

（一）VAS（Visual Analog Scale）：视觉模拟量表

量表长 10 cm，选定某一点得 1~10 分中的某一分（图 2-1）。

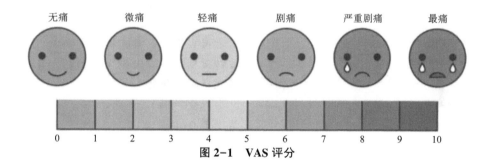

图 2-1　VAS 评分

0 cm：0 分，无痛，无任何疼痛感觉。

1~3 cm：1~3 分，轻度疼痛，不影响工作、生活。

4~6 cm：4~6 分，中度疼痛，影响工作，不影响生活。

7~10 cm：7~10 分，重度疼痛，疼痛剧烈，影响工作及生活。

（二）ODI 评分（Oswestry Disability Index）

第一部分—疼痛强度	第六部分—站立
不感疼痛	无碍
疼痛轻微	可站立，但会引起疼痛
疼痛中度	站立不超过 1 小时

疼痛较重

疼痛十分严重

疼痛难以忍受

第二部分—生活自理(洗澡、穿衣等)

正常生活不会导致疼痛

能够自理,但疼痛加重

能够自理,生活受限

大部分自理,但需要帮助

多数需要帮助

完全不能自理,卧床

第三部分—负重

正常负重,不引起疼痛

正常负重,引起疼痛

因疼痛不能从地面搬重物

只能中等负重

只能轻微负重

根本不能负重

第四部分—行走

行走无碍

行走不超过 1 里

行走不超过 1/2 里

行走不超过 1/4 里

行走需用拐杖

大部分时间卧床

第五部分—坐

无碍

适当体位无碍

坐不超过 1 小时

坐不超过 1/2 小时

坐不超过 10 分钟

根本不能坐

站立不超过 1/2 小时

站立不超过 10 分钟

不能站立

第七部分—睡眠

无碍

服药才能入睡

即使服药,睡眠不超过 6 小时

即使服药,睡眠不超过 4 小时

即使服药,睡眠不超过 2 小时

根本不能入睡

第八部分—性生活

无碍

可正常进行,但引起疼痛

接近正常,但疼痛较重

因疼痛严重受限

几乎没有性生活

根本不能进行

第九部分—社会活动

无碍

可正常进行,但引起疼痛

受一定影响,如运动等受限

活动受限,经常在家

只能在家中进行

失去社会活动

第十部分—旅行

无碍

可正常进行,但引起疼痛

虽有疼痛,但可超过 2 小时

因疼痛,旅行不能超过 1 小时

因疼痛,旅行不能超过 30 分钟

不能旅行(除了去医院)

说明:本评分表共有十部分,每部分有六个级别,从轻到重分值依次为 1~6 分。计分方法为实际得分/总分,所得百分率进行统计学处理。

(三)NDI 评分(Neck Disability Index,颈椎功能障碍指数)

每项 6 个选项,分值从 0 分(无残疾)到 5 分(完全残疾);总分从 0 分(无残疾)到 50 分(完全残疾)。

1. 疼痛强度

我没有颈部、肩部疼痛　　　　　　　　　　（0分）

我现在有非常轻微的疼痛　　　　　　　　　（1分）

我现在有中度的疼痛　　　　　　　　　　　（2分）

我现在有较严重的疼痛　　　　　　　　　　（3分）

我现在有非常严重的疼痛　　　　　　　　　（4分）

我疼痛的程度严重得难以想象　　　　　　　（5分）

2. 生活情况(洗漱穿衣等)

我能正常地自理生活不引起特殊疼痛　　　　（0分）

我能正常地自理生活但引起特殊疼痛　　　　（1分）

自理生活时会疼痛，因此须缓慢、小心　　　（2分）

生活大部分自理但需要帮忙　　　　　　　　（3分）

生活每天都需要帮忙　　　　　　　　　　　（4分）

难于洗漱、衣着，因而需卧床　　　　　　　（5分）

3. 提物

我可以提物，不引起特殊疼痛　　　　　　　　　　　　　　（0分）

我可以提物，但是引起特殊疼痛　　　　　　　　　　　　　（1分）

疼痛使我不能从地面上提起重物，但如放在台子上我可以移动它　（2分）

疼痛使我不能从地面上提起重物，但对于放在台子上的轻、中重物体我可以移动它

　　　　　　　　　　　　　　　　　　　　　　　　　　　（3分）

我只能提很轻的物体　　　　　　　　　　　　　　　　　　（4分）

我完全不能提任何物体　　　　　　　　　　　　　　　　　（5分）

4. 阅读

我能长时间阅读而不引起颈部疼痛　　　　　（0分）

我能长时间阅读只引起轻微颈部疼痛　　　　（1分）

我能长时间阅读但会引起中度颈部疼痛　　　（2分）

因为颈部疼痛我不能长时间阅读　　　　　　（3分）

因为颈部疼痛我进行阅读很困难　　　　　　（4分）

因为颈部疼痛我无法进行阅读　　　　　　　（5分）

5. 头疼

我从不头疼　　　　　　　　　　　　　　　（0分）

我有时有轻度头疼　　　　　　　　　　　　（1分）

我有时有中度头疼　　　　　　　　　　　　（2分）

我经常有中度头疼　　　　　　　　　　　　（3分）

我经常有严重头疼　　　　　　　　　　　　（4分）

我时刻都有头疼　　　　　　　　　　　　　（5分）

6. 集中注意力

我能很轻易地集中注意力	(0分)
我能集中注意力但有一点点困难	(1分)
我能集中注意力但有中度的困难	(2分)
集中注意力对我来说很困难	(3分)
集中注意力对我来说非常困难	(4分)
我无法集中注意力	(5分)

7. 工作

我想做多少工作都能完成	(0分)
我只能完成我日常的工作	(1分)
我只能完成我日常的工作中的大部分	(2分)
我不能完成我日常的工作	(3分)
我几乎不能工作	(4分)
我根本不能工作	(5分)

8. 开车

我能长时间开车而不引起颈部疼痛	(0分)
我能长时间开车只引起轻微颈部疼痛	(1分)
我能长时间开车但会引起中度颈部疼痛	(2分)
因为颈部疼痛我不能长时间开车	(3分)
因为颈部疼痛我开车很困难	(4分)
因为颈部疼痛我无法开车	(5分)

9. 睡眠

我睡眠没问题	(0分)
我睡眠因为颈部疼痛受到轻微影响(失眠小于1小时)	(1分)
我睡眠因为颈部疼痛受到轻度影响(失眠1~2小时)	(2分)
我睡眠因为颈部疼痛受到中度影响(失眠2~3小时)	(3分)
我睡眠因为颈部疼痛受到重度影响(失眠3~5小时)	(4分)
我睡眠因为颈部疼痛完全受到影响(失眠5~7小时)	(5分)

10. 娱乐

我能进行日常的娱乐而没有颈部疼痛	(0分)
我能进行日常的娱乐只引起轻微颈部疼痛	(1分)
因为颈部疼痛我只能进行日常的娱乐的大部分而不是全部	(2分)
因为颈部疼痛我只能进行小部分的日常的娱乐	(3分)
因为颈部疼痛我的日常的娱乐很少	(4分)
因为颈部疼痛我无法进行日常的娱乐活动	(5分)

(四)颈椎 JOA 评分(Japanese Orthopaedic Association Scores,日本骨科协会评估治疗分数)(表2-1)

表2-1 颈椎 JOA 评分

颈椎 JOA 评分项				评分
1.运动 (8分)	A.上肢运动 功能(4分)	自己不能持筷或勺进餐	0	
		能持勺,但不能持筷	1	
		虽手不灵活,但能持筷	2	
		能持筷和做一般家务劳动,但手笨拙	3	
		正常	4	
	B.下肢运动 功能(4分)	不能行走	0	
		即使在平地行走也需用支持物	1	
		在平地行走可不用支持物,但上楼时需用	2	
		平地或上楼行走不用支持物,但下肢不灵活	3	
		正常	4	
2.感觉 (6分)	A.上肢	有明显感觉障碍	0	
		有轻度感觉障碍或麻木	1	
		正常	2	
	B.下肢	有明显感觉障碍	0	
		有轻度感觉障碍或麻木	1	
		正常	2	
	C.躯干	有明显感觉障碍	0	
		有轻度感觉障碍或麻木	1	
		正常		
3.膀胱功能 (3分)		尿潴留	0	
		高度排尿困难,尿费力,尿失禁或淋漓	1	
		轻度排尿困难,尿频,尿踌躇	2	
		正常	3	
总分				

说明:术后改善率=[(术后评分−术前评分)/(17−术前评分)]×100%。

改善率还可对应于通常采用的疗效判定标准:改善率为100%时为治愈,改善率大于60%为显效,25%~60%为有效,小于25%为无效。

(五)SF-36生活质量调查表

SF-36包含36个条目,是一个简短的调查表,旨在评估多个年龄段、不同疾病与对照人群的健康和功能状况。包括7个维度:生理机能、生理职能、躯体疼痛、一般健康状况、社会功能、情感职能和精神健康。7个维度的总分为该量表的总分。该量表对变化较敏感,特别推荐它用于评估治疗的效果。测试在18岁以上人群中适用。

共36个问题,每个问题后都有几个答案供选择。

1.总体来讲,您的健康状况是:
①非常好 ②很好 ③好 ④一般 ⑤差

2.跟1年以前比您觉得自己的健康状况是:
①比1年前好多了 ②比1年前好一些 ③跟1年前差不多 ④比1年前差一些
⑤比1年前差多了

【健康和日常活动】
3.以下这些问题都和日常活动有关。请您想一想,您的健康状况是否限制了这些活动?如果有限制,程度如何?
(1)重体力活动,如跑步举重、参加剧烈运动等:
①限制很大 ②有些限制 ③毫无限制
(2)适度的活动,如移动一张桌子、扫地、打太极拳、做简单体操等:
①限制很大 ②有些限制 ③毫无限制
(3)手提日用品,如买菜、购物等:
①限制很大 ②有些限制 ③毫无限制
(4)上几层楼梯:
①限制很大 ②有些限制 ③毫无限制
(5)上1层楼梯:
①限制很大 ②有些限制 ③毫无限制
(6)弯腰、屈膝、下蹲:
①限制很大 ②有些限制 ③毫无限制
(7)步行1500米以上的路程:
①限制很大 ②有些限制 ③毫无限制
(8)步行1000米的路程:
①限制很大 ②有些限制 ③毫无限制
(9)步行100米的路程:
①限制很大 ②有些限制 ③毫无限制
(10)自己洗澡、穿衣:
①限制很大 ②有些限制 ③毫无限制

4.在过去的4个星期里,您的工作和日常活动有无因为身体健康的原因而出现以下这些问题?

(1)减少了工作或其他活动时间: ①是 ②不是

(2)本来想要做的事情只能完成一部分: ①是 ②不是

(3)想要干的工作或活动种类受到限制: ①是 ②不是

(4)完成工作或其他活动困难增多(比如需要额外的努力): ①是 ②不是

5.在过去的4个星期里,您的工作和日常活动有无因为情绪的原因(如压抑或忧虑)而出现以下这些问题?

(1)减少了工作或活动时间: ①是 ②不是

(2)本来想要做的事情只能完成一部分: ①是 ②不是

(3)干事情不如平时仔细: ①是 ②不是

6.在过去的4个星期里,您的健康或情绪不好在多大程度上影响了您与家人、朋友、邻居或集体的正常社会交往?

①完全没有影响　②有一点影响　③中等影响　④影响很大　⑤影响非常大

7.在过去的4个星期里,您有身体疼痛吗?

①完全没有疼痛　②有一点疼痛　③中等疼痛　④严重疼痛　⑤很严重疼痛

8.在过去的4个星期里,您的身体疼痛影响了您的工作和家务吗?

①完全没有影响　②有一点影响　③中等影响　④影响很大　⑤影响非常大

【您的感觉】

9.以下这些问题是关于过去1个月里您自己的感觉,对每一条问题所说的事情,您的情况是什么样的?

(1)您觉得生活充实:

①所有的时间　②大部分时间　③比较多时间　④一部分时间

⑤小部分时间　⑥没有这种感觉

(2)您是一个敏感的人:

①所有的时间　②大部分时间　③比较多时间　④一部分时间

⑤小部分时间　⑥没有这种感觉

(3)您的情绪非常不好,什么事都不能使您高兴起来:

①所有的时间　②大部分时间　③比较多时间　④一部分时间　⑤小部分时间

⑥没有这种感觉

(4)您的心理很平静:

①所有的时间　②大部分时间　③比较多时间　④一部分时间

⑤小部分时间　⑥没有这种感觉

(5)您做事精力充沛:

①所有的时间　②大部分时间　③比较多时间　④一部分时间

⑤小部分时间　⑥没有这种感觉

（6）您的情绪低落：

①所有的时间　②大部分时间　③比较多时间　④一部分时间

⑤小部分时间　⑥没有这种感觉

（7）您觉得筋疲力尽：

①所有的时间　②大部分时间　③比较多时间　④一部分时间

⑤小部分时间　⑥没有这种感觉

（8）您是个快乐的人：

①所有的时间　②大部分时间　③比较多时间　④一部分时间

⑤小部分时间　⑥没有这种感觉

（9）您感觉厌烦：

①所有的时间　②大部分时间　③比较多时间　④一部分时间

⑤小部分时间　⑥没有这种感觉

10. 不健康影响了您的社会活动（如走亲访友）：

①所有的时间　②大部分时间　③比较多时间　④一部分时间

⑤小部分时间　⑥没有这种感觉

【总体健康情况】

11. 请看下列每一条问题，哪一种答案最符合您的情况？

（1）我好像比别人容易生病：

①绝对正确　②大部分正确　③不能肯定　④大部分错误　⑤绝对错误

（2）我跟周围人一样健康：

①绝对正确　②大部分正确　③不能肯定　④大部分错误　⑤绝对错误

（3）我认为我的健康状况在变坏：

①绝对正确　②大部分正确　③不能肯定　④大部分错误　⑤绝对错误

（4）我的健康状况非常好：

①绝对正确　②大部分正确　③不能肯定　④大部分错误　⑤绝对错误

评分方法：

受试者使用 Likert 式量表评分法评估自己过去 1 个月的健康和生活质量状况，提示其对日常功能的影响。50 分为正常平均分数，0 分最低，100 分最高。

三、成人退行性脊柱侧凸常见分型

成人退行性脊柱侧凸（adult degenerative scoliosis，ADS）与其他类型的脊柱侧弯不同，目前还没有统一的临床分型标准。不同学者试图通过分型研究对侧凸特点进行描述、系统分类，便于学术交流，提供循证医学统一标准，并进一步指导手术治疗，但均不够完善和成熟，目前应用较为广泛的为 SRS-Schwab 成人脊柱畸形分型系统。现在概括各种分型系统。

(一) Simmons 分型

2001 年，美国医师 Simmons 主要依据脊柱旋转、腰椎前凸进行判定，提出了成人脊柱畸形的第一个分型系统——Simmons 分型法。

Ⅰ型：无旋转畸形的腰椎退行性侧弯，手术策略-短节段固定：凹侧撑开和原位弯棒技术(图 2-2)。

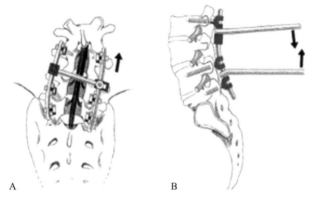

图 2-2　凹侧撑开和原位弯棒技术

Ⅱ型：伴有椎体旋转畸形和腰椎后凸的退行性侧凸畸形，手术策略-长节段固定和去旋转技术(图 2-3)。

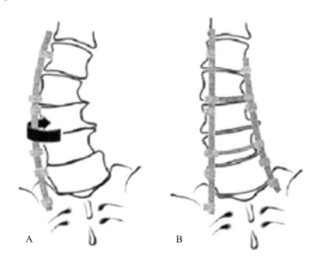

图 2-3　手术策略-长节段固定和去旋转技术

(二) Aebi 分型

2005 年瑞典学者 Aebi 提出了一种建立在病因基础上的分型方法，将成人脊柱侧凸分为三型：

Ⅰ型——退变性脊柱侧凸：侧凸多位于腰段或胸腰段，顶椎多为 L2~L3 或 L3~L4，通常侧凸的角度较小、累及节段少，多伴随侧方移位、椎体旋转，主要发生于 50 岁以上的中老年人群体中，该类患者既往无脊柱侧凸病史，大部分因为多个椎间盘或小关节的不对称性退行性改变。

Ⅱ型——成人特发性脊柱侧凸：由幼儿或青少年特发性腰段/胸腰段脊柱侧凸进展而来，进入成人期后由于机械原因、骨骼变化或脊柱退变等原因而出现侧凸进展。

Ⅲ型——继发性退变性脊柱侧凸。

Ⅲa 型：主要发生于腰椎、胸腰段或腰骶部，致病原因继发于特发性侧凸、先天性侧凸、神经肌肉性侧凸等；也可以是由骨盆不对称而导致的继发侧凸，例如双下肢不等长或者髋关节病变等。

Ⅲb 型：由骨代谢异常（骨质疏松症等）引起骨骼改变，导致不对称的小关节疾病和/或椎体骨折，进而发生脊柱畸形，通常伴有脊柱后凸。

（三）Schwab 分型

2005 年，Schwab 等提出了成人腰椎侧凸的早期分型系统，根据 L3 倾斜角–L3 椎体下终板同水平线的夹角和腰前凸角–L1–S1 矢状面 Cobb 角两个参数将成人脊柱侧凸分为三型：

Ⅰ型：腰前凸>55°、L3 倾斜<15°。

Ⅱ型：腰前凸 35°~55°、L3 倾斜 15°~25°。

Ⅲ型：腰前凸<35°、L3 倾斜>25°。

如果二者有交叉，取分型高者。

2006 年，Schwab 等进一步提出了成人脊柱侧凸的临床分型，该分型包括 3 个子项：弯曲类型（顶椎位置）、腰前凸修正型和滑移修正型。依顶椎位置不同分 5 种弯曲类型；依据 T12~S1 矢状面 Cobb 角大小的不同将腰前凸修正型分为三型；同样根据冠/矢状面椎体间的最大滑移将滑移修正型分为三型。

2007 年 Schwab 等在上述研究的基础上进一步完善，提出了 Schwab 成人脊柱畸形分型，此分型较前述分型增加了一种弯曲类型，即单纯矢状面畸形–K 型，同时增加了矢状面平衡修正型，并根据矢状面 C7 垂线偏离 S1 后上角的距离不同分为三型：

N：正常（0~4 cm）。

P：阳性（4~9.5 cm）。

VP：强阳性（9.5 cm）。

（四）SRS 分型

2006 年，国际脊柱侧凸研究学会（Scoliosis Research Society，SRS）基于青少年特发性脊柱侧凸的 King 分型和 Lenke 分型，根据站立位全脊柱冠状面和矢状面提出了成人脊柱侧凸的 X 线片分型系统，包括增加了第 7 种主弯类型（原发性矢状面畸形）、区域性矢状面修正型（上胸椎、主胸椎、胸腰椎和腰椎）、腰椎退变性修正型（退行性椎间盘疾病、滑移和交界性腰骶弯）和整体平衡修正型（矢状面和冠状面）。

原发弯曲

单胸弯（ST）

双胸弯（DT）

双主弯（DM）

三主弯（TM）

胸腰弯（TL）

腰椎新发/特发弯（L）

原发性矢状面畸形（SP）

成人冠状面畸形修正

节段性矢状面修正

- （PT）上胸段（T2-T5）：≥+20°
- （MT）主胸段（T5-T12）：≥+50°
- （TL）胸腰段（T10-L2）：≥+20°
- （L）腰段（T12-S1）：≥-40°

腰椎退行性修正

- （DD）X 线见椎间隙高度降低和关节病变的最低节段在 L1-S1
- （LIS）移位（旋转，侧方，前方，后方）≥3 mm 最低椎体在 L1-L5
- （JCT）交界性 L5-S1 弯≥10°

整体平衡修正

- （SB）C7 铅垂线距骶岬前或后≥5 cm
- （CB）C7 铅垂线距 CSVL 的右侧或左侧≥3 cm

SRS 定义的范围

- 胸段：顶椎在 T2 至 T11/12 椎间盘
- 胸腰段：顶椎在 T12 至 L1
- 腰段：顶椎在 L1/L2 椎间盘至 L4

主弯的标准

(1)胸弯

- 度数≥40°
- 顶椎位于 C7 铅垂线外侧
- T1 肋骨或锁骨角≥10°

(2)胸腰弯或腰弯

- 度数≥30°
- 顶椎位于 CSVL 外侧

(3)原发性矢状面畸形

- 冠状面无主要弯曲
- 1 个或以上节段性矢状面参数异常（PT. MT，TL. L）

(五) Ploumis 分型

2007 年，Ploumis 等根据椎体旋转程度、侧方滑移、冠状面矢状面平衡、症状特点提出新的分型，包括：

Ⅰ型：无或轻度椎体旋转。

Ⅱ型：旋转性椎体滑脱伴节段性旋转移位。

Ⅲ型：旋转性滑脱、冠状位顶椎移位>4 cm、矢状位失平衡>2 cm。包括：

Ⅲ A 腰背痛无肢体放射；

Ⅲ B 腰背痛伴源于腰骶代偿性侧弯的坐骨神经痛；

Ⅲ C 腰背痛联合源于主弯的股部疼痛。

(六) SRS-Schwab 分型

2012 年，国际脊柱侧凸研究学会(SRS)对 Schwab 分型进行修订并纳入了骨盆测量中骨盆入射角(PI)和骨盆倾斜角(PT)两个参数，提出了全新的 SRS-Schwab 成人脊柱畸形分型，包括了冠状面 Cobb 角，矢状面平衡，腰椎前凸与 PI 的匹配，以及骨盆后倾四个方面，用于确定手术指征，决定手术方式和预测临床结果，是目前最重要的一个成人脊柱畸形分型系统。

冠状面

T 胸弯

腰弯<30°

L 胸腰/腰弯

胸弯<30°

D 双弯

胸弯和胸腰/腰弯至少有一个>30°

N 无冠状面弯曲

所有弯<30°

矢状面修正

PI-LL 不匹配

0：PI-LL<10°

+：PI-LL 10°~20°

++：PI-LL>20°

C7-S1 SVA

0：SVA<4 cm

+：SVA 4~9.5 cm

++：SVA>9.5 cm

PT

0：PT<20°

+：PT 20°~30°

++：PT>30°

（七）Roussouly 分型

Roussouly 等根据骶骨倾斜角（Sacral Slope，SS）的不同，将站立位脊柱矢状面平衡归纳为四种形态。

1 型：SS<35°，腰椎前凸角较小，前凸顶点位于 L5 中点，下腰弯角度很小趋于水平，呈现一条不协调的较长胸腰椎后凸和较短的腰椎前凸曲线，拐点偏低，位于 L3（图 2-4）。

2 型：SS<35°，腰椎前凸顶点在 L4，腰椎前凸角较小，下腰弯趋于水平，胸弯及腰弯均偏小，呈现协调的平背外观，拐点偏高，位于 L1 前方（图 2-5）。

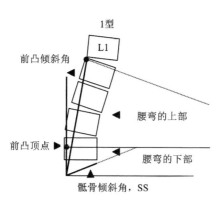

图 2-4　Roussouly 1 型脊柱矢状面形态

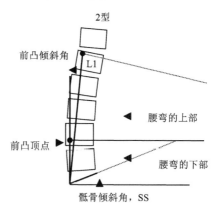

图 2-5　Roussouly 2 型脊柱矢状面形态

3 型：SS 值为 35°~45°，腰椎前凸顶点在 L4，平均有 4 个椎体参与腰椎前凸，腰椎前凸角的平衡性很好，呈现一条协调的几乎等长的胸椎后凸和腰椎前凸曲线，曲线拐点在胸腰段，是最常见的类型（图 2-6）。

4 型：SS>45°，PI 也相对较大，腰椎前凸顶点在 L3 或更高位椎体，胸弯偏大，呈现一条协调的较长的腰椎前凸和较短较大的胸椎后凸曲线（图 2-7）。

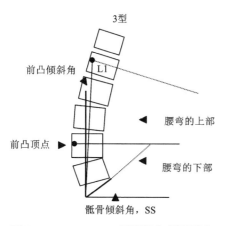

图 2-6　Roussouly 3 型脊柱矢状面形态

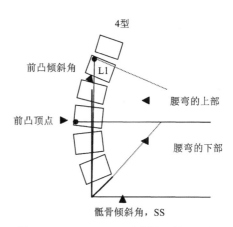

图 2-7　Roussouly 4 型脊柱矢状面形态

（八）GAP 评分

Yilgor 在 2017 年提出了脊柱整体（矢状面）序列及比例评分（Global Alignment and Proportion Score，GAP Score）（图 2-8）。

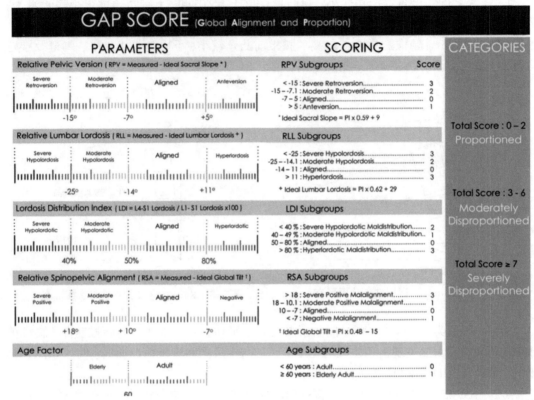

图 2-8　GAP 评分

GAP 评分系统包含 5 个维度：

第一个维度是相对骶骨倾斜，指实际 SS 与理想 SS 之差。差值小于 -15° 定义为重度后旋（3 分），-15° 至 -7.1° 定义为中度后旋（2 分），-7° 至 5° 定义为平衡（0 分），大于 5° 定义为前旋（1 分）。

第二个维度是相对腰椎前凸，指实际 LL 与理想 LL 之差。差值小于 -25° 定义为重度前凸不足（3 分），-25° 至 -14.1° 定义为中度前凸不足（2 分），-14° 至 11° 定义为平衡（0 分），大于 11° 定义为前凸过大（3 分）。

第三个维度是腰椎前凸分布比率，指 L4-S1 腰椎前凸角占 L1-S1 腰椎前凸角的比例。该比例小于 40% 定义为重度腰前凸分布不均（2 分），40% 至 49% 定义为中度腰前凸分布不均（1 分），50% 至 80% 定义为平衡（0 分），大于 80% 定义为下腰椎前凸过大（3 分）。

第四个维度是相对躯干倾斜，指实际 GT 与理想 GT 之差。差值大于 18° 定义为重度正失平衡（3 分），10.1° 至 18° 定义为中度正失平衡（1 分），-7° 至 10° 定义为平衡（0 分），小于 -7° 定义为负失平衡（1 分）。

第五个维度是年龄。小于 60 岁赋值 0 分, 大于等于 60 岁赋值 1 分。

总分 0~2 分为平衡脊柱, 3~6 分为中度失平衡脊柱, ≥7 分为重度失平衡脊柱。

(王轶娜)

第二节　老年脊柱外科疾病的影像学评估

尽管脊柱退行性改变受到多种疾病的影响, 包括肿瘤、感染、创伤和退行性疾病, 但到目前为止, 就老龄化人群的疾病负担和社会经济影响而言, 退行性疾病的影响是最主要的。疼痛伴有或不伴神经症状是退行性脊柱疾病最常见的症状。退行性疾病的患者通常需要通过手术或其他干预方式进行治疗。其中许多患者在术后仍然存在不适, 需要影像进行随访。由于以上原因, 本节将集中讨论退行性疾病的影像学特点。许多其他的病理情况, 包括创伤、感染和肿瘤也会影响到脊柱退行性改变。认识到影像学在这些疾病中的应用很重要, 因为疼痛早期影像学的主要作用是排除这些"危险"情况。

一、退行性脊柱疾病的影像学改变

退行性脊柱疾病的影像学表现与临床症状之间的相关性可能很弱, 特别是对于最常见的主诉——疼痛。造成这种差异的原因尚不清楚, 但可能受若干因素影响。主诉如疼痛, 可能由于周围软组织的炎症反应, 这些炎症反应未能在影像学上直接显示。此外, 退行性改变可能会改变神经根周围的正常软组织结构, 如硬膜外脂肪, 从而间接压迫神经根, 而不是直接压迫神经根。影像通常只能提供解剖结构的静态图片。大多数影像学检查是在患者仰卧位时进行的, 这很可能与患者出现症状时的姿势不同。虽然如今有专门的设备, 如站立体式磁共振扫描仪可以解决这些问题, 但它们还未得到推广应用。尽管存在以上局限性, 影像学仍为评估脊柱的状态提供了重要的方式。脊柱退行性疾病最常累及腰椎, 其次为颈椎。退行性脊柱疾病的表现包括椎间盘退行性改变、纤维环破裂、髓核突出、终板改变、骨赘形成、关节突关节病、关节旁囊肿形成、退行性椎体滑脱和椎管狭窄。

(一)椎间盘退行性改变

椎间盘退行性改变是由在平片椎间隙高度丢失而间接推断出来的(图 2-9)。椎间盘间隙可见气体, 这是由退行性椎间盘内的负压导致细胞外间隙摄取氮气所致。这就是通常所说的真空现象。这种真空现象会在脊柱伸展时加重, 在屈曲时减轻。椎体终板常见不规则, 伴或

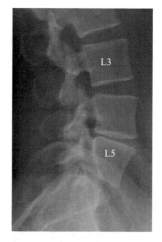

图 2-9　退行性椎间盘疾病的平片特征。椎间隙高度变窄且 L4/5 软骨终板轻度硬化

不伴终板硬化改变。

　　随着 MRI 的广泛应用，现已很少有人把 CT 作为退行性椎间盘疾病的主要评估工具。与平片相似，CT 可以显示椎间盘间隙高度丢失，终板不规则或硬化改变，以及真空现象。尽管与 MRI 相比其软组织显像较差，CT 也可直接显示椎间盘膨出和突出(图 2-10)。当患者存在 MRI 检查禁忌时，可以进行 CT 脊髓造影评估椎间盘突出的情况(图 2-11)。

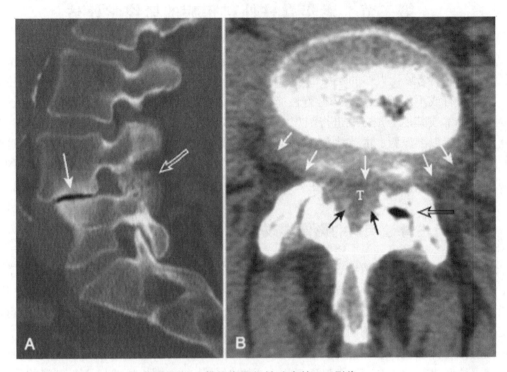

图 2-10　椎间盘退行性改变的 CT 影像

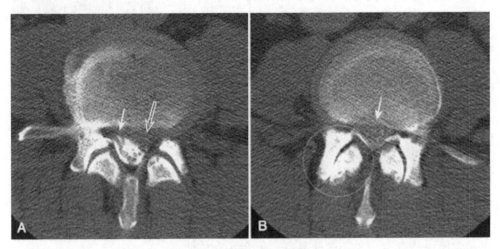

图 2-11　CT 脊髓造影

图2-11(A)，矢状位CT的骨窗图像显示严重的椎间盘退行性改变：椎间隙高度丢失，椎间盘间隙内透亮伴气体(真空现象)，相邻终板处硬化(白箭头)。关节突关节显示不规则增生、骨赘形成和关节间隙丢失(空心箭头)。这些结构的退行性改变导致节段不稳，引起L4/5滑脱。图2-11(B)，CT轴位软组织窗图像显示弥漫性椎间盘膨出(白箭头)，黄韧带增厚(黑箭头)，关节突关节病变，包括关节间隙狭窄、关节突增生和关节突关节内真空现象(空心箭头)。这些改变导致严重的椎管狭窄，硬膜囊(T)前方、后外侧受到严重挤压。

图2-11(A)，L3/4椎间隙轴位图像显示中央偏左侧椎间盘突出(空心箭头)，引起左侧隐窝神经根狭窄和挤压。右侧隐窝的L4神经根(白箭头)在硬膜囊内自由漂浮。图2-11(B)，在L2/3水平，由于椎间盘突出，黄韧带肥厚，小关节突关节病变，包括小关节突关节增生和硬化(圆圈)，脑脊液腔几乎完全闭塞(箭头)。

MRI为椎间盘退行性改变疾病提供了最佳软组织的细节信息。在年轻的健康人群中，椎间盘在T2加权像上显示为高信号。随着年龄的增长，椎间盘水分含量的减少和蛋白多糖组成的变化，导致高信号的丢失(图2-12)。椎间盘高度下降，终板可能变得不规则。退行性改变的椎间盘存在真空现象，在T1和T2加权像上均表现为低信号。真空信号里可能充满液体，在T2加权像上表现为高信号。退行性改变的椎间盘也可能发生钙化，根据钙化的类型和密度，T1加权像上可出现低信号或高信号。椎间盘组织可见纤维环破裂。在MRI上，内层纤维环破裂(也称为裂隙)形成外侧纤维环内的一个小的高信号区(图2-13)。

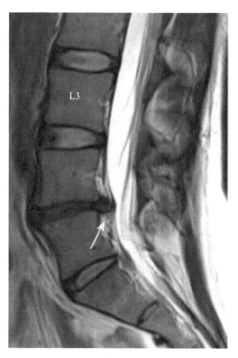

图2-12 MRI可见椎间盘退行性改变(T2加权像)。L4/5椎间隙变窄，正常椎间盘T2高信号消失。椎间盘膨出，并有一个小的突出物进入椎管(箭头)

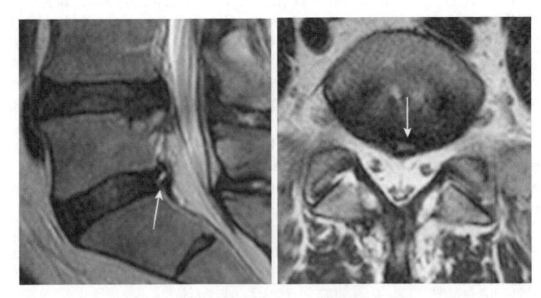

图 2-13　纤维环的裂缝表现为在 T2 加权像高信号(箭头)

MRI 的主要优点之一是可以直接显示椎间盘膨出或突出及对神经组织的压迫。2001 年，多个学会达成共识，对椎间盘病理的命名和分类进行标准化。共识最初为腰椎间盘疾病起草，但普遍适用于脊柱其他部位的椎间盘疾病。正常的椎间隙由颅侧向尾侧的椎体终板确定，外周由椎间环形的椎间盘围成。椎间盘膨出指的是椎间盘组织弥漫性移位超出正常的椎间盘空间，并覆盖了超出 25% 的正常椎间盘周长［图 2-14(A)］。椎间盘移位占周长的 25% 或更少称为椎间盘突出。当椎间盘突出的基底部宽度大于同一个平面上测量突出的任何部位，则称为突出［图 2-14(B)］。当测量的任何突出部位大于其基底部宽度时，则称为脱出［图 2-14(C)、(D)］。本质上，突出是一种基底部较宽的椎间盘突出，而脱出是一种基底部较窄的椎间盘突出，其外观有时类似于从容器中挤牙膏的过程。脱出是指椎间盘突出的组织移位到该椎间盘水平的上方或下方。当突出的椎间盘与原椎间盘分离时，则称为游离。与原椎间盘相比，游离的椎间盘常表现为 T2加权像高信号。这可能是源于肉芽组织、免疫反应或炎症。大多数游离的椎间盘见于硬膜外隙，但有很小一部分会移动到硬膜内腔或硬膜囊后方。突出的椎间盘可由纤维环或后纵韧带包绕［图 2-14(D)］，有时很难区分。

椎间盘组织也可以通过椎体软骨终板疝入邻近的椎体骨髓。椎体内(骨内)突出通常被称为许莫氏结节(Schmorl 结节)(图 2-15)，占总突出人数的 38% 至 75%，大多为偶然发现。

(二)椎体骨髓的改变与骨赘形成

椎间盘退行性改变常导致邻近椎间盘软骨终板的骨髓发生改变。MRI 可以显示三种骨髓信号改变的类型，称为被 Modic 分类(图 2-16)。随着时间的推移，椎体骨髓改

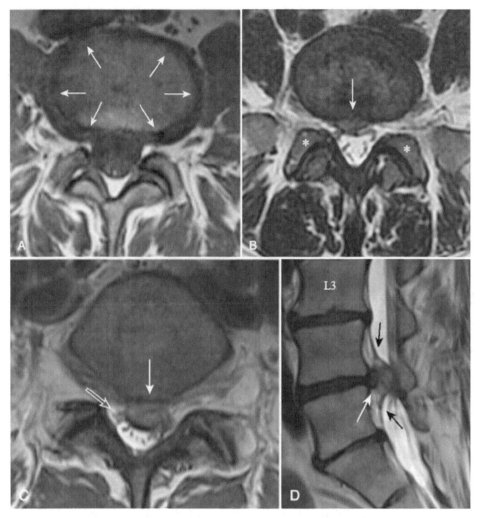

A，弥漫性椎间盘膨出。椎间盘沿四周向外延伸至突起边缘（箭头）。B，椎间盘突出。基底部（箭头）的宽度大于椎间盘突出的其他任何部位。退行性小关节突增生（星号）。C，椎间盘脱出。基底部（白箭头）的宽度比其他任何部位都要窄。与右侧相应的游离神经根（空心箭头）比较，左侧隐窝的神经根被突出的椎间盘挤压。D，韧带下椎间盘脱出。注意狭窄的基底和椎间盘突出的位置（白箭头），位于隆起的后纵韧带（黑箭头）下方。

图 2-14 椎间盘膨出和突出

变可从一种类型转变为另一种类型。在许多患者中，骨髓的改变实际上是以混合模式出现的。椎体骨髓改变的临床和病理生理意义一直存在争议。有报道称，Ⅰ型改变可能是原发性炎症，与严重的腰背部症状和节段不稳十分相关。也有研究表明，Ⅰ型改变的患者对融合的反应强于其他类型终板改变的患者，融合术后Ⅰ型改变的持续存在与较差的预后有关。

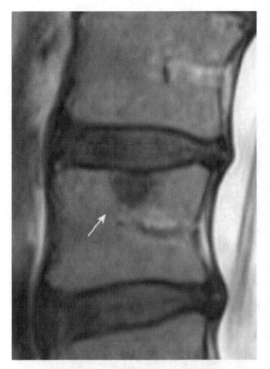

图 2-15 位于 L4 椎体终板上的许莫氏结节（箭头）。矢状位 T2 加权像显示，L3/4 和 L4/5 椎间盘膨出，正常高信号消失

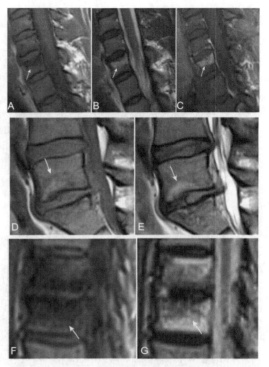

Ⅰ型改变表现为 T1 低信号（A），T2 高信号（B），钆强化（C）。正常造血骨髓被纤维血管组织替代。Ⅱ型改变为 T1（D）和 T2（E）加权像上均呈现高信号。它源自造血骨髓向脂肪骨髓的转化。Ⅲ型改变表现为 T1（F）和 T2 加权像（G）上均为低信号。它代表造血骨髓被硬化组织取代。Ⅱ型或Ⅲ型改变均未表现出异常的强化（未显示）。

图 2-16 Modic 等将退行性椎终板改变进行分类（箭头）

骨赘形成常见于退行性脊柱。骨赘指由异常的机械应力引起的异常的骨生长。它们通常位于纤维环的边缘和邻近的骨突，在平片或 CT 上最容易看到。椎体终板外缘的骨赘和相关的退行性疾病，通常被称为变形性脊柱疾病。

（三）小关节退行性改变

脊柱小关节突关节的退行性改变类似于人体内其他滑膜关节部位的退行性改变。虽然平片可以显示与骨关节炎相关的骨改变，包括关节软骨变薄导致的关节间隙狭窄、软骨下硬化、边缘骨赘形成、小关节突增生和骨质增生，但这些变化在 CT 上显示最佳（图 2-10 和图 2-11）。通常，真空现象的气体可在平片或 CT 上看到。MRI 未能提供详细的骨信息，但小关节增生易被发现［图 2-14（B）］。此外，MRI 可显示与骨关节炎相似的关节间隙积液和炎性改变（滑膜炎）（图 2-17）。滑膜炎在脂肪抑制 T2 加权或钆增强的 MRI 序列上显像最佳。钩椎关节的退行性改变常与颈椎关节病变有关。钩突可发生肥厚和骨赘形成，骨赘可延伸至神经根管和椎管，导致神经根管狭窄和椎管狭窄（图 2-18）。

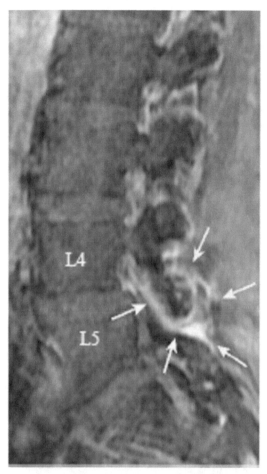

图 2-17　小关节突关节退行性改变可被强化（箭头）。关节突关节的其他退行性改变还包括关节突增生、关节间隙狭窄和关节积液

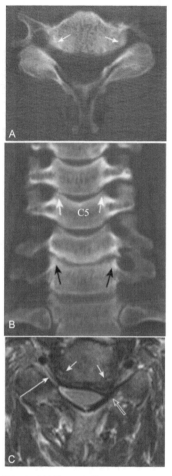

C6/7 椎间水平轴位 CT 图像（A）和冠状位 CT 图像（B）显示，钩椎关节（黑箭头）处有骨赘形成，延伸至神经根管，造成神经根管狭窄。将其与正常的钩椎关节对比（白箭头）。C，不同患者的轴位 T2 加权 MR 图像显示椎体后缘和钩椎关节有骨赘（短箭头）。左侧隐窝（空心箭头）也可见小的椎间盘突出。双侧神经根管变窄，左侧尤甚，导致左侧神经根卡压。长箭头显示为右侧出口神经根。

图 2-18　钩椎关节退行性疾病

　　关节旁囊肿常与关节突关节退行性疾病有关，包括滑膜囊肿和神经节囊肿。相较于滑膜囊肿，神经节囊肿没有滑膜。然而，二者在影像学上很难区分，通常被简单地统称为关节旁囊肿，位于椎管后外侧的硬膜外隙。它们偶尔也可能完全位于椎管外（图 2-19）。关节旁囊肿会钙化，有时会与其他病理实体相混淆，如椎间盘突出或肿块。在 MRI 上，它们的信号强度是可变的，这取决于它们是否含有蛋白质物质或出血。滑膜囊肿中可能存在气体，因为它们与关节突关节相通，而关节突关节可能包含真空现象的气体。囊壁可能有出血或钙化。如有炎症反应，囊肿壁或周围软组织的造影剂增强。

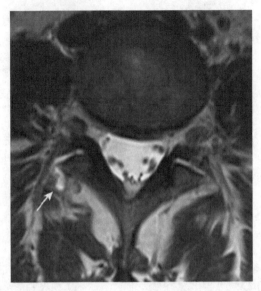

轴位 T2 加权 MR 图像显示双侧关节突关节退行性改变，含少量积液。右侧小滑膜囊肿(箭头)与右侧小关节突关节相通。

图 2-19　滑膜囊肿

(四)脊柱滑脱和节段不稳

　　脊柱的稳定结构，包括椎间盘、椎体、关节突关节、关节囊和韧带的退行性改变可导致脊柱滑脱、侧凸和节段不稳(图 2-20)。重点是要排除其他潜在的病理疾病，如峡部裂或骨折。当滑脱大于Ⅰ度(超过下位椎体前后径的 25%)，或轻微退行性改变而导致重度滑脱时，则需要重视。斜位片或 CT 可检测到峡部缺损。CT 有助于发现隐匿性峡部裂或隐匿性骨折。脊柱节段不稳可见于脊柱畸形或脊柱滑脱，并随着脊柱运动的增加和时间的推移而增加。站立位平片包括脊柱前后和侧位摄影是评估脊柱不稳最简单的影像学方法。目前脊柱不稳的诊断没有标准化的方法或流程。在一些研究中，椎间隙矢状位成角大于 10° 和相邻椎

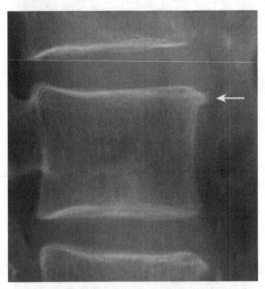

图 2-20　腰椎侧位片显示牵拉骨赘(箭头)，可能是节段不稳的间接指征

体矢状面移动超过 4 mm 被定义为脊柱不稳。矢状位成角的测量是在侧位片上屈伸时观察到两个相对椎体终板之间的角度变化,矢状位移动的测量是两个相邻椎体后缘直线之间的距离。为尽量减少平片放大效应的干扰,绝对距离可以用与上位椎体前后宽度的百分比来表示。节段不稳的测量可重复性较差,受诸多因素影响,包括患者的姿势、X 射线束的角度、随解剖结构与 X 射线探测器之间的距离而变化的放大效应,以及患者的配合程度。平片摄影也可显示不稳的其他间接征象,如真空现象和牵拉骨赘。牵拉骨赘表现为水平骨赘,通常出现在相邻椎体上,位于终板边缘以下,距离椎间盘边缘 2~3 mm(图 2-20)。脊柱不稳很难在常规 MRI 和 CT 上直接显示。但许多影像学特征可间接提示不稳,包括椎体滑脱、退行性终板改变、真空现象和退行性椎间盘疾病。这些影像学特征既不敏感也不特异,在无不稳的退行性脊柱疾病中也可以看到。

(五)椎管狭窄

椎管狭窄和椎间孔狭窄是脊柱退行性疾病的常见改变。先天性异常(如椎弓根短小)的患者发生椎管狭窄的风险较高。由于 MRI 能够评估椎管狭窄的骨性和软组织结构,因此将其作为首选检查工具(图 2-21)。MRI 能清晰显示脊髓或神经根的直接挤压。椎间盘膨出、椎间盘突出、关节突和钩椎关节退行性改变、黄韧带增厚、硬膜外脂肪增多、椎体滑脱均可导致椎管和神经根管狭窄。虽然矢状位图像也可以提供椎管狭窄的总体情况,但轴位图像对于准确评估狭窄程度至关重要。

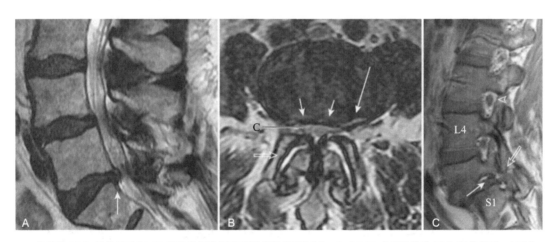

A,矢状位 T2 加权像显示 L5/S1 节段椎间盘膨出和椎管狭窄(箭头)。B,L5/S1 水平的轴位 T2 加权像显示,由于先天性椎弓根短小合并一些退行性改变,包括椎间盘膨出和小关节突关节病,导致严重的椎管狭窄伴神经根挤压。小箭头:椎间盘膨出。长箭头:纤维环破裂。空心箭头:关节突增生和关节积液。C,另一患者的矢状面 T1 加权像显示 L5 因峡部裂继发 L5/S1 滑脱(空心箭头)。L5 神经根受到压迫(箭头),而与 L3 神经根(空心箭头)进行比较,游离的 L3 神经根完全被正常的硬膜外脂肪所包围。

图 2-21　椎管和神经根管狭窄

中央椎管的前方可因椎间盘膨出或突出及椎体骨赘而变窄。因小关节疾病和黄韧带肥厚可使中央椎管的后方变窄。硬膜外脂肪增多倾向于挤压硬膜外后间隙,但也可在周围看到。这些异常导致正常的圆形或椭圆形的椎管和硬膜囊的扭曲。椎管狭窄加重时，椎管和硬膜囊可呈三角形或变平。退行性改变进展期间，脑脊液间隙可消失，导致椎管狭窄、脊髓或神经根挤压。

椎管狭窄可以根据北美脊柱协会、美国脊柱放射学协会和美国神经放射学会的联合建议进行分级。椎管压迫不到正常椎管的 1/3 称为"轻度"，1/3 到 2/3 是"中度"，超过 2/3 是"重度"。神经根管狭窄可通过轴位图像和侧位矢状位图像进行评估，使用与中央椎管相似的分级方案。严重的椎管狭窄可导致脊髓受压，这可导致脊髓缺血和水肿，最终可能引起不可逆的损伤和脊髓软化（图 2-22），MRI 表现为脊髓 T2 像高信号。囊性变和脊髓与硬膜囊的栓系也可能存在。当与脊髓软化相关的萎缩不明显时，区分脊髓软化和可逆性水肿或缺血是困难的。

（六）小结

影像学检查是评估脊柱退行性改变的重要组成部分。正确的患者管理取决于正确的诊断。影像通过提供与疾病相关的形态学变化的准确描述有助于诊断。X 线平片、CT 和 MRI 是脊柱退行性改变影像学评估的主要内容。辅助技术如核素成像、脊髓造影术和椎间盘造影术

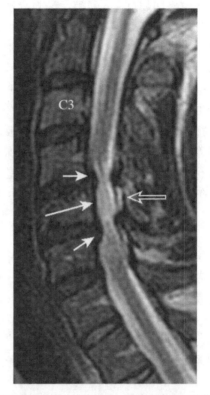

脊髓萎缩伴小范围囊性变。该患者有脊柱外伤和退行性疾病史。注意 C4/5 和 C5/6 水平的椎间盘膨出和黄韧带肥厚（短箭头）导致椎管狭窄。C5 水平的黄韧带变薄（空心箭头）可能是以前过度屈曲损伤所致。

图 2-22 矢状面 T2 加权像上 C4/5 至 C5/6 处的脊髓软化可见 T2 像高信号（长箭头）

通常用于某些特殊病例。适当的选择和合理的影像学方法能最大限度地提高诊断准确性。退行性疾病是脊柱影像学最常见的病因，但老年脊柱疾病也包括肿瘤、感染和创伤。影像学对于那些表现出所谓的危险信号（如高龄、骨质疏松、持续或进展性症状）的患者尤为重要。对于那些接受脊柱手术的患者，术后也需要影像学检查来评估内植物的位置、有无术后并发症和观察术后疾病进展情况。脊柱影像学中仍有许多问题值得进一步研究，患者的临床表现、影像学表现和临床结果之间的相关性仍未完全清楚。此外，影像技术的不断进步将提供越来越清晰的脊柱病变解剖细节，以及传统影像技术无法获得的生理和动态影像数据，包括高分辨率 3D MR 成像，特殊的 MR 可以对患者的不同体位进行成像，超高速 CT 可以对脊柱屈伸进行成像。毫无疑问，影像技术将在脊柱退行性改变的治疗中发挥越来越重要的作用。

二、骨强度分析

骨质疏松症被普遍认为是一种诊断率低、治疗欠缺的疾病。根据美国国家骨质疏松基金会和国家健康研究院的数据，估计有 1000 万美国人患有骨质疏松症，另外有 3400 万人由于低骨量而面临发生骨质疏松的风险。但在符合筛查条件的人群中，只有约 20% 的人接受过真正的检查，且其中只有一小部分患者得到确诊和治疗。50 岁以上的女性椎体骨小梁密度以每年 2.2%~3.0% 的速度下降，男性则以每年 1.7%~2.5% 的速度下降，每年约有 70 万例骨质疏松脊柱骨折发生。

在 50 岁以上的人群中，抗骨质疏松症治疗对避免骨质疏松压缩性骨折和优化脊柱手术效果都很重要。中国台湾地区最近的一项研究估计，在所有 50 岁以上脊柱外科手术患者中（不包括椎体成形或后凸成形），有 47% 的女性和 46% 的男性合并低骨量或"骨量减少"［骨密度（BMD）的 T 值在 -2.5~-1.0 之间］，有 44% 的女性和 12% 的男性合并骨质疏松（BMD 的 T 值小于 -2.5）。随着老年人口规模的不断扩大，越来越多的手术患者可能面临骨强度低下。这对于脊柱外科医生来说是一个巨大的挑战，例如，使用何种类型的器械或内植物材料进行固定，如何增强骨-内植物界面的稳定能力，如何承受日常活动和过度负荷带来的压力。从患者管理的角度来看，临床上必须识别脊柱骨折高风险的患者。这些患者通过接受适当的治疗可以降低约 50% 的骨折风险。对于脊柱手术，需要识别骨强度低下的患者以改进手术计划和术后患者管理方案。根据患者椎体骨强度的信息，可以为最终手术的选择提供客观依据，包括内植物的类型和大小。除了手术治疗外，术后还应该使用适当的药物进行治疗。

目前存在众多类型的影像学方法进行骨密度、骨结构和骨强度的无创评估。双能 X 线（DXA）扫描是目前评估骨密度的临床标准方法。然而，DXA 用于脊柱检查具有诸多局限。作为一种二维成像方式，DXA 扫描混合了前后方所有结构。后方结构的病变，包括关节突关节炎、终板周围退行性骨赘生长，以及主动脉钙化都使 DXA 测得的骨密度增加，这就有可能高估了负重椎体的骨密度。DXA 扫描也不能提供椎弓根的形态、密度及强度等有效信息。由于这些限制，DXA 对于预测脊柱骨质疏松性骨折风险的效能低于髋关节。鉴于 DXA 对脊柱椎体和椎弓根测量的骨密度与实际骨密度存在高度误差，对脊柱骨强度和骨折风险的评估方法仍需要改进。

计算机断层扫描（CT）作为一种 3D 成像技术，为替代 DXA 提供了一种有效方式。由于它能够提供大量骨骼的定量信息，因而在评估骨强度方面优于磁共振成像（MRI）。CT 应用的局限性体现在很难根据临床相关结果（如骨强度）来解释扫描过程中的大量信息。这是因为在骨骼的某个特定位置，较低的骨密度值并不一定表明整体骨强度有问题。相反，这种局部密度的下降可能不会体现在平均骨密度测量中，但如果发生在局部的骨密度下降明显减弱骨强度，则可能存在问题。为了消除这一限制，一种被称为"有限元分析"的复杂工程结构计算分析技术联合 CT 扫描可以用于椎体骨强度的评估，与工程师对桥梁、飞机部件和发动机部件等复杂 3D 结构分析相似（图 2-23）。由此产生的"生物力学计算机断层扫描"（BCT）技术，反映了临床 CT 检查的事后分析，现在正应用于各种临床研究，涉及椎体强度、退行性改变、骨质疏松及各种治疗方法的评估。由于 BCT 创建了患者骨骼的力学模型，它也可以模拟内植物植入，并以该方式评估各种骨内植物结构的强度和稳定性——所有这些应用均来自于患者术前的 CT 扫描分析。

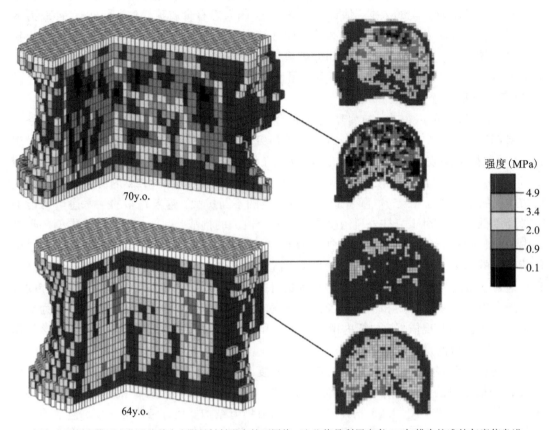

颜色表示每个模型中分配给单个有限元材料强度的不同值，这些值是利用患者 CT 扫描中校准的灰度信息进行定量分析得到的。

图 2-23　两名女性的 BCT 模型细节信息，显示了有限元模型的剖视图和每个模型的两个横截面

　　BCT 技术于 20 世纪 90 年代初首次引入临床，此后获得了极大的改进。该技术首先将标准 DICOM 格式的 CT 图像中的 Hounsfield Unit 灰度数据转换为校准的骨密度值。在骨质疏松的研究中，成像时通常将外部标定器置于患者下方，但无标定器也可用于临床。校正灰度值后，通过各种图像处理技术将感兴趣的骨骼从周围组织中分离出来。然后，根据处理后的骨骼图像创建有限元网格，其中每个有限元都根据 CT 扫描中校准的灰度信息分配局部材料属性。这种材料性质–密度关系是由尸体实验推导出来的。最后一步是应用经典的习惯性活动负载情况或虚拟的过载情况，通过有限元应力分析来计算在施加载荷条件下的椎体强度——本质上是一种虚拟应力测试。可以创建单独椎体模型、涵盖周围软组织的椎体模型、多椎体模型，或有虚拟内植物假体的椎体模型，并且可以对单个或多个负载条件进行分析。BCT 在骨科实验研究中已经应用了 20 多年，用于研究股骨、肱骨、桡骨、胫骨、头盖骨和椎体等骨骼的机械性行为，包括植入物和非植入物，最近在一些临床研究中发现了更新的应用。它已经在尸体研究中得到了很好的验证，包括髋关节和脊柱，并被发现比单独应用 DXA 或定量 CT 测量的 BMD 能够更好地预测尸体骨强度。该技术目前正在进行广泛的临床验证，并用于各种骨质疏松的临床研究。在临床研究中，发现 BCT 能够比骨密度更好地区分骨质疏松和非骨质疏松受试者。最近的一项研究证明，BCT 能够区分常见的椎体骨折和非骨折，然而面积骨密度不能够区别骨折和非骨折。BCT 也被用于评估各种药物对脊柱骨质疏松的治疗效果，可以比 DXA 更早地检测出脊柱治疗效果之间的统计学差异。除了提供椎体骨密度和骨强度的测量外，BCT 还可用于实现患者特异性模型的可控变化，以产生具有潜在临床意义的其他骨强度结果。例如，通过虚拟剥离骨的外层，然后进行第二个虚拟应力测试来分析剩余的骨，就有可能量化与骨小梁或骨皮质相关的强度效果。这些研究表明，椎体（包括皮质外壳）外层 2 mm 相关的骨强度可以高度预测脊柱骨折，并且可以通过不同的药物治疗对骨小梁产生不同的影响。到目前为止，BCT 技术仅用于临床研究，尚未获批用于临床。

鉴于目前还没有关于 BCT 的临床实践指南，BCT 结果的分析可以用多种方式来解释。与 DXA 或定量 CT 进行骨密度分析的方法一样，骨强度值可以与年龄匹配的人群值（所谓的 Z 值）和年轻正常参考值（所谓的 T 值）进行比较。例如，Z 值为−2.0，表明该患者的骨强度比其性别年龄匹配的平均值低两个标准差。T 值为−2.0，表明患者的骨强度比其性别匹配的"年轻"（20 至 30 岁）参照的平均值低两个标准差。治疗方案的确定可以参考患者相对于此类人群参考值的定位。骨密度值，作为 BCT 分析的一部分，也可以用于患者评估。另一种方法是基于生物力学阈值进行治疗，就如同用 DXA 方法检测 BMD 的 T 值低于−2.5 通常定义骨质疏松症一样。

除了骨强度，BCT 分析的另一个结果是"承载力"（又名工程分析中的"安全系数"），定义为骨骼的强度与估计的骨骼在体受力的比值。这是在生物力学研究中经常使用的"强度比"的倒数。承载力越低，在模拟事件中骨折的可能性就越大。例如，如果患者 L2 椎体强度预计为 2000 N，并估计患者弯腰举起 10 公斤重物的在体受力为 3000 N，那么该患者 L2 椎体对于这一活动的承载力为 2000/3000＝66%。这表明该患者的骨骼只有 66% 的力量能够安全进行该举重活动。理论上，承载力数值低于 100% 意味着患者骨骼不能承受在体受力；虽然难以估计绝对准确的在体受力，但是目前，承载力相对而言是最好的解释。利用患者特定的信息，如体重和身高，以及从患者 CT 检查中获得的各种骨骼测量数据，包括肌肉大小和位置，特定活动下的在体受力可以作为 BCT 分析的一部分。

第三种方法是根据绝对骨折风险来决定治疗方案，这可以通过对骨折监测或对其他临床结果研究的分析来获得。根据成本效益或其他标准，如果绝对风险超过某个临界值，医生可以决定治疗方案。与所有新技术一样，随着 BCT 在临床中的广泛应用，支持其结果如何最好地用于临床决策的累积证据也将越来越多，这反过来将为患者管理和手术计划的决定提供更客观和更多循证医学证据的指南。

（王轶娜）

第三节　老年患者的心理学评估

本节以临床为导向，讨论衰老和健康状况的下降给老年人的生活所带来的压力，并介绍相关的现代医学和传统医学观点。

当进入老年阶段，人们常常要面临很多生活中的问题。例如，退变的脊柱通常会让人的活动变得不那么灵活，以前轻松实现的动作会变得困难不少。由于常常伴随着疼痛和疲劳，患者的日常生活可能会变得困难。但同时，年龄和身体变化的潜移默化的影响往往是隐蔽的，这些影响甚至会增加真正的身体限制带来的负担。随着年龄的增长和对渐进性限制的认识的增加，人们需要采取行动以面对生活的挑战。

衰老是一个不可避免的新陈代谢和功能改变的过程。由于复原能力更加脆弱，人们不愿承担风险而有意地减少变化。虽然每个人都可以预料到衰老的不可避免，但其影响却有很大的差异。遗传、环境、创伤和生活方式等因素都有一定影响。一个人选择的生活方式往往可以影响遗传倾向和衰老进程。实现和保持最佳的健康包括免于痛苦和对痛苦的感知。然而，如何避免生物心理社会功能的损害，特别是与肌肉骨骼事件有关的损害，成为一个共同的挑战。对衰老的了解具有实用价值。筛查新出现的障碍可为医生提供了一个有价值的临床视角。当有需要时，可以对患者的身体和精神功能进行正式评估。

当健康平衡发生破坏时，身体机能受到明显的干扰。症状和体征确实反映了一些"损伤"已经发生，但疾病和诊断本身并不表示患者已经"残疾"，并不能说明疾病对其功能的影响。衡量功能的减退需要跟患者以往的基线状况进行对比。良好的临床评估需要使用标准化方案仔细进行。有时影像学检查也是非常有价值的。评估必须与特定任务的执行情况或一系列复杂任务的总体执行情况关联起来。"任务"是指具有预期结果的复杂身体或精神行动，例如阅读一本书或骑自行车。复杂的任务则是那些在职业表现或"工作"中遇到的任务。这些任务需要多个精神和身体系统的参与和协调。其他例子包括在电脑前工作、举起特定重量的物品、走路、洗澡或驾驶汽车。这些功能的"限制"通常反映了无法有意完成这些行为。这些"损伤"表明器官或身体结构或功能失调，在某种程度上可以客观地测量。然而，如果不太明确的综合征的症状超过了硬数据的测量，则可以通过使用与典型参考人群具有多维一致性的临床结果来评估。由于"直接威胁"，即对自己或他人有受伤或伤害的风险，而减少一项或多项行为任务时，患者就被施加了"限制"。

在进行了一系列的治疗干预和康复锻炼后，对身体能力的功能测试可以测量出患者在执行一项或多项规定任务时的持久性损伤。能力上的限制被称为"剩余功能障碍"。同样，患者能够完成的规定任务构成了"剩余功能能力"。这里的能力是指成功完成一项任务的实时能力，是一个人目前的工作能力，其基础是他或她不仅能忍受症状，而且还能预见回报和成功。

"残疾"的概念很复杂，指的是患者的主要生活活动领域在个人、社会和职业方面的无力或面临实质性限制。残疾是由限制，特别是由疾病（包括主观的疼痛）造成的损害影响了整个人，而不仅仅影响一些孤立的部分或功能。从功能的角度来看，"职业残疾"指目前的能力不足以履行所要求的或以前所能完成的一个或多个物质和实质性的职业职责。最后，"残障"指的是主要由社会上可观察到的限制所致的无能。"残障"意味着外部观察者认为或假设主体或患者遭受了功能限制或制约，意味着其在社会环境中的自由功能已经丧失。为残疾者提供修改或减少功能需求或障碍的"适应"可使其受益。社会环境中的机会为他们更多地活动提供了更大的自由。这样一来，他们的限制就减少了。对疼痛和疲劳的不耐受是患者停止工作和申请残疾的最常见原因。

对个人来说，争取和保持良好的生活质量或追求更好的生活质量是积极的。这不仅可以在精神和身体上发展新的力量，也有助于保护现有的功能，防止功能限制和减轻残疾影响。在脊柱健康方面，这包括保持直立和稳定的姿势、灵活地行走以及摆脱疼痛带来的限制和负担。现有的医疗护理技术可为这些患者提供进步或获益的机会。除了那些通常被认为是现代的西方医学外，来自世界各地不同文化的健康和保健理念也可能有益于患者。当然，谨慎的医生必须始终区分哪些是一厢情愿的想法，哪些是尚未被证实的疗法。每个患者都有机会主动选择和真实地评估自己在选择医疗保健方面的具体需求和偏好，综合使用不同的方法。在现有的合理而多样的治疗方案框架内，以科学证据和可信赖的传统作为选择的基础有利于提高疗效。

一、如何评估老年患者

充分了解患者如何看待他们的痛苦，了解他们在寻求帮助和选择帮助者方面的问题是进行良好护理的基础，有助于提高患者的依从性并获得更好的结果。

当患者认识到体征和症状，特别是疼痛、疲劳和功能减退并不是短暂的，而是可能逐渐恶化的时候，痛苦、矛盾、好奇和否认的想法就会相互作用。焦虑进一步模糊患者的思辨能力。对于老年患者来说，存在对更多永久性功能丧失和对预期寿命缩短，甚至死亡的恐惧。焦虑、恐惧和抑制是相辅相成的。老年患者敏锐地意识到身体和心理逻辑功能的变化。识别并充分适应这些退行性变化是很困难的，即使是适应日常生活中遇到的微小变化。患者往往害怕接受各种检查，特别是一些艰巨的、耗时的，甚至痛苦的、有创的（例如椎间盘造影）检查。患者的保险也可能无法充分覆盖一些诊断，甚至一些必要的手术治疗费用。这不仅会给患者带来经济负担，对收入和挣钱能力有限的老年患者来说，也是一个非常主要的心理压力来源。

在通常情况下，患者咨询医生之前会与家人和朋友讨论病情。由于媒体和互联网的发展，患者比过去更容易了解疾病的发病机制和治疗方法。但是健康问题的个人属性和随之而来的情感冲突仍然造成了患者明显的认知偏差和回避。由于脊柱健康问题造成的压力和功能减退，患者在临床上出现抑郁症的情况并不少见。例如，不同程度的脊柱后凸和因此造成的行走困难不仅影响了一个人的身体外观，还使得他出现自尊心的降低和退缩，从而逐渐不愿出门，变得与世隔绝。

因此，诊断的完整性对医生来说非常重要。外科医生需要意识到这方面的问题并寻求精神科医生的协助，对患者焦虑和抑郁情况进行进一步的精神评估和治疗。医生的面谈技巧尤为重要。既往有无药物滥用史必须在临床上被高度怀疑，以避免误诊和漏诊并给予失败的治疗方案。

专注、镇定、积极倾听和敏感的反应是医生面诊时需具备的基本素质。对处于困境中的患者而言，焦虑和认知压力是不可避免的。医生在询问患者时语速要缓慢，说话要清楚，必要时要重申重要的问题。大多数患者由于焦虑，很难听到并理解与医生讨论的内容。此外，由于衰老本身的原因，老年患者可能不太容易接受诊断结果。处于疼痛中的人通常会表现出易怒和不耐烦。医生对这些患者特点的关注将有助于准确评估患者的状况。认真倾听患者所说的内容和关注容易遗漏的内容是很重要的。仔细评估患者对从疼痛和功能受限中恢复的期望程度也很重要。外科医生在术前、术中和术后给患者提供书面材料通常是有用的。这些材料是可信的，有助于安慰患者，并尽量减少误解和错误。严格管理的术前评估也能确保患者术后更好地遵守康复建议，比如坚持物理治疗等。

最后，脊柱外科手术团队往往有多个参与者。电话咨询人员、候诊室工作人员、行政和护理人员也同样可以为富有成效的访谈和更准确的数据收集奠定基础。面对如此多的团队成员，明智的外科医生应有意带头在合理的范围内协调具体的诊疗流程，并始终牢记个别患者的特殊需求。最理想的是，为患者指定一个联系人。这样患者的依从性会更好，疗效也会更佳。

二、衰老的心理变化

衰老指的是时间流逝对身体的影响。身体的老化和随之而来的病理变化通常是有形的和可测量的。但衰老对情感变化的影响则要微妙得多。这些渐进的变化反映了人跨越"时间门槛"的持续过程。在这个过程中，人们可以选择发挥积极作用，而不仅仅是被动地接受。在整个生命周期中发生不可避免的变化时，积极地通过有目的地转变观念并持续地自我检查、自我探索和行动，会带来有益的结果。

为什么要积极主动？这样做的动机是建立在生物学和心理学的基础上的。生物学上的生存意味着以尽可能健康的方式来适应不断变化的环境。心理上的生存则意味着创造条件，争取优质的生活质量，获得心灵的满足。生存的前提是智慧、灵活性和对新机会的认识。这在身体和心理的各个层面上都能支撑起功能上的活力。最近有人提出了一个新的健康模式，叫作生物-心理-精神模式。该观点承认身体、心灵和精神的整体性，包括对生命的神圣性、意识的完善性的考虑。一个积极主动的生命体应在一生中都采取这种态度，具有务实的价值。它们可以产生一种自强不息的创造力，从而产生理性的治疗乐观主义，这对于跨越生命的时间门槛和面对挑战至关重要。

时间的流逝使老年人身体和心灵都发生了变化，而这种变化之间往往是不相容的，会让人感到困惑。生物性衰老是指人体内物理化学变化的影响。更年期和激素的变化众所周知。骨质疏松症使强壮的骨骼完整性下降也是真实存在的。这些功能上的减弱和外部侵害的影响，如创伤、疾病、阳光、风、电离辐射和极端温度的影响显而易见。而心理上的衰老则受到对自我和他人的看法的影响，比如自我感觉和自我形象，以及早期与他人交往的经验。人们从未忽视身体如何随着时间的推移而变化。虽然"生物钟"不受个人控制，但"心理时钟"实际上是我们为自己创造的。例如，有人可能仅仅由于疼痛和健康面临挑战而被迫退休，但其中一些可能是可治疗、可修复或可逆转的，这就是生物学与心理学碰撞的典型例子。

年轻成年人在大约 30 岁时，身体上已体现出了明显的衰退。在中年时期即 40 多岁时，人会更现实地能够评估身体的那些积极和不太理想的部分。在 50 岁以后，精神灵活性的明显下降使人认识到，在真实和微妙的身体限制上实施较大改变将面临更大的挑战。在这个时候，周边其他人的健康状况不佳似乎很突出，爱人或配偶的死亡并不罕见。60 岁以后，鲜明的衰老意识和某种程度的慢性疼痛会使大多数人面临能量、流动性和耐力的下降，个人的记忆力也趋于下降，压力源变得更多。随着年龄的增长，对生活压力事件的适应能力下降。抑郁状态和临床抑郁症可能会增加衰老的负担。据美国国家卫生统计中心数据，65 岁以上的人群自杀率上升，特别是白人男性。

焦虑，通常被认为是一种低级别的不适感，也倾向于随着年龄的增长而加剧，伴随着衰老过程中功能的具体限制。非理性的恐惧可能会出现。疼痛和渐进的功能限制加剧了孤独感。许多老年人希望留在工作岗位上，并害怕健康挑战带来的职业限制。与工作有关的残疾研究已经表明，保持工作的有益影响确实超过了与工作有关的风险。与保持工作相关的深远回报的影响远远大于长期缺乏有意义工作的有害影响。除了经济上的好处外，保持工作还能增强自尊和社会归属感。

随着年龄的增长和随之而来的痛苦的增加，孤立的问题变得很突出。孤立不仅是纯粹的社会问题，更重要的是，孤立的负面影响来自于对退缩、无趣和失语的潜意识解释。这些通常会以复杂的方式激起微妙的无意识的羡慕和有意识的嫉妒感，从而进一步加剧心理不平衡。这种复杂的情绪引起了过度的焦虑，往往会破坏心理的稳定性，导致思维过程不够理性，决策能力变差，以及以焦虑症为标志的过度警觉状态。

可以肯定的是，各种程度的情感满足也伴随着衰老过程。生物-心理-社会自我的核心是以身体为基础的。这种有意识和无意识的感觉被称为"身体形象"。身份、信心和精神上的平和，在自我综合的或愉快的感觉的基础上得到了巩固，使自尊心得到加强。随着身体及其功能的自然衰退，身体形象受到影响。人们会经历不同程度的情绪低落、不适和不愉快。患者的身体外观和对健康、吸引力、美丽或英俊的感知与衰老过程密切相关。伴随着功能的下降，这一点更令人感到痛心。对美的感觉是基于先天进化过程和个人学习的。感知的根源吸引力是建立在对对称性、比例和新奇复杂性的感知上的。吸引力更多地来自于生物特征，而美貌和自信则增加了心理层面的情感深度。随着年龄的增长和疾病的发生，身体变得不那么对称了，对异性的吸引力似乎减少了。姿势更加僵硬固定和面部表情改变使照镜子变成一个令人痛苦的提醒。当注意到患者的外表不那么有吸引力时，人们往往对其作出不屑一顾的反应，患者的这种苦恼就会得到加强。此外，这些变化往往让患者觉得应该做些什么。患者想知道可以做些什么来帮助或纠正不理想的变化。身体的情况越能得到改善，一个人的健康感就越强。

一般来说，在 60 到 70 岁之间，身体的疼痛是不可避免的。患者的姿势也不太理想，也许还存在某种程度的结构性畸形。很少有人能幸免于这种生理方面的现实与自我认知的矛盾。对这种痛苦认识的感知刺激了不安、矛盾和情绪上的不适。一个人对疼痛的情绪反应被认为是痛苦。患者对疼痛的描述往往是言不由衷的，需要医生进行敏感的、探索性的提问。这再次证明了访谈和建立积极治疗关系的重要性。虽然在年龄增长的过程中，自然衰退是不可避免的，但我们可以以优化整体健康的方式进行管理。这样能恢复一个更和谐的身体外观，从而带来一种更自信的精神态度。同时这也是大多数患者渴望的目标。

三、治疗脊柱退行性疾病对老年人心理的影响

人们根据情绪感知和处理生活中的压力事件，但是压力源和它们的管理方式会随着时间的推移而变化。压力的累积效应和生活的复杂性增加了患者现有的焦虑感，并可能加重身体的慢性疾病。随着年龄的增长，有效地处理原有的这些问题和新出现的健康问题变得越来越重要。衰老的脊柱出现各种结构和功能上的变化，最终导致疼痛和行走功能障碍，这将导致患者不愿出门与人沟通交流，加重了孤独感、焦虑和抑郁，形成恶性循环。

现代医学为老年人脊柱退行性病的治疗提供了很多有效的方法。具体方法包括饮食调整、运动、药物治疗、物理治疗等。当运用这些方法都不足以恢复功能时，还可以采取外科手术治疗。通过及时合适的治疗，患者最终都可以达到比较满意的症状缓解和功能恢复。由于衰老的影响，患者还可能合并心脏病、高血压病、糖尿病、骨质疏松症和肌肉减少症，这些疾病或多或少地影响加重了脊柱疾病的症状，并在一定程度上影响了治疗效果，增加了患者对治疗的焦虑并对预后的悲观。因此，在治疗脊柱退行性疾病的同时，应积极治疗或控制合并疾病。精神科药物如三环类抗抑郁药本身就能减轻脊柱疾病引起的疼痛，也能减轻诸多疾病带来的焦虑、抑郁，并帮助调控面对脊柱和其他疾病的压力。通过各种类型的心理治疗如认知行为疗法、生物反馈疗法和催眠暗示疗法，可帮助患者建立合理的治疗目标，减轻恐惧，有助于增强患者战胜疾病的信心，同时也使患者恢复积极的态度面对自身功能和生活的改变，更有利于患者的康复并重新活跃起来。

因此，积极治疗脊柱退行性疾病对老年人的心理健康具有积极意义。

四、小结

心理学评估是理解社会中迅速出现的老年群体需求的一个重要手段。身体特别是脊柱和骨骼的问题可导致身体形象的扭曲并削弱老年人的自尊心。功能上的限制和疼痛迫使患者在个人、社会和职业方面的利益受到损害。现代医学为减轻和消除这些损害提供了许多合理的选择。传统医学如中医和印度医学已经成为补充性的辅助手段。尽管它们的有效性目前尚未被现代的科学方法所证实，但它们的确为老年患者提供了一些缓解症状和恢复功能的措施。因此，老年患者在精神和身体健康方面取得更多持续的积极成果可能是可以实现的。

（李灵）

第三章

常见老年脊柱外科疾病

第一节 颈椎病

颈椎病在老龄化的人口中越来越普遍。因此，临床医生必须为这个疾病的诊断和治疗做好准备。本节介绍了老年人颈椎病的流行病学，并详细介绍了该疾病的生物力学和自然病程，探讨了多种保守和手术治疗方案及各自的风险和获益。

一、流行病学

颈椎病是一种慢性的、进行性的脊柱退行性疾病，是老年人脊髓功能障碍的主要原因。颈椎病是指在整个衰老的颈椎发生的一系列退行性变化。与炎症情况相反，颈椎病是一种自然发生的过程，是颈椎受到慢性、正常应力的结果。这些退行性变化的最终结果是椎管变窄，这可能导致颈脊髓受压和随后的功能障碍。"脊髓型颈椎病（CSM）"一词专门用于描述由颈椎退变导致的颈脊髓功能障碍的现象。CSM 的症状包括步态不稳定、膀胱功能障碍和手指精细运动困难，典型的体征是与压迫有关的上运动神经元功能障碍，包括运动无力、反射亢进和本体感觉迟钝。为了客观量化 CSM 患者的功能状态，学界已经创建了许多量表，其中最常用的是改良日本骨科协会（mJOA）量表。mJOA 量表是一个 18 分量表，用于评估上下肢运动功能障碍、上肢感觉功能障碍和尿道括约肌功能障碍。满分表示无神经功能障碍，且分数随着神经损伤严重程度的增加而降低。为了使 CSM 的临床评估标准化，该量表将脊髓病进一步分为轻度（15~17）、中度（12~14）和重度（0~11）脊髓病。

许多研究报告了颈椎病的患病率。Gore 等人检查了 200 名年龄在 60 至 65 岁无症状者的颈椎侧位 X 线片，发现 95% 的男性和 70% 的女性存在颈椎退行性改变。也有人进行了 63 名无症状患者的磁共振成像（MRI）研究，发现 25% 的 40 岁以下患者有椎间盘退变的证据，40 岁以上患者则有 60%。Ernst 等人报道，在 30 名无症状者的 MRI 检查中，椎间盘膨出的发生率为 73%，纤维环破裂的发生率则为 37%。在一项更大的研究中，Nakashima 等人前瞻性地检查了 1211 名 20 至 70 岁的健康志愿者的 MRI，发现 87.6% 存在椎间盘突出的证据，这种突出在严重程度、频率和数量上随着年龄的增长而显著提升。相比之下，只有 5.3% 的无症状受试者有脊髓受压的证据，这个数字也随着年龄的增长而增大，尤其是在 50 岁之后。Kato 等人的研究表明，随着年龄的增长，椎管、硬膜囊和脊髓的直径显著减小。这些研究都表明，颈椎病主要是一种老年人的疾病。

CSM 的患病率仍未明确。虽然在影像学研究中，绝大多数老年患者都有颈椎病的表现，但尚不完全清楚这些患者中有多少有症状。由于文献中缺乏对颈椎退行性疾病的公认分类，情况变得更加复杂。对于后纵韧带骨化（OPLL）等韧带疾病是否应纳入 CSM 范畴，存在相当大的争议。事实上，OPLL 是引起颈脊髓压迫和脊髓病的一个已知病因，有时会被纳入 CSM 的流行病学研究。有人甚至提出了一个更全面的术语——"退行性颈椎病（DCM）"，涵盖了导致颈脊髓压迫的所有退行性脊柱疾病。他们将脊柱病变（如椎间盘退变和小关节病）和韧带畸变（OPLL）定义为两个独立的类别，但都属于 DCM 的范畴。由于以往文献对诊断缺乏一致性，因而难以了解 CSM 的真实患病率。为讨论方便，以下我们将 CSM 定义为退行性疾病引起的颈椎病，不包括 OPLL。

众所周知，CSM 是老年人脊髓功能障碍的最常见原因。在 Moore 和 Blumhardt 的一项研究中，11 例 CSM 是引起成人非创伤性轻瘫或四肢轻瘫最常见的原因（23.6%）。它更常见于男性而非女性，据报道男女比例为 2.7 : 1，平均诊断年龄为 64 岁。New 等人报道，退行性疾病在日本占非创伤性脊髓损伤的 59%，在美国占 54%，在欧洲占 31%。然而该领域的高质量研究相对较少，对非创伤性脊髓损伤的分类也缺乏一致性。许多研究仅将截瘫/四肢瘫痪纳入脊髓损伤，这可能遗漏了许多退行性疾病引起的轻度脊髓病患者。此外，这些研究包括所有非创伤性脊髓损伤病例，而不仅仅是颈椎疾病。也有研究人员试图根据住院率来估计 CSM 的发病率。Boogaarts 和 Bartels 根据 2009 年至 2012 年在医疗机构接受手术治疗的病例，估计 CSM 的患病率为 1.6/100000。Wu 等人进行的一项为期 12 年的全国性回顾性数据库分析估计，CSM 相关住院的总体患病率为 4.04/100000，但这项研究包括了 OPLL 的病例。根据手术治疗或住院情况估计 CSM 的患病率可能会排除大部分病情较轻、症状较轻的 CSM 患者（即不需要住院或手术的患者），肯定低估了真实的发病率。

二、自然病程

在考虑 CSM 的治疗方案时，临床医生必须熟悉疾病的自然病程。这些知识可以帮助患者建立合理的期望，并准确评估现有治疗方案的相对风险和获益。了解自然病程的进展对于决定是否手术治疗至关重要。但是 CSM 的自然病程仍然很难研究，原因有很多，包括人群的异质性以及用于对脊髓病和生活质量（QOL）结果进行评分的问卷的主观性。此外，CSM 的自然病程只能通过使用各种保守干预组合的研究来推断。尽管如此，文献确实为我们提供了一些关于 CSM 自然病程的认识。Bednarik 等人前瞻性地对 15199 名临床上"无症状"的颈椎病脊髓压迫者进行了至少 2 年的 MRI 随访，22.6% 的患者在随访期内进展为有症状的 CSM。Sumi 对 1660 名轻度 CSM 患者（JOA 评分 13 分以上）进行了前瞻性随访，平均随访 78.9 个月，25.5% 的病例症状加重（定义为 JOA 评分下降至 13 分以下，下降至少 2 分），而 74.5% 的病例在 5 年以上保持稳定，没有任何加重。Oshima 等人的回顾性研究调查了轻度脊髓病患者(定义为上肢和下肢运动 JOA 评分≥3 分),以及 MRI 上 T2 信号强度增加的颈髓压迫患者。在 45 名患者中,有 35.6%病情进展并接受了手术,4.4%在轻微创伤后病情加重,60%保持稳定。Shimomura 等人对 70 名轻度 CSM 患者进行了前瞻性随访,平均随访 35.6 个月,19.6%进展为中度或重度脊髓病。Yoshimatsu 等人的一项回顾性队列研究发现,男性轻度 CSM 患者病情加重的比率为 62%。Kadanka 等的前瞻性系列研究发现,随着时间的推移,患者日常生活活动能力(ADL)逐渐恶化,有 56%的患者在 10 年后被确诊。

人们试图确定与疾病进展有关的临床或影像学预测因素。Shimomura 等人发现只有脊髓周向压迫(而不是部分压迫)是唯一具有统计学意义的预测因素。他们在 T2 MRI 上没有发现与年龄、性别、发育、活动相关的因素。Oshima 等人评估了保守治疗的 CSM 患者转为手术的风险,包括颈部总体活动范围(ROM)大于 50°,最大压迫段的节段性后凸,或局部不稳。年龄大于 60 岁、性别、C2-C7 曲度、脊髓直径小于 50%、发育性椎管狭窄和节段性 ROM 与手术风险增加无关。

总之,CSM 患者在初次诊断后 3 至 6 年进展(在 JOA 评分至少增加一分)的比例在 20%~62%之间,而 10 年内 ADL 恶化的患者比例可能高达 56%。然而,尽管有一些微弱的证据支持的风险因素,目前仍不清楚哪些患者更有可能出现病情加重。

三、生物力学与病理生理学

脊髓型颈椎病是静态压迫、动态压迫和组织学改变三个因素共同作用的结果,这三个因素都会导致颈脊髓受压和功能障碍。

(一)静态压迫

颈椎病的退行性改变始于椎间盘髓核含水量的丧失。通常,髓核主要由蛋白多糖组成,其含水量相对较高。这赋予了髓核黏弹性,使其能够将巨大的轴向载荷转化为包含在周围纤维环内的环向应力。随着年龄的增长,髓核的含水量降低,加上日常重复、慢性的生物力学改变,导致椎间盘退变和变扁,承载能力发生改变。结果,作用椎体的关节和软骨终板上的应力增加,小关节活动过度。这些结构变化会导致施加在椎骨上的力不均匀,从而导致代偿性骨赘形成。椎间盘高度的降低也被认为可导致黄韧带的屈曲和肥大,以及颈椎前凸的丢失,甚至发展为后凸。这些综合因素最终导致椎管狭窄和脊髓受压。

(二)动态压迫

虽然参与退行性改变的静态压迫因素是 CSM 的主要原因,但动态因素在该疾病的发展过程中也很重要。由于颈椎屈曲和伸展会影响椎管的矢状径,因此它们都会对 CSM 产生显著影响。弯曲会导致骨刺或椎间盘压迫脊髓,这种现象在颈椎后凸的情况下会加剧。伸展会导致脊髓背侧受压。此外,韧带松弛导致的颈椎节段不稳定也可导致屈曲或伸展过程中的半脱位,导致脊髓被钳夹,造成更多损伤。

(三)组织学改变

如上所述,静态和动态机械因素的结合导致椎管变窄,随后导致颈脊髓的慢性压迫和重复创伤。继发于这种结构损伤,脊髓还会经历多种组织病理学和血管变化,导致缺血、梗死和其他细胞毒性过程。然而,CSM 的病理生理过程与创伤性脊髓损伤的不同之处在于没有急性机械损伤,脊髓并没有出血性坏死,且由于该疾病的慢性加重,脊髓内还可以出现代偿性变化。由于脊髓动脉的压迫导致血流量减少,颈脊髓逐渐出现慢性缺氧/缺血性损伤。这种缺血状态会导致少突胶质细胞和神经元受损,从而引发独特的免疫反应。炎症与慢性低氧血症相会使得内皮细胞和血脊髓屏障受损,导致神经元水肿和神经毒性物质进入。谷氨酸神经毒性被认为通过引起神经元变性在 CSM 的病理生理学中发挥重要作用。目前还需要进一步研究来更全面地了解 CSM 的分子途径和细胞毒性变化。更好地理解病理生理过程可促进开发新的药物疗法,以减少或延迟手术治疗的需求。

四、治疗

(一)保守治疗

保守治疗方案包括卧床休息、不鼓励高危活动、颈椎外固定和注射。Kadanka 等使用了间歇性软质颈托、抗炎药以及避免高风险活动和环境。Sampath 等使用了止痛药(麻醉药物或非甾体药物)、类固醇,以及采取了卧床休息、家庭锻炼、颈椎牵引、颈部支具和各种注射(硬膜外、小关节、神经阻滞)等方式。Yoshimatsu 等人采用了颈椎牵引(每天 3~4 h)、颈椎矫形器固定、药物治疗、运动治疗和热疗。

(二)手术治疗

手术治疗策略包括前路、后路和联合前后路手术。如果怀疑脊髓受到动态损伤,手术应对脊髓进行减压并稳定颈椎。在决定手术方法时,外科医生必须考虑几个因素,包括患者压迫面积(腹侧与背侧)、矢状位曲线、神经根病或轴性疼痛的存在、年龄、合并症以及自己对每种手术的熟悉程度。

通过颈前路可以使用多种技术,包括单节段或多节段的椎间盘切除融合术和椎体次全切除术(或两者的混合),通常也要前路板固定和植骨融合。前部非融合技术包括颈椎间盘置换术和微创椎体次全切除融合术。这些技术旨在避免与融合相关的并发症,包括邻近节段疾病和颈椎曲度改变。当涉及的脊髓水平较低(局灶性疾病)、压迫更靠近腹侧时,以及在严重后凸的情况下,倾向于使用前路手术。

两种最常见的后路手术是椎管成形术和椎板切除融合术。虽然单纯椎板切除术在过去更常用,但椎板切除术后颈椎后凸(在没有融合的情况下)的证据不断增加。一般来说,后路减压手术更多地用于多节段疾病或主要是来自背部的脊髓压迫。

五、获益和风险

CSM 治疗方案的相对获益和风险在很大程度上取决于患者的 mJOA 状态、所选择的治疗方案以及患者的特定因素(例如年龄或合并症)。明确任何特定的 CSM 治疗所获得的真正益处或风险也很困难。因此这些患者的临床决策必须考虑到：①纵向(尽管为回顾性分析)临床研究的可用数据；②外科医生的专业知识和对单个患者的评估；③患者的偏好。

六、并发症预防

中度或重度 mJOA 评分的患者应接受手术治疗。医生应就已知的 CSM 自然史向无症状或轻度疾病患者介绍并提供保守治疗与手术干预的选择。在管理患者对手术的期望时，应明确手术干预的主要目标是防止神经功能状况的恶化，mJOA 评分的改善虽然可能，但并不能保证。当为接受手术的患者选择手术入路时，那些有严重后凸和/或腹侧疾病的椎管损害超过 50% 的患者可能会受益于前路，无论是单独前路还是前-后联合入路。

当 CSM 患者伴有畸形时，外科医生应考虑行站立位的全脊柱 X 光片检查，以评估颈部和脊柱的整体矢状面的关系。

七、结果与证据

CSM 治疗结果的证据主要集中在比较不同治疗手段在不同人群中的疗效上。

(一)保守治疗与手术治疗

Kadanka 等人在一项随机对照试验中跟踪了轻度 CSM 患者(mJOA 评分>12)，对保守治疗与手术(前路椎间盘切除融合术、后路椎体次全切除融合术或椎管成形术)治疗进行了为期 10 年的比较。比较他们的 mJOA 评分、定时 10 min 步行和 ADL 评分。在 10 年的随访期内，这些指标没有统计学上的显著差异，这表明对于轻度 CSM，手术治疗并不比保守治疗有效。对同一研究人群进行的另一项研究发现，年龄较大、身高较低、脊髓前后径较大、mJOA 评分较低的患者在 3 年后保守治疗效果更好；手术治疗有效者与 10 min 步行时间较慢和 mJOA 评分较低有关。这两项研究都有些不足，无法得出任何重要结论。

Sampath 等人的一项前瞻性研究比较了中重度 CSM 患者保守治疗和手术治疗 1 年随访的结果，发现手术对疼痛和功能状态的改善有统计学意义，但神经功能无改善。与基线相比，保守治疗患者的 ADL 能力显著变差，但神经症状无显著加重。结果表明，手术在治疗中重度 CSM 时可能更有效。Yoshimatsu 等人回顾性比较了 32 名手术治疗和 69 名保守治疗患者的结果。与选择保守治疗的患者(mJOA>12)相比，选择手术的患者症状更严重(mJOA 9.1)。78% 接受手术的患者在平均 29 个月的随访中 mJOA 评分有所改善，而保守者仅为 23%。这些结果再次表明，手术治疗可能优于保守治疗，但尚不清楚在哪些亚组(即 mJOA 分数)更有效。

(二)严格与非严格的保守治疗

在上述 Yoshimatsu 等人的研究中,作者进一步比较了不同保守治疗的效果。其中一组接受了"严格"治疗,包括 1 至 3 个月内每天持续 3~4 h 的颈椎牵引,在非牵引时间内使用颈椎外固定,以及在牵引期后继续进行药物治疗和热疗。"非严格"治疗者包括 12 名拒绝任何形式治疗的患者和 20 名治疗手段不明确的患者。在接受严格保守治疗的患者中,有38%的患者病情有所好转,而接受非严格治疗者中仅为 6%。这些结果表明,严格的保守治疗比非严格或不治疗有更好的疗效。但该结论受到研究设计选择偏倚的限制。

(三)前路手术与后路手术

颈脊髓减压手术是治疗 CSM 的有效方法,它可以阻止症状的发展,促进相当一部分患者康复。然而,目前尚不清楚哪种手术方法可以提供最有效的临床结果和最低的并发症发生率。这在一定程度上是由 CSM 患者体内多个变量的差异(脊髓前方与后方压迫、局灶性与广泛压迫等)以及手术技术的差异造成的。

Liu 等人总结了 11 项研究的结果,发现前路手术的 JOA 评分明显更高,表明前路手术的效率更高。然而亚组分析显示,在接受 3 节段或以上脊柱手术时,这种差异不再存在。两种术式对神经功能改善没有显著差异。前路手术的术后总并发症发生率较高,特别是与内固定相关的和与手术方法(假关节病、吞咽困难、食管瘘)相关的并发症发生率较高;而在后路手术中,术后 C5 神经根麻木、轴性疼痛和颈部后凸的发生率较高。这些并发症在多节段(3 个或更多)手术中发生得更频繁。与后路手术(0.9%)相比,前路的再手术率(8.1%)显著更高,而前路椎体次全切除术的失血量也显著更高。Luo 等人的另一项荟萃分析发现二者的 JOA 评分、恢复率和手术并发症的结果几乎相同。

因此,对于脊髓受压少于 3 个节段的患者,前路手术在改善术后神经功能方面更有效。另外,前路手术和后路椎管成形术的长期效果类似。而且,前路手术术后并发症和再手术发生率较高,尤其是在治疗 3 个或以上节段时。最后,后路椎管成形术有较高的术后轴性疼痛和后凸发生率,不应单独用于治疗术前后凸或不稳定的 CSM。

(四)椎管成形术与椎板切除融合术

在 CSM 的后路手术中,椎管成形术和带内固定的椎板切除融合术是最常用的术式。这些手术通常用于多节段颈椎病伴脊髓压迫的情况,并且这两种技术都通过扩大可用空间来减压。然而二者有相当大的差异。椎管成形术是一种非融合的技术,只切断一侧椎板,以另一侧为铰链,在保留骨椎板的同时扩大椎管,避免了与融合相关的并发症,并保留了颈椎运动,但在颈椎后凸和不稳定的情况下是不能采用的。椎板切除融合术包括完全切除椎板和相关韧带,以完全减压脊髓,以钉棒系统提供稳定性,避免椎板切除术后的颈椎后凸。目前尚不清楚哪种手术更安全有效。

Yoon 等人的研究发现两者对 mJOA 评分的长期变化的影响没有差异,发现两者对多节段脊髓受压的严重程度的改善无显著差异;两项研究都报告了治疗组之间程度的长期结果没有差异。椎板切除融合术的再手术率和感染率更高。研究还报告了神经功能恶化的发生率，椎管成形术的发生率为16%，而椎板切除融合术为0；椎板切除融合术的C5麻痹发生率高于椎管成形术。因此，没有足够的证据就这两种术式的不同安全性和有效性提出建议。

Fehlings等人的一项前瞻性多中心队列研究报告了266例接受椎管成形术($n = 100$)和椎板切除融合术($n = 166$)的结果。两种手术都能有效改善多节段退行性颈椎病患者的临床症状、功能状态和生活质量。在24个月的随访中，接受椎管成形术的患者在mJOA方面取得了比接受椎板切除融合术患者更大的改善；在对相关混杂因素进行调整后，这些差异并不显著。

总之，椎管成形术和椎板切除融合术似乎都能有效治疗多节段CSM患者。然而，没有足够的证据表明哪种手术在有效性或安全性方面具有整体优势。医生应根据每个患者的特点和个人专业知识选择最合适的手术。椎管成形术在不稳定的情况下是禁忌的，在这种情况下，应进行椎板切除融合术。

(五)前路椎间盘切除融合术与前路椎体次全切除融合术

治疗多节段CSM的前路手术技术包括多节段椎间盘切除融合术、椎体次全切除融合术以及两者的结合。椎间盘切除融合术的优势包括术中出血量少，矫形力大，以及能够实现节段固定。椎体次全切除融合术的优点包括可进行更彻底的减压，尤其是在椎体正后方压迫，以及更少的骨−移植物界面，融合机会更大。尽管如此，对于哪种手术能提供最安全、最有效的长期结果仍存在相当大的争论。与后路手术类似，许多研究试图比较各种前路技术的有效性和安全性。

1. 椎间盘切除融合术与椎体次全切除融合术

有研究比较了椎间盘切除融合术和椎体次全切除融合术之间颈椎功能障碍指数(NDI)评分的变化，两种手术术后都较术前有很大的改善。椎间盘切除融合术后JOA评分改善较次全切除大(这种差异仅在一项研究中具有统计学意义)。对于视觉模拟量表(VAS)评分，有研究支持椎间盘切除融合术，有的则报告二者几乎相同。椎间盘切除融合术对颈椎前凸的改善更佳。

2. 椎间盘切除融合术与椎间盘切除−椎体次全切除融合术

有研究比较了椎间盘切除融合术与椎间盘切除−椎体次全切除融合术的术前和术后NDI评分，发现椎间盘切除融合术后有更大的改善，术后JOA评分和颈椎前凸的改善更佳。

3. 椎体次全切除融合术与椎间盘切除−椎体次全切除融合术

在评估比较椎体次全切除融合术和混合手术的NDI评分变化时，有两项研究发现混合手术的效果更佳，而一项研究报告称单独进行椎体次全切除融合术有更大的改善。椎体次全切除融合术JOA评分有更大的改善。混合术后颈椎曲度改善更明显。

(六)多节段CSM前路手术的安全性

有研究报告了多节段CSM前路手术假关节的发生率，均发现椎间盘切除融合术的假关节发生率更高。对于C5麻痹的发生率，椎体次全切除融合术的发生率高于椎间盘切除融合术和混合手术。所有手术的感染率都很低。吞咽障碍的发生率在各种手术中没有统计学的显著差异。椎间盘切除融合术的吞咽困难发生率为 5.8% 至 11.6%，椎体次全切除融合术为 2.3% 至 20%，混合手术为 5.2% 至 9.7%。

总之，三种前路手术都显著改善了患者的临床结果和影像学。所有方法都是合理的，并发症风险可接受，适用于适合的患者。当病变主要位于椎间盘层面而非椎体层面时，建议行多节段椎间盘切除融合术而不是椎体次全切除融合术或混合手术。而当压迫位于椎体后方时，建议使用椎间盘切除-椎体次全切除融合术，而不是进行多节段椎体次全切除融合术。

八、结论

脊髓型颈椎病是一种复杂而又后果严重的疾病。它是造成老年人脊髓功能障碍的主要原因。在 65 岁以上的患者中，颈椎退行性病变几乎无处不在，但只有一小部分患者会出现脊髓功能障碍。CSM 通常是一个渐进的过程，随着时间的推移，颈椎会发生反复的静态、动态和组织病理学变化，但我们仍然未完全了解哪些患者会出现神经功能下降。CSM 的治疗旨在阻止脊髓功能障碍的发展，包括手术和非手术治疗。在临床决策过程中，应根据每个病例量身定制治疗方案，考虑患者脊髓压迫的程度和位置、疾病严重程度（即 mJOA 评分）和医生/患者的偏好。一般来说，无症状或轻度 CSM 的患者可以非手术治疗，因为其中一部分患者的神经功能不会下降，有些甚至会好转；中度至重度 CSM 患者通常应接受手术治疗，以阻止疾病进程，并为神经功能的改善提供最佳机会。手术可以通过前路、后路进行，也可以结合两者进行。前路手术包括前路椎间盘切除融合术（ACDF）、全椎间盘置换术、前路椎体次全切除融合术和混合手术。后路手术包括椎板切除术，以及椎管成形术或结合内固定的融合术。前后联合手术虽然并发症发生率最高，但仍是治疗严重多节段颈脊髓压迫或严重颈部畸形的理想选择。

（邝磊）

第二节　颈椎畸形

颈椎畸形是老龄化人群常见的病理现象。颈椎中的各种结构对整体稳定性有重要影响。无论是由于退行性疾病、炎症还是医源性原因，颈椎畸形都会导致疼痛和/或神经功能损害，并限制功能状态和降低与健康相关的生活质量。通过临床检查和影像学评估准确诊断有症状的颈椎畸形对于指导手术决策至关重要。临床评估的目的是确定患者症状的来源，并确定是否需要手术治疗。在保守治疗失败后，手术是缓解症状和阻止疾病进展的一种选择。手术的目标应该基于患者的特定症状，如神经根、脊髓受压、颈部疼痛或由畸形导致的功能障碍。术前应仔细评估 X 线，因为颈椎前凸的恢复已被证明可以预测术后结果。可以根据病理部位、疾病程度和需要矫正的角度进行前路、后路或前后联合入路手术。然而，联合入路在提供更多畸形矫正的同时，并发症发生率也更高。在选择颈椎畸形手术治疗时,必须始终与患者讨论风险和获益。

一、流行病学

颈椎病是颈椎退变后的一种极为常见的疾病。然而,颈椎畸形在普通人群中的患病率还不太为人所知。最近的一项研究表明,53%先前诊断为退行性胸腰椎畸形的患者存在颈椎畸形,但有临床症状的患者不多。临床上有症状的颈椎畸形的患病率尚不清楚。在脊柱老化的背景下,治疗颈椎畸形是非常有挑战性的。其可以是由退行性疾病、炎症或者后路手术导致,可引起疼痛和/或神经功能障碍,从而限制颈椎的功能和降低患者的健康相关生活质量(HRQOL)。

二、生物力学

颈椎容纳脊髓及其发出的神经根,保护椎动脉进入颅底。头部作为轴向载荷,通过颈椎产生弯曲力矩,形成颈椎生理性前凸。颈椎的骨骼、肌肉组织和韧带结构为头部提供支具。研究表明,如果没有这些结构,颈椎仅能支具现在头部重量的1/5。颈椎畸形患者由于其前凸的曲度异常,会导致颈椎上的负荷力增加,椎旁肌肉组织应力增大,导致渐进畸形的恶性循环。

解剖学研究表明,颈椎小关节及其关节囊对颈椎的整体稳定性有重要作用。它们的方位在冠状面的活动约为45°,在矢状面约为80°,使颈椎屈曲和伸展时有很大的运动范围,但同时限制了平移和侧向屈曲。手术切除50%或更多的小关节将导致矢状面不稳定。多节段颈椎椎板切除术因为切除了后部骨质和韧带,术后屈曲-伸展运动显著增加,减压后的颈椎接受小关节固定术后,运动减少了80%,进一步说明了小关节的稳定作用。

颈椎的韧带结构还提供额外的稳定性和抵抗力,有助于维持颈椎的姿势和功能。前纵韧带(ALL)和后纵韧带(PLL)分别从C2向下延伸到骶骨,并延伸到椎体的纤维环。与ALL不同,PLL在椎体上变窄,在椎间盘间隙变宽,所以ALL的强度是PLL的两倍。黄韧带在基线处有一定的应变,因此在颈部伸展过程中不会弯曲或对脊髓产生压迫。头部的重量在颈椎的前部产生压缩力,在后部产生拉力。椎体和椎间盘传递约35%的总载荷,而后部结构包括椎弓根、小关节、椎板、棘突和后韧带结构,传递约65%的载荷。相反,在腰椎中,前方结构传递约80%的载荷。这可归因于颈椎和腰椎的不同功能。颈椎需要在后方承受大量的力,以提供灵活性和功能性的运动范围。随着颈椎后部结构受损,前部结构被迫承担越来越多的负荷,对椎旁肌肉组织造成应力,导致渐进畸形的恶性循环。

三、病因与病理生理

颈椎畸形通常是由医源性原因引起的。矢状面后凸主要发生在未融合的椎板减压切除术后。椎板减压切除术切除了棘突间韧带和椎板,小关节也受到破坏,最终结果是失去稳定性,前部结构的负荷增加。为保持头部的直立位置和脊柱的整体平衡,颈椎后方的椎旁肌的承载应力也会增加，导致持续收缩，出现颈部疼痛、僵硬和疲劳的症状。后凸也会使脊髓张力增加而导致脊髓损害。由于颈神经根和齿状韧带相对固定，脊髓被束缚。最终脊髓受压，髓内压升高，导致神经元损伤和血液供应受限。

医源性颈椎后凸畸形并不仅限于后路手术。当前路手术未能恢复适当的颈椎前凸，或者假关节形成时，也可以出现后凸畸形，导致前部结构承重力增加。

退行性疾病本身也可能导致颈椎畸形。当椎间盘髓核变干并失去弹性时，椎间盘上的应力分布会发生变化。椎间盘纤维环承重更多，椎间盘总高度降低，突入椎管造成脊髓和/或神经根受压。后纵韧带（PLL）由于和椎体相连，也可能突入椎管内。这些变化将导致进行性后凸畸形、PLL 松弛和颈椎整体失衡。

全身炎症性疾病如类风湿性关节炎（RA）和强直性脊柱炎（AS），也可导致特定类型的颈椎畸形。结缔组织的自身免疫破坏导致韧带损伤和骨质破坏。枕骨-C1 和 C1-C2 关节的滑膜细胞受到破坏，可能导致寰枢椎半脱位、不稳定或齿状突移位。对于 AS，慢性炎症会导致韧带骨化、桥接骨赘、关节硬化以及整个脊柱骨融合形成，通常导致腰痛、腰椎前凸丧失和骶髂关节融合。此外，AS 患者的疾病进展会影响整体脊柱排列和颈椎矢状面平衡，导致颈椎前凸的丧失，从而导致下巴贴紧胸部和水平凝视的丧失。

此外，不太常见的病因包括外伤、肿瘤和感染。颈椎畸形也可出现在冠状面，通常与几种先天性疾病有关，如儿童中常见的先天性脊柱侧弯和神经肌肉疾病。

四、患者评估

(一)临床评估

临床评估的目的是要确定患者症状的病因和最佳治疗策略，如果需要手术，还需确定矫形部位和程度。病史和体格检查对于指导临床决策是至关重要的。鉴于颈椎畸形手术治疗的复杂性，术前应充分评估患者的合并症，包括吸烟、糖尿病和慢性非甾体抗炎药（NSAID）使用史，并可能需要改变患者的生活习惯和/或治疗合并症。此外，应特别注意每位患者的骨骼健康，并对骨质疏松症或骨质减少进行适当的治疗。

患者可能会有各种主诉，如颈部疼痛、上肢和下肢疼痛无力、吞咽困难、无法保持水平凝视，严重时还会出现呼吸系统损害。获得详细的疼痛史对于作出准确的临床诊断至关重要。需确定疼痛是否为机械性，即在运动中反复出现，但在休息时可缓解。疼痛也可能是由肩胛间、胸部和腰部的棘旁肌肉组织劳损而造成。必须评估颈椎主动和被动的活动范围，以确定患者畸形是否僵硬。在胸腰椎或髋关节疾病造成的整体脊柱畸形中，颈椎畸形可能是一种代偿机制，因此需要进行彻底的临床评估，以避免不必要的手术。直立时存在畸形，但仰卧时能矫正的患者，需要评估各种不适合手术的神经肌肉疾病，如肌萎缩侧索硬化症（ALS）、帕金森病或肌病。此类评估应包括肌电图（EMG）或神经传导（NCS），确诊后应转诊至神经内科和康复科治疗。另外，评估应包括全面的神经学检查，以评估脊髓病、神经根症状或神经功能缺陷的存在，这可能会影响手术目标。由于脊髓受到最大的张力，脊柱后凸畸形的顶点发生脊髓压迫的风险最大。

(二)影像学评估

畸形的影像学评估对治疗计划的确定非常重要。应拍站立位的正侧位和屈伸位 X 线片，以及可显示整个脊柱的正侧位片，这样有助于评估畸形是否僵硬，并可以观察局部和整体的脊柱排列。在拍脊柱全长片时，患者应完全伸展膝盖，并将手放在自己的锁骨上窝，不应把手放在机器的支具上，以获得准确的脊柱矢状面曲线。

目前已有多个影像学指标用于衡量颈椎的平衡。这些指标对手术计划至关重要，因为它们已被证明可以预测患者的 HRQOL 和并发症。上颈椎的 Cobb 角是 C1 前后弓连线和 C2 下终板的夹角，通常意义上的颈椎前凸指的是 C2 下终板和 C7 下终板的夹角，在术中医生常常将其与术前的颈椎前凸进行比较，以确定已获得足够的畸形矫正。反映脊柱整体矢状排列的指标是颈矢状位垂直轴(SVA)，指的是 S1 的后上角到 C7 中心铅垂线的距离，或者是 C2 中心铅垂线到股骨头中心的距离。颈矢状位垂直轴(SVA)指的是 C2 中心铅垂线到 C7 椎体后上角的距离。该指标也可以预测接受多节段颈椎融合手术的患者的术后结果。大量研究表明，HRQOL 指标与这两个 SVA 存在相关性。

T1 斜率(T1S)定义为 T1 上终板和水平线之间的角度，有助于了解保持颈椎矢状平衡所需的颈椎前凸程度。颌眉垂直角(CBVA)是眉间和下巴最前点的连线与垂直线之间的角度，是衡量颈部畸形的指标，在患者失去水平凝视时很有用。改善 CBVA 和恢复水平凝视已经被证明能改善患者的步态和日常生活活动。

计算机断层扫描(CT)用于评估小关节的骨质量、骨赘、椎间融合或强直情况，以确定是否需要进行截骨、在哪个部位截骨以及确定钉子的尺寸。许多出现后凸畸形的患者都有颈椎手术史，在这种情况下，薄层 CT 可以帮助评估先前的融合。磁共振成像(MRI)在评估神经结构的压迫(如脊髓损伤/肿胀、软组织压迫和是否存在空洞)方面很有价值。无法接受 MRI 检查的患者可能需要进行 CT 骨髓造影检查。根据畸形程度和所涉及的范围，计算机断层扫描血管造影术(CTA)或磁共振血管造影术(MRA)可能有助于评估椎动脉和其他异常血管的走行，帮助制订手术计划。

五、治疗

一般来说，在考虑手术干预之前应尝试保守治疗，包括非甾体抗炎药、肌肉松弛剂、激素注射、支具和物理治疗。颈椎牵引可以单独用于矫正畸形，也可以作为术前辅助治疗。如果畸形在牵引 5 天后没有减轻，就不太可能进一步减轻。肌肉松弛剂和镇静剂应与牵引配合使用。

当患者出现神经系统损害、颈椎不稳定，导致严重的机械性颈痛、身体畸形、行走困难、失去水平凝视、吞咽困难或呼吸功能障碍时，会对 HRQOL 产生不利影响，通常应考虑手术。

术前采用屈伸位 X 线片评估畸形的柔韧性是很重要的。单纯前路或后路手术都可以矫正非僵硬的畸形。但如果畸形僵硬或存在小关节强直，则可能需要联合前后路手术。

后凸的程度和质量也会影响手术计划，局灶性后凸畸形更适合采用前路，而较长节段的后凸可能需要后路手术。畸形的病因是进行入路选择的重要考虑因素。如果脊髓前方的压迫较重，前路可以直接减压，并在减压的同时获得畸形的松解。前路手术可以在牵引的辅助下，通过多节段椎间隙的松解和放置前凸形状的融合器矫正畸形，然后通过塑形钢板和使用三点弯曲法将中间的椎体拉到钢板上，以获得进一步的脊柱前凸。与联合入路相比，前路可降低并发症的发生率和病死率，但这种入路的矫形能力毕竟有限。

单纯后部矫形在颈椎畸形非僵硬时是有用的，矢状面失衡是由后韧带结构不足所致，可以通过较长节段的后部融合进行矫正。很多医生在进行颈椎病的后路多节段椎板切除后附加了颈椎内固定，就是为了防止由韧带和椎板切除而导致额矢状面畸形。

对于小关节强直或僵硬的畸形病例，前后联合入路是必要的。这种方法对 AS 患者经常采用。一般来说，首先完成小关节的松解和截骨，之后再进行前路松解、椎间盘切除术和植骨融合，最后再从后方行内固定，对畸形进行进一步的矫形。由于手术较大，这可以分期进行，在每次手术之间予以牵引。

有些后凸角度比较大的畸形还需要进行截骨。如果需要矫正的程度小于 30°，可以行后柱截骨术（小关节切除术）。由于需要多节段的后柱截骨才能矫正较大的畸形，假关节的风险略有增加。后柱截骨术需要一个灵活的前柱来完成后方的闭合，这需要椎间盘存在一定的运动。在畸形僵硬的情况下，需要前路松解后才能实现。后柱截骨时，应使用高速磨钻磨除侧块下缘直至见到神经根。必须完全切除侧块特别是其外侧缘，否则残留的骨会影响截骨闭合。在所有计划的切除完成后，通过调整三点式头架将颈部调整至所需位置并进行 X 线透视以确保达到所需的角度。

对于较大角度的畸形，可以使用经椎弓根截骨术（PSO）。PSO 可以获得高达 30°的畸形矫正而无须进行前路手术。PSO 是经过脊柱三柱的截骨，为避免截骨闭合时压迫颈椎神经根，通常在下颈椎或上胸段进行。PSO 的缺点是技术要求高，并且会增加围手术期并发症。截骨术的术中失血量通常比较高，术前需要对患者的合并疾病进行仔细评估，避免失血给全身带来的不利影响。

多节段融合通常不应把固定终止在颈胸交界处（CTJ）。CTJ，通常指 C7 和 T1，是颈椎前凸和胸椎后凸之间的过渡区，承受可活动的颈椎和相对固定的胸椎之间的高机械应力。这些力学特性将导致内固定失败和翻修风险的增加。因此应至少固定到 T1 水平。颈椎和胸椎通常分别使用侧块螺钉和椎弓根螺钉。在颈椎中使用椎弓根螺钉尽管增加了难度和损伤神经血管结构的风险，但因为矫形力比侧块螺钉大，也有一定的好处。

畸形手术中经常使用多模式术中神经电生理监测。使用运动诱发电位（MEP，间歇性记录从皮质脊髓束发出的电位）和体感诱发电位（SSEP，连续记录从脊髓后束发出的电位）。术中通过 MEP 的变化可以及时发现脊髓的损害。然而，神经监测的变化应该结合其前后的变化进行分析。研究尚未可靠地表明术中神经电生理监测的使用对安全性或结果有任何影响。此外，因为可能会产生误导，应避免单独使用 SSEP。研究表明，即使手术过程中 SSEP 完全正常，患者术后也可能出现明显的神经功能损害。评估神经电生理监测变化的黄金标准是唤醒测试；然而，由于这些手术的复杂性，患者又往往处于俯卧位，使用唤醒测试需要时间充足和经验丰富的麻醉师，并不总是最佳的选择。

畸形手术的过程中需要反复进行 X 线透视以指导术中调整。在颈椎畸形手术中，麻醉注意事项也很多，最好与一支经验丰富、具有脊柱麻醉专业知识的麻醉团队合作。根据脊髓病的严重程度或颈椎的稳定性，可能需要清醒插管。术中需要维持平均动脉压，以维持脊髓的灌注。手术医生、麻醉医生和护理团队应在术前充分讨论。

六、并发症预防

与所有脊柱手术相比，畸形矫正手术的并发症发生率更高，这是因为暴露更广泛、手术时间更长，而既往手术史使其变得更加复杂。总的来说，畸形患者的并发症发生率为25%（3.1%至44.4%），其中13.5%为神经系统并发症。

总的来说，后凸矫正的程度越高，并发症的发生率越高。单纯前路入路的并发症发生率较低（据报道为22%~33%），主要为暴露相关的并发症，如气管损伤、食管损伤、内植入物移位/失败、椎动脉损伤、吞咽困难和声带麻痹。单纯后路手术有发生术后 C5 麻痹的风险（约9.5%）。其他并发症包括血肿、硬膜撕裂和假关节。由于肌肉剥离量较大，后路术后也会引起更多的轴性疼痛。前后联合入路在提供更多畸形矫正的同时，并发症发生率也更高，文献报道的并发症发生率为32%~44.4%。

七、结果与证据

研究表明，颈椎前凸和整体矢状面曲线的恢复与患者术后疼痛、神经症状和 HRQOL 评分的改善存在相关性。尽管文献中没有评估颈椎畸形手术的随机对照试验，但一些回顾性分析提供了一些关于结果的证据。Simmons 等人的研究报道，恢复 AS 患者水平凝视可使患者的手术满意度增加。Grosso 等人研究了后凸矫正程度和神经功能改善之间的关系，前路和后路手术之间没有差异，通过手术畸形矫正，两者在疼痛和脊髓病评分方面都有显著改善。

单纯前路可以矫正脊柱前凸至9°~32°，在3年的随访时损失约2°。单纯后路的手术则矫正脊柱前凸至6.5°至54°，可以矫正 CBVA 达35°~52°，PSO 的平均 CBVA 校正为37°。

由于大型颈椎畸形手术的手术量很小，患者的适应证、病因、术前角度和合并症各有不同，因此当样本组很小且变异很大时，很难得出哪种手术更优的合理结论。

八、小结

颈椎后路手术、退行性疾病、全身炎症性疾病都可能导致颈椎畸形。矢状面的后凸畸形不仅会导致颈椎前部和后部的生物力学改变，还会造成一个渐进畸形的恶性循环。术前对脊柱的影像学进行全面评估至关重要，因为颈椎矢状位失衡、T1S 增加和后凸等指标与邻近节段疾病、患者残疾和较差的 HRQOL 相关。确定颈部畸形是否僵硬对于确定手术入路也很重要。在非僵硬的情况下，可以考虑采用单纯前路或后路。当面对小关节强直的僵硬畸形时，通常需要使用前后联合入路。颈椎畸形手术风险很大，除了术中使用必要的神经电生理监测和 X 线透视外，还需要对患者进行彻底的术前神经功能评估。这种手术对患者的疼痛、神经功能和整体 HRQOL 都有显著影响，随着人口老龄化的持续加重，患病率只会越来越高。

（邝磊）

第三节　颈椎骨折

工业化国家的人口老龄化正在迅速加剧。预计与年龄相关的健康问题也将越发明显。由于骨骼质量下降，预计到 2025 年，与年龄相关的骨折可能会增加 50%。由于他们的脊柱已经存在与年龄相关的冠状面和正矢状面失衡，增加了颈椎骨折的风险。由于合并症相关的固有风险，颈椎骨折，特别是 Ⅱ 型齿状突骨折的针对老年人的治疗方案一直存在争议。气道并发症尤其令人担忧。一般来说，老年性颈椎骨折的生存结果受到年龄、损伤、严重程度和神经系统缺陷的影响。对于 Ⅱ 型齿状突骨折，手术治疗通常比非手术治疗具有更好的融合率，对 65 至 80 岁的患者也具有成本效益。有必要进行进一步的研究，以确定这种益处是否会延伸到 80 岁以上的老年人中。

一、流行病学

预计工业化国家人口老龄化将呈指数增长。2014 年美国人口年龄>65 岁的约为总人口的 15%，预计到 2030 年达到 25%。

由于高龄与骨矿物质密度差和跌倒倾向之间的关系，预计医疗需求增加的一个原因是脊柱老化的骨折。这一人群的原地跌倒风险特别高，并且与年龄增长相关。跌倒的频率随着年龄的增长而增加，年发病率从 65 岁以上的 30% 增加到 80 岁以上的 50%。预测 2005 年至 2025 年骨折率增加 50%。老年患者颈椎骨折数量比例与年轻患者不一样，其中 C1 和 C2 骨折的发病率较高。这可能与多种因素有关，如跌倒时头部和颈部过度伸展损伤。

随着脊柱骨折发病率的增加，治疗费用也相应增加。目前，美国每年颈椎骨折治疗的费用据报道为 140 亿美元，仅 C2 骨折的住院费用就超过 15 亿美元。由于复杂的合并症，生理储备减少，脆弱性增加和独特的社会心理需求等明显挑战，老年人骨折对医疗系统的需求不断增加。

二、病理生理学

与多见于年轻人的高能量损伤相比，老年患者颈椎骨折更多地是因为低能量的跌倒。年龄的增长与退行性脊柱后凸畸形有关，尤其是 80 岁以上的患者。由于退行性脊柱改变导致多节段椎间盘高度的损失，颈椎出现后凸畸形，脊柱前倾增大。这种下颈椎的后凸可能会导致上颈椎的代偿性前凸加大。此外，老年患者，特别是绝经后的妇女整个脊柱的骨质疏松和关节炎变化导致骨骼脆弱、脊柱柔韧性降低，使患者容易因低能量创伤而出现骨折。大约有40%的65岁以上的Ⅱ型齿状突骨折患者有脊柱畸形，其中60%有骨折移位。老年人反应慢，加上存在平衡受损、共济失调和步态不稳定，会进一步增加跌倒的风险。这些因素最终导致上颈椎骨折的高发生率。

三、常见损伤类型

在65岁以上的人群中，C1骨折占颈椎骨折的27%。它们被分为单弓（Ⅰ型）、爆裂性骨折（Ⅱ型，又名Jefferson骨折）和侧块骨折（Ⅲ型）。Jefferson骨折通常来自轴向载荷，有四处骨折，也可以是两处或三处。C1骨折可能导致横韧带断裂，出现寰枢椎不稳。

C2骨折占老年颈椎骨折的54%。Hangman骨折被定义为经关节部分和/或C2椎弓根的双侧骨折。这些骨折通常是由高能量损伤时的过度伸展和轴向负荷所致，因此在年轻个体中更常见。

C2齿状突骨折是70岁以上人群最常见的上颈椎骨折（89%的颈椎骨折）。屈曲是最常见的损伤机制，随后是寰枢椎前脱位。Anderson和D'Alonzi通过顶端部分（Ⅰ型）、颈部底部（Ⅱ型）和C2体（Ⅲ型）对这些骨折进行分类。通过确定骨折线是否涉及C2上切面，可以进一步从Ⅱ型骨折中区分出Ⅲ型骨折。Grauer等人提出将Ⅱ型骨折分为非移位（ⅡA）、前下移位（ⅡB）、后上移位（ⅡC）骨折，可用于手术计划。Ⅱ型骨折最常见，发生率随着年龄的增长而增加，并且每年的比例也在增加。Ⅱ型骨折通常表现为愈合不良。Ⅰ型和Ⅲ型骨折通常可以非手术治疗。但是Ⅰ型骨折如果伴有明显的枕骨顶端和/或翼韧带附着点损伤，则可能导致寰枕不稳定。

不伴随C1或C2骨折的下颈椎（C3-C7）骨折仅占老年颈椎骨折的19%。这些损伤包括轴向负荷导致的爆裂或压缩性骨折，也有更复杂的骨折和/或小关节脱位。不常见的损伤模式包括Clay-shoveler骨折（棘突撕脱）和泪滴骨折（严重的前屈椎体骨折和后韧带断裂）。

四、治疗原则

保守治疗包括佩戴各种外部固定，包括颈托和头环背心。颈托可以是柔软的或硬质的。颈托通常不能固定上颈椎，而硬质颈托通常能稳定下颈椎。头环背心可通过4个杆柱把头部和躯干背心固定起来。头环背心最适合固定上、下颈椎，可以减少颈椎的弯曲、伸展和旋转，但当患者直立时就无法起到牵引作用。对于具有显著位移或角度的某些骨折，在固定之前可能需要牵引闭合复位。

手术治疗通过钉-板或钉棒系统将颈椎固定起来，提供即时的稳定。术中复位操作有利于改善脊柱的序列和骨愈合。必要时，脊髓减压也可以在手术稳定时通过前路和/或后路（例如椎板切除术、椎间盘切除术/椎体切除术）进行。齿状突骨折通常会导致寰枢椎不稳。Ⅱ型骨折保守治疗容易失败，应考虑手术治疗。

齿状突骨折的手术通过后路或前路进行。C1-C2融合术后脊柱固定可通过C1-C2钢丝、C1-C2 经关节螺钉固定或 C1-C2 钉棒系统固定。Brooks 法使用从 C1 和 C2 椎板下方穿双线的钢丝,用于固定 C1-C2 椎板和髂骨。Gallie 法使用"H"形植骨,其钢丝穿过 C1 的椎板下方,穿过 C2 的棘突,拧紧钢丝以固定植骨块。Sonntag 法类似于 Gallie 法,钢丝仅在 C1 椎板下方通过并环绕 C2 棘突。Gallie 和 Sonntag 法都只需要将钢丝穿过 C1 椎板下方,而 Brooks 法则需同时穿过 C1 和 C2 的椎板下方。单独的后路钢丝固定失败率相对较高,现已被 C1-C2 经关节螺钉和 C1-C2 钉棒固定所取代。然而,后路钢丝固定仍是一种重要的方法,可以为后路螺钉固定提供额外的稳定性,是将骨移植物结合到融合结构中的有效方法。

C1-C2 经关节螺钉固定有优异的生物力学性能,能提高植骨融合率。手术时利用螺钉穿过 C2 的峡部,穿过 C1-C2 关节,然后进入 C1 的侧块。虽然这种技术能提供 C1 和 C2 的即时稳定,但因为螺钉在 C2 孔横向孔附近穿行,可能导致椎动脉损伤。当存在高位椎动脉骑行时,需要修改螺钉的轨迹,有时甚至不能进行螺钉置入。因此,在考虑行 C1-C2 经关节螺钉固定前,必须参照多平面 CT 图像制订术前计划,以评估螺钉路径的安全。此外,术中导航对于特别具有挑战性的螺钉置入是一种有用的辅助手段。

C1-C2 螺钉固定是脊柱后路稳定的另一种方法,与 C1-C2 经关节螺钉固定具有同等的生物力学固定作用。C1 侧块螺钉可通过固定棒连接 C2 椎弓根或椎板螺钉。C2 椎弓根螺钉穿过 C2 椎弓根进入椎体,通过双皮质技术提供牢靠稳定。因为 C2 椎弓根螺钉穿过峡部,它们与 C1-C2 经关节螺钉具有相同的椎动脉损伤风险。C2 峡部螺钉可不通过横向孔,避免了潜在的椎动脉损伤风险。C2 椎板内螺钉直接穿过椎板的松质骨通道,也可降低椎动脉损伤的风险。然而,它需要完整的 C2 椎板(即不能在减压时切除椎板)。齿状突骨折的后路手术治疗由于需要稳定 C1-C2,最终导致头部轴向旋转明显丧失。

前路手术使用螺钉直接穿过齿状突的骨折线获得稳定,从而保留了 C1-C2 的运动。术中需要通过 C2 前下钻导孔并穿过齿状突到达其顶点,然后扩孔并放置拉力螺钉以将碎片固定到齿状突的体部上。老年人可以放置两个螺钉以防止单个螺钉旋转造成的不稳定。前路齿状螺钉固定效果取决于骨折的愈合,因此,损伤后超过 6 个月的慢性骨折可能会出现骨不连。此外,前路螺钉固定只适用于非移位、对齐良好的骨折,受骨折形态和患者胸腔大小的限制。最后,骨质疏松症患者还有骨愈合不良和螺钉松动的风险。因此,在考虑行前路齿状突螺钉固定之前,应仔细评估患者。

五、风险与获益

老年患者戴头环背心后由于正常的胸壁运动受到限制,吞咽、呼吸功能和运动受限。头环背心的并发症包括误吸、肺炎、颅针部位感染、硬脑膜损伤、压疮以及罕见的颅内脓肿等。硬质颈托可以避免这些风险,但对活动限制要求高,依从性差的患者还是应该首选头环背心,通过更密的随访间隔来减少并发症。尽管颈托的并发症比头环背心少,但卫生条件差和压力大等也可能导致皮肤破裂和溃疡。

手术治疗具有出血、感染、麻醉并发症、神经或血管损伤、内植入物故障(例如螺钉断裂或松动)和假关节的风险。另外,不同手术方法也有其特定的额外风险。钢丝固定可能会损伤神经,特别是在椎管狭窄的情况下。如前所述,C1-C2 经关节螺钉可引起椎动脉损伤,具有潜在脑干中风的风险。过长或错位的侧块或椎弓根螺钉有可能损伤颈内动脉或椎动脉、舌下神经和脊髓。对于前路齿状突螺钉固定,存在食管或咽穿孔和/或气道并发症的风险。此外,老年患者因软组织回缩而导致吞咽困难和吸入性肺炎的风险增加。此外,还应考虑到诸如合并症、脆弱和功能状态等个体因素,以权衡手术安全性。

六、并发症预防

无论是非手术还是手术,老年人群的临床决策往往面临着多种复合因素的挑战,包括生理储备较差、卧床休息时间延长、骨密度低、恢复能力下降和合并症等。对于手术患者,术前治疗合并症对降低围手术期并发症的风险至关重要。改善术前的活动状态、营养、血糖和骨密度可能会降低不良事件出现的可能性。仔细注意螺钉的放置对于骨质疏松症患者至关重要。此外,骨质疏松症患者可能需要在围手术期使用药物来增强早期融合。手术或外固定后需充足的口服营养摄入,这对于减少肺炎、尿路感染、深静脉血栓形成和肺栓塞的风险至关重要。出院后密切随访对于确定潜在的寰枢椎不稳、骨折不愈合、脊柱植入物松动和外固定相关并发症是必要的。

另一个考虑因素是谨慎地对整体临床和功能结果进行预期。如果患者有慢性危及生命的疾病,需要别人照顾其生活,应充分告知患者,使其正确选择积极的手术治疗和/或姑息治疗。在某些情况下,对老年创伤患者的适当治疗可能是让其获得缓解而非治愈和/或延长生命。

七、结果与证据

总体而言,跌倒个体存活率与年龄增长呈显著的负相关。高龄跌倒的死亡率较高,与合并症增加、虚弱和功能储备有限有关。此外,随着年龄的增长,老年患者出院后能回到家庭的比例也随之下降,更多的老年患者被送往康复机构。

对于老年人颈椎骨折,影响生存的最重要因素是损伤严重程度和神经功能缺损程度。高龄患者上颈椎骨折容易导致呼吸衰竭。由于神经功能受损、呼吸减弱、长时间固定以及全身麻醉和止痛药物对呼吸系统的抑制,老年颈椎骨折患者特别容易咳出分泌物和误吸。

最近一项前瞻性研究对老年 Ⅱ 型齿状突骨折的疗效进行了评价,与非手术治疗相比,手术治疗显示出总体生存优势。非手术治疗的患者 NDI 得分比接受手术的患者低。手术和保守治疗患者的并发症发生率无显著差异,前路与后路手术死亡率和并发症发生率无统计学差异。但应注意的是,由于适应证不同,这些研究可能存在选择偏倚。此外,对于年龄超过 80 岁的患者,手术治疗缺乏益处,并发症发生率和病死率增加 2 倍和 3 倍,这可能是由于气道困难并发症。在评估总体成本效益时,Ⅱ 型齿状突骨折的手术治疗对于 65~74 岁和 75~84 岁患者的质量调整生命年(QALY)比非手术治疗增加了 1.2 万美元和 4 万美元。84 岁以上手术患者的 QALY 比非手术治疗患者低。因此,可以认为手术治疗对于 84 岁以上患者才具有成本效益。

在骨折愈合方面，非手术治疗骨折不愈合的发生率相对较高，从22%到65%不等。影响骨折不愈合的因素包括年龄>60岁，骨折后移位，骨折角度>10°，诊断/治疗延迟>3周，粉碎性骨折。当比较头环背心和硬质颈托时，总体骨折愈合率似乎没有差异。然而，与非头环背心治疗（即硬质颈托或手术）相比，头环背心与死亡率显著增加和并发症发生率相关。不愈合有四种类型：1型为稳定的解剖不愈合；2型为稳定移位但不愈合；3型为移位不愈合；4型为创伤后齿状突不连。解剖学上稳定的骨不连的治疗包括持续外固定和药物治疗以促进骨愈合。有症状的骨不连的治疗选择包括长时间的外部固定和手术治疗。最近的研究表明，特立帕肽治疗可能是无法接受手术而行外部固定失败患者的合理选择。

八、结论

展望未来，随着老年人口的增长，这一人群的医疗需求随之增加，其中颈椎骨折可能会变得更加普遍。鉴于该人群的生理储备减少和慢性合并症，最佳治疗策略仍然具有挑战性。目前的证据表明，与保守治疗相比，Ⅱ型齿状突骨折的手术治疗可以更好地改善骨折的稳定性。此外，手术治疗似乎比非手术治疗更具成本效益，尽管这些益处似乎仅限于那些年龄小于80岁的个体。使用硬质颈托进行保守治疗也是一种合理的治疗选择，尽管它不太可能实现牢固的骨融合。在考虑老年患者的治疗策略时，必须特别注意确定这一人群的具体需求。认真跟进治疗后的并发症至关重要。

（邝磊）

第四节　胸椎与胸腰交界处骨折

胸腰椎是老年人常见的骨折部位。目前已有多种分类系统用于指导手术决策。最常用的方法是把骨折分为压缩性骨折、爆裂性骨折、屈曲性骨折和骨折脱位。对于大多数没有神经功能缺损的稳定骨折，建议采用镇痛药、支具和物理治疗等进行保守治疗。手术减压和稳定通常适用于伴有神经功能缺损、进行性脊柱塌陷、畸形和/或持续疼痛的骨折。对于老龄人口，还需考虑到合并症和骨质疏松症的影响。

一、流行病学

胸腰椎是人体脊柱最长的部分，也是骨折的常见部位，尤其是对于老龄化人群。骨质疏松症是影响老年人并使老年人易患骨折的主要疾病之一。对于这些患者来说，考虑到其骨密度低，任何类型的骨折都可能比预期更严重。

据估计，全世界有1亿多人患有骨质疏松症。在美国，每年约有70万例骨质疏松性椎体压缩性骨折发生，其中7万例需要住院治疗，平均住院时间为8天。爆裂性骨折是胸腰椎第二常见的损伤，仅次于压缩性骨折，在美国每年约有25000例。在严重创伤的情况下，胸腰椎骨折通常合并其他脊柱和四肢骨折，有时还合并内脏损伤。胸腰椎骨折的后遗症包括疼痛、畸形和神经功能丧失。治疗的目的是减轻疼痛，预防或逆转神经功能缺损，防止畸形。

二、生物力学

胸椎和腰椎由胸椎 T1-T12 和腰椎 L1-L5 组成。与活动性更强的腰椎相比，胸椎与肋骨和胸骨形成了一个刚性单元。胸腰椎交界处 T10-L2 代表胸椎后凸和腰椎前凸之间的过渡。静止的胸椎与相对更灵活的腰椎并置，在创伤过程中受力增加。胸腰椎骨折通常与高能量情况有关，如机动车事故、跌倒、运动损伤和暴力，可能合并肺气肿、肋骨和长骨骨折，以及肺部、心脏和内脏器官的穿透性损伤。排除其他器官系统的内脏损伤对于评估这些患者至关重要，尤其是在计划手术干预的情况下。

老年人骨质疏松症很常见，尤其是女性。目前建议对所有 65 岁以上的人进行筛查。

骨质疏松症可以通过骨密度测试来评估，但这种测试通常不是任何创伤评估的常规手段。了解骨质疏松症的治疗史很重要，因为脊柱骨折可能是患者的第一次骨折。对于这个年龄的患者来说，通常合并其他健康问题和慢性疾病，而且往往没有得到充分的治疗。对于老年人群的任何新的脊柱骨折都应及时治疗并进行随访，以评估和治疗骨质疏松症。衰老的脊柱通常因骨质疏松和骨赘形成而变得不那么灵活。合并疾病会加速这种情况的发生，包括弥漫性特发性骨质肥大症（DISH）和强直性脊柱炎。脊柱僵硬会增强骨折部位的杠杆作用，从而导致更大的不稳定风险。这些患者的骨折更像长骨骨折，需要更加坚固的内固定。

三、常见骨折分类

Holdsworth 等人在 1968 年根据损伤机制和影像学提出了第一个骨折分类系统，提出脊柱的两柱（前柱和后柱）模型。Denis 等人在 1983 年根据 CT 和 MRI 扫描提出了脊柱三柱理论。1994 年，AO（Arbeitsgemeinschaftfür Osteo-synthesefragen，德语"内固定研究协会"的意思）基金会创建了"AO 分型"，这是一种基于病理学和形态学的综合分类。他们定义了三种主要类型的损伤：A 型（压缩）、B 型（分离）和 C 型（旋转）。每种类型又再分为几个亚型和亚组。AO 分型能为骨折提供精确和全面的诊断标准，但由于太过复杂，对临床实践指导意义有限。Vaccaro 等人在 2005 年通过形态学标准开发了胸腰椎损伤分类和严重程度评分（TLICS），TLICS 评分<4 分建议采用非手术治疗，评分≥4 分建议手术治疗。

目前被最广泛接受的损伤分类都使用 Denis 的三柱模型。前柱包括前纵韧带以及每个椎体和椎体环的前 2/3；中柱包括后纵韧带以及每个椎体和椎体环的后 2/3；后柱由椎弓根、椎板、小关节、棘突、黄韧带和后方韧带复合体（棘上韧带、棘间韧带、黄韧带、小面囊）组成。下文将讨论最常见的胸腰椎和胸腰椎损伤，包括压缩性骨折、爆裂性骨折、屈曲-牵张损伤和骨折脱位。

(一)压缩性骨折

压缩性骨折涉及椎体在垂直轴上的塌陷,被归类为 AO 分型的 A 型。它们通常是稳定的骨折,不涉及后方韧带复合体损伤,是最常见的胸腰椎骨折类型,尤其是在患有骨质疏松症的老年人群中。严重骨质疏松症可以在几乎没有或根本没有轴向负荷的情况下发生压缩性骨折。考虑到女性骨质疏松症的发病率较高,女性比男性更容易发生骨质疏松症。单一骨折会增加其他节段骨折的风险,可表现为骨折周围或与骨折部位神经根相对应的皮肤病区域疼痛。体格检查可能会发现局灶性压痛,一处骨折有轻微的局部后凸,多处骨折有更明显的后凸,如果骨折严重到足以导致椎间孔狭窄,则会出现神经根性疼痛。典型的压缩性椎骨可在影像学上看到终板压缩和凹陷,前柱高度下降。骨质疏松症患者跌倒或受伤后,胸椎可能会有不止一处骨折,常见连续性椎体压缩性骨折。

(二)爆裂性骨折

椎体向各个方向扩张的压缩性断裂比压缩性骨折严重,称为爆裂性骨折(AO 分型的 A3 型)。其前柱和中柱均受累,损伤可能稳定,也可能不稳定。爆裂性骨折根据骨折椎体上下终板的状况以及是否伴有任何旋转或侧向屈曲还可以分为不同的类型。这些骨折通常涉及整个椎骨,并且有几个影像学特征。在轴向 CT 图像上,通常会出现椎体后壁骨皮质破坏并伴有椎弓根的增宽或裂开。椎体的后壁也可能向后进入椎管。侵入椎管可能很严重,但侵占程度不一定与神经功能缺损程度有关。应仔细检查神经系统功能,以便对脊髓或马尾神经压迫引起的尿路、运动或感觉缺损作出准确评估。患者在卧床休息或不动时也可能没有任何症状。但搬动后需要进行再次评估,因为额外的脊柱负重和负荷可能会加重症状,这可能需要紧急的干预或考虑手术。患者从卧姿移动到负重姿势后,膀胱功能丧失或出现腿部无力的情况并不罕见。这并不一定意味着骨折分类发生了变化,但表明脊柱通常无法承受这些载荷。患者在坐着或站着时也可能会出现更剧烈的神经根疼痛,这是由椎间孔高度的进一步损失和压迫造成的。这种机械类型的神经根病很难单独用支具治疗,因为支具不能对轴向载荷提供显著的抵抗力来维持椎间孔的高度并避免神经压迫。

爆裂性骨折通常与高能量损伤有关,包括机动车事故和跌倒。它们是继压缩性骨折之后第二常见的胸腰椎损伤,在美国每年约有 25000 例。骨质疏松症的老年患者也容易出现此类骨折。爆裂性骨折可能伴有其他脊柱骨折,尤其是椎板骨折,这可能与硬膜撕裂和神经根被夹住有关。影像学检查包括 X 线片、CT 和 MRI 扫描,可能显示椎体之间的间距增加,提示韧带断裂或直接显示韧带损伤。

(三)屈折–牵张损伤

屈曲–牵张损伤(AO 分型的 B 型)发生在脊柱突然屈曲(如机动车事故导致腰部急性屈曲)和脊柱后部牵张时,这类骨折也被称为"安全带骨折",或以名字命名的"Chance 骨折"。这类损伤会累及后柱,中柱和前柱也通常受累。当腹部被压缩在安全带等物体周围时,瞬间旋转轴或铰链在脊椎前方产生。骨折线可以通过椎体的骨骼(AO 分型的 B2 型)或通过韧带复合体,包括椎间盘(AO 分型的 B1 型)。其中韧带损伤的稳定性较差。除了后柱和中柱外,还有一种不太常见的损伤模式,即前纵韧带断裂(AO 分型的 B3 型)。这些损伤通常需要对腹部施加巨大能量的冲击,通常是由剧烈创伤引起的,因此需要通过影像学检查对内脏器官进行彻底评估。

(四)骨折脱位

骨折脱位(AO 分型的 C 型)涉及整个脊柱沿水平方向破坏,本质上是不稳定的,并且通常与最高能量的损伤有关。这些损伤最常见于胸腰椎交界处,因为静止的胸椎和相对活动的腰椎交界处容易受到剪切力的影响。这些损伤的脊髓损伤风险非常高。脱位还可能导致脊柱多平面的严重畸形,脊柱经常发生旋转和平移,周围内脏器官的损伤也很常见。

四、治疗

胸腰椎骨折的治疗方案包括非手术和手术两种。老年患者的一个主要考虑因素是合并症和手术并发症。老年人常常合并高血压、糖尿病、肥胖症、癌症和骨质疏松症等慢性病,它们的后遗症都会影响手术效果,可能会因营养不良、活动水平低和心肺储备不足而无法手术。因此,即使是最严重的骨折类型,有时也不一定能选择手术治疗。了解骨折分类方案、损伤机制和脊柱断裂的生物力学都是至关重要的,但在大多数情况下,手术决策不一定遵循流程,也不建议依赖教条式的算法。

1. 非手术治疗

大多数胸腰椎和胸腰椎骨折是稳定的,不需要手术。以往常建议患者长时间卧床休息,但目前主要采用支具治疗。支具治疗允许早期活动,而不是延长卧床休息的时间。在某些情况下甚至不需要支具支撑,仅使用疼痛控制药物和进行康复治疗。即使是椎管侵占高达70%的损伤也可能不需要手术治疗。

2. 手术治疗

虽然人们对保守治疗的疗效已经有了共识,但一些研究表明,这些骨折患者可能通过手术治疗受益。为了帮助指导手术决策,应评估和监测骨折部位的后凸角度。随着时间的推移,骨折可能会发生沉降,并导致骨折处的后凸角度加大。如果后凸角度增大超过10°,或者疼痛明显增加,则应考虑手术治疗。虽然一些屈曲-牵张损伤在年轻患者中可以进行保守治疗,但在老龄化人群中采取保守治疗则不太合适。骨折脱位损伤是不稳定的,需要手术治疗。手术治疗也适用于那些无法忍受戴支具数月不动的患者,允许他们早期动员和参与康复,同时最大限度地减少戴支具的不适感和所需的频繁调整。以下将介绍四种骨折的非手术和手术治疗方案。

(一)压缩性骨折

大多数压缩性骨折适合非手术治疗。标准的治疗方法是卧床休息,鼓励早期动员。支具也被广泛使用。然而,有一些证据表明支具的使用频率越来越低,也没有强有力的证据证明支具治疗的益处。

压缩性骨折的手术治疗包括使用椎体水泥灌注技术,即椎体成形术和后凸成形术。在椎体成形术中，使用针头在压力下将水泥注入塌陷的椎体。在后凸成形术中，用球囊扩张塌陷的椎骨，并为水泥注入创造空间。如果患者在接受 6 周的非手术治疗后仍有严重疼痛，建议行后凸成形术。

（二）爆裂性骨折

如果后方韧带复合体得以保留，爆裂性骨折则被认为是稳定的。如果后方韧带复合体损伤，或者存在任何神经功能缺损，骨折则可能不稳定，通常需要手术治疗。可以用核磁共振成像检查韧带复合体的完整性。然而，许多因素会影响手术的决定，包括骨折的位置、脊椎破坏的程度、神经系统受累程度、后凸的程度和后柱的稳定性。在爆裂性骨折中，神经系统受累通常是由突入椎管的骨碎片引起的。然而，这些碎片可随时间被吸收，通常不会导致神经功能损伤的加重。此外，椎管本身可以在骨折后重塑，为脊髓营造不受压的空间。尽管很少有公开的证据表明其长期益处，但对于神经系统完整且机械稳定和/或 TLICS 评分小于等于 3 分的患者，可以使用非手术治疗缓解症状，常用支具或外固定。

手术治疗方案包括减压和脊柱稳定。如果经影像学证实后方韧带复合体损伤或进行性后凸且椎管未受到明显压迫，则可使用带椎弓根螺钉固定且不减压的后脊柱融合术。根据椎体损伤的程度、骨折碎片突出椎管的程度和后凸的角度，可以使用前路减压融合。如果存在骨折碎片突入椎管引起神经功能缺陷，前方入路有助于直接观察和移除这些碎片。然而，对于老年患者，采用经胸前路或腹膜后联合入路可能是不合理的。对于这些患者，尤其是骨质疏松症患者，应首选后路内固定，因为这样可以获得更牢靠的三柱稳定，而且可以固定骨折水平以上和以下的几个节段，使应力得以分散，降低内固定失败的概率。椎板切除术也可以通过相同的切口同时进行。

（三）屈折-牵张损伤

屈折-牵张损伤主要影响后方韧带复合体，通常需要减压和稳定。然而，对于神经系统正常且后柱完整的患者，可以尝试非手术治疗。在这些情况下，可以使用外固定支具。对于神经功能缺损、不稳定损伤和/或后方韧带断裂的患者，需要手术减压和稳定。在手术过程中，需要直接观察或使用超声对椎管进行检查，以确保没有碎片推入管内。

（四）骨折脱位

骨折脱位损伤是不稳定的，需要手术治疗。建议采用后路复位、多节段固定和融合。大多数这种类型的骨折可以单独使用后路治疗而不需要前路手术。因为前路手术反而增加了脑脊液瘘进入胸腔或腹膜后间隙的风险。

（五）微创手术

微创技术的优势是减少术后疼痛、有更美观的结果、有较短的不动时间、更早恢复活动和行走，以及可能减少止痛药的持续时间和剂量，受到广大医生和患者的欢迎。更重要的是，通过微创技术可以越来越多地实现手术部位的完全可视化。左侧前方入路通常优于右侧入路，因为它们不需要抬高右半横膈膜。椎体切除术、椎间盘切除术、减压和椎管清除术都可以通过前路进行。随着微创技术的发展，也可以在不进行融合的情况下通过经皮螺钉置入进行后路内固定，这种方法可能与传统的开放式融合方法一样有效。

五、获益与风险

胸腰椎骨折手术的好处包括症状缓解、功能状态和自然解剖结构恢复。手术通常可以减轻疼痛，减少椎管和神经根孔的压迫，增加功能恢复的机会，并防止畸形和神经功能缺损的恶化。但是，任何手术的风险都是巨大的，需要在决策过程中深思熟虑。由于老年患者通常合并多种慢性疾病，出现并发症的后果比较严重。

六、并发症预防

尽管术前已经仔细评估并制订了详细的手术计划，但仍可能出现术后并发症，包括深静脉血栓形成、肺栓塞、尿路感染、肺炎和手术部位感染。由于手术过程中对脊髓的骚扰、固定过程中过度的牵张或压迫，或器械操作，可能造成神经损伤。手术过程中也可能会出现硬膜撕裂和脑脊液漏，特别是在暴露、减压操作过程中。

（一）压缩性骨折

椎体压缩性骨折引起的后凸角度增大可能会影响肺功能，每一个节段的骨折都会进一步降低肺的功能。老年患者压缩性骨折即使佩戴了支具，仍有可能在伤后几周内就出现椎体塌陷。身高的进一步下降可能导致后凸和疼痛加重。对于椎体成形术和后凸成形术，主要关注的是骨水泥的外渗，这可能会导致多种症状，具体取决于外渗的位置和骨水泥的迁移。骨水泥外渗到椎管内可能会导致神经损伤。据报道，水泥进入心肺系统的病例很罕见。后凸成形术可能会降低外渗的风险，因为在引入水泥之前先人为制造一个空腔，从而使水泥能在较低的压力和较高的黏度下注入。

（二）爆裂性骨折

如果椎体后部的碎片向后突入椎管，脊髓可能会受到压迫和损伤。爆裂性骨折可能伴有其他脊柱骨折，尤其是椎板骨折，这可能与硬膜撕裂和神经根损伤有关。除了与压迫性骨折相关的并发症外，还可能出现不同程度的神经功能损害，包括截瘫。但是椎管的受累程度与神经功能损伤的轻重并没有一致性。椎弓根螺钉固定的风险包括内固定失败、假性关节病、感染等。术后患者的疼痛可能不会减轻，或者尽管进行了手术干预，但胸椎后凸还可能会继续加重。骨质疏松症会影响植骨融合和形成新骨骼的能力，也会影响植入物对骨骼的把持能力。

（三）屈曲-牵张损伤

屈曲-牵张损伤的手术并发症与爆裂性骨折相同，包括疼痛和脊柱畸形恶化，包括脊柱后凸、背部扁平和脊柱侧弯。考虑到损伤的类型，屈曲-牵张损伤在术后特别容易发生骨不连。

(四)骨折脱位

骨折脱位损伤较为严重,特别容易导致神经损伤。除了与其他胸椎骨折相关的常见并发症外,马尾综合征也是一个令人头痛的问题。

七、结果与证据

手术治疗的结果仍然存在争议,因为大多数可用的研究都是回顾性的,少数前瞻性研究的样本量又较小。稳定的爆裂性骨折的手术治疗与非手术治疗的结果差不多。手术确实有一定的价值,但对于哪种手术更有价值尚不清楚。非手术治疗似乎对大多数稳定骨折都有效。一些因素可以预测并发症发生,包括 ASIA 评分、Charlson 合并症指数和激素的使用。越来越多的证据表明,微创手术可以获得与开放手术相似的临床结果。

(一)压缩性骨折

目前的 AAOS 指南强烈建议不要对压缩性骨折进行椎体成形术。在一项多中心试验中,131 名接受椎体成形术的患者和接受无骨水泥模拟手术的对照组在疼痛和疼痛相关残疾方面都有改善。一项为期 2 年的前瞻性研究发现,经皮椎体成形术可能在术后 6 周内提供稍好的疼痛控制,但在术后 12 个月和 24 个月没有区别。Rousing 等人还发现,在 3 个月时,椎体成形术和保守治疗在减轻疼痛方面没有差异。支持后凸成形术治疗压缩性骨折的证据有限。Wardlaw 等人认为,与 12 个月的保守治疗相比,球囊后凸成形术在疼痛减轻、功能状态和生活质量提高方面提供了适度的益处。Grafe 等人专门研究了骨质疏松症患者,发现 12 个月时额外骨折的发生率较低。其他研究证实,与非手术治疗相比,后凸成形术在减轻疼痛方面有好处,其并发症发生率和水泥渗漏率均优于椎体成形术。

(二)爆裂性骨折

前路自 20 世纪 80 年代兴起,可与更传统的后路手术相媲美。前路允许直视骨折部位,有助于更彻底地切除,也便于骨移植物或骨笼重建前柱。研究发现,前路手术能达到与后路手术一样的疗效,在并发症发生率、手术时间和临床结果方面都取得了相似或更好的结果。对于不稳定爆裂性骨折,前路和后路均已被证明是有效的手术方式。

(三)微创手术

随着微创手术的应用越来越广泛,人们也越来越关注手术结果。Kim 等人发表的一项对 212 名患者的系列研究发现,微创手术融合率为 90%,平均手术时间为 3.5 h,转开放手术率为 1.4%,并发症发生率为 12%。内镜技术相关并发症发生率为 5.7%,包括肺气肿、肋间神经痛和胸膜挫伤。Khoo 等人对 371 名患者进行的另一项研究发现,微创手术平均手术时间为 3 h,总并发症发生率为 1.3%。传统技术和微创技术的结果似乎没有明显差异。

八、结论

手术可为某些胸腰椎骨折的老年患者提供显著的好处。特别是神经功能缺损、畸形和与疼痛相关的不稳定骨折，尤其适合手术治疗。屈曲-牵张损伤和骨折脱位损伤是手术治疗的常见适应证，而压缩性骨折和一些爆裂性骨折可能是稳定的，不会引起神经功能缺损，可以通过止痛药、支具、物理治疗进行保守治疗。仔细评估合并症对老年患者至关重要。

（邝磊）

第五节　腰椎骨折

腰椎骨折是老年人最常见的脊柱疾病之一。随着老年人口的迅速增长，腰椎骨折的医疗费用和住院人数显著增加。这些骨折包括压缩性骨折、爆裂性骨折、偶然性骨折，最严重的是骨折脱位损伤。这些骨折因脊柱老化常合并不同的疾病，如骨量减少、骨质疏松、弥漫性特发性骨质肥大症（DISH）和强直性脊柱炎。腰椎骨折治疗方案各不相同，取决于骨折类型、稳定性以及合并症。对于稳定的骨折，通过止痛药、物理治疗和支具进行保守治疗可能是有效的。更严重的骨折则可能需要手术治疗，包括后凸成形术或椎体成形术、脊柱减压手术、经皮或开放性脊柱融合术，甚至大型畸形矫正手术。手术增加了老年人的风险，但保守治疗与损伤愈合期间长期不动的继发并发症有关。本节介绍老年人常见骨折及治疗方式和相关风险。

一、流行病学

腰椎骨折是脊柱外科医生最常遇到的老年人脊柱疾病。在过去的 5 年里，腰椎骨折的住院人数增加了 17%。腰椎骨折手术费用和住院费用均有大幅增加。美国每年与腰椎骨折相关的医疗保健支出总额超过 10 亿美元。除了经济上的影响外，腰椎骨折引起的疼痛对阿片类药物的依赖令人担忧。虽然大多数老年患者腰椎骨折都是稳定的，但仍然非常痛苦。找到合适的疼痛治疗方法而又减少对阿片类药物的依赖变得越来越重要。腰椎骨折的治疗目标是减轻疼痛，稳定脊柱并最终提高灵活性。

二、生物力学

脊柱的生物力学在一生中都会发生变化。与年龄相关的退行性变化，包括骨关节炎、骨质疏松症、小关节病和椎间盘脱水，会导致脊柱的柔韧性下降、运动范围缩小和失去正常的生理曲度。这些变化的积累会对脊柱的每个区域产生不同的影响。例如，颈椎由于其高度的活动性，最易发生小关节肥大；腰椎则更容易受到压缩性骨折的影响。软骨和肌腱退行性改变增强了损伤的易感性，从而使老年人容易发生腰椎骨折。椎间盘的减震能力下降是因为维持组织内水分结合的功能性蛋白聚糖减少。椎间盘无血管基质依赖于运输代谢产物，由于经历数百万次的负荷循环，运输代谢产物会随着年龄的增长而减少。

老年人骨量减少和骨质疏松症的患病率很高。随着年龄的增长，骨密度也随之降低。在终板中，这会导致血管增加和软骨下水肿，这在 MRI 上被视为 Modic 改变，导致椎间盘通透性的破坏和营养物质运输的减少。终板的退变会导致终板凹陷，使椎间盘的形状更加凸起。骨皮质只承受椎体应力的 10%，较大的一部分由内部松质骨承载，其强度来源于内部的骨小梁。椎体的抗压强度与骨密度呈指数关系。因此，随着年龄的增长，骨密度的小幅下降会导致椎体强度的大幅下降。这就是导致老年人普遍存在退行性改变和骨质疏松的原因。

三、常见损伤类型

(一)压缩性骨折

压缩性骨折是骨质疏松症患者最常见的脊柱损伤。骨密度下降会降低对压缩的抵抗力。由于施加在脊柱前部方向上的力，这些压缩性骨折通常会导致前柱塌陷。随着时间的推移，这会导致腰椎前凸的丧失甚至后凸形成。尽管这些损伤通常是稳定的，但它们会导致严重的疼痛和脊柱畸形。轻度压缩性骨折可采用支具治疗。这既可以缓解疼痛，又可以防止进一步的后凸。椎体成形术和后凸成形术也是很好的治疗选择，后凸成形术甚至可以恢复部分椎体高度。融合手术适用于非常严重和不稳定的病例。这些治疗方案将在后面重点介绍。

(二)爆裂性骨折

爆裂性骨折是指贯穿前后终板的压缩性骨折。在 Denis 的三柱模型中，它们破坏了前柱和中柱。与压缩性骨折一样，爆裂性骨折也是由轴向负荷损伤引起的。那些稳定的爆裂性骨折可以用支具进行保守治疗。严重压迫、畸形或韧带损伤的不稳定损伤可以通过多种手术治疗。固定融合通常要包含损伤节段的上下各一个节段，可以采用前路、后部或联合前后入路。经皮固定是一种微创手术选择。严重的爆裂性骨折可能有骨折片向后突出椎管，并导致神经结构受压。这种情况虽然很少会导致神经功能缺损，但也需要对椎管进行减压。

(三)骨折脱位

骨折脱位是腰椎骨折最严重的损伤类型，通常与韧带损伤有关，可能涉及多个节段。它们是屈曲/痉挛损伤，最常见于胸腰椎交界处。骨折脱位最常见的原因是车祸中安全带引起的损伤。根据 Chu 等人的一项研究，30% 至 80% 的骨折涉及腹腔内损伤，25% 伴有脊髓损伤。在没有神经功能缺损、牵张损伤或粉碎的情况下，可以用支具保守治疗。但当涉及韧带损伤时，需要进行手术干预，通常可以通过经皮固定融合实现。

强直性脊柱炎（AS）患者发生骨折脱位的风险更高，这是由于该病导致的椎体自发融合增加了力臂。对于 AS 的骨折脱位损伤，均需要固定融合来稳定脊柱。手术入路可能会因骨折位置和类型的不同而不同。由于 AS 骨折本身就不稳定，因此需要紧急手术。

（四）常见合并疾病

AS 是脊柱外科医生最常见的脊柱关节病。男性比女性更常见，男女比例为 3∶1，致残的可能性是普通人群的两倍多。这种疾病的特点是自身免疫性炎症反应导致脊柱的自发融合。这会导致椎旁肌肉痉挛，随着疾病的进展，表现为渐进性背痛和脊柱畸形。影像学上可见经典的"竹节样"改变。由于脊柱的自发融合段导致力臂变长，即使是轻微的创伤也容易出现骨折。

弥漫性特发性骨质肥大症（DISH）是一种脊柱韧带骨化的非炎症疾病，对前纵韧带的影响最大，虽然 AS 始于骶髂关节，但 DISH 通常不涉及骶髂关节。DISH 在过去被认为是一种相对良性的疾病，但随着研究的深入，这种疾病与许多并发症有关。

四、治疗

一般来说，对于那些损伤稳定且神经功能完整的患者应进行保守治疗。保守治疗包括使用止痛药物、支具和进行物理治疗等。神经根、脊髓圆锥或马尾神经受压导致的神经功能障碍需要手术治疗。对于老年患者来说，椎体重建、减压或融合手术等侵入性治疗方式会增加手术风险。他们往往不能耐受全身麻醉，还有很多的合并症。手术本身也会造成神经功能受损、内固定失败、出血和感染等并发症。而老年人很难从这些并发症中恢复。骨质疏松症由于降低了内固定的把持力，会增加内固定失败的概率。因此，对于通过保守治疗就可以获得足够疼痛缓解的患者，保守治疗是首选。

（一）保守治疗

1. 止痛药物

急性压缩性骨折的疼痛通常需要麻醉镇痛药治疗。对于老年患者，需要严格管理此类药物的剂量和使用时间。如果药物治疗仍不能很好地控制疼痛，应考虑硬膜外激素注射治疗。

骨折患者的另一个疼痛来源是神经根受压引起的神经根疼痛，遵循典型的皮节区域分布，可首先用非甾体抗炎药和麻醉镇痛药进行治疗。如果疼痛仍然没有得到很好的控制，那么可以考虑选择性经椎间孔硬膜外激素注射。

慢性疼痛可以使用抗惊厥药或抗抑郁药治疗。三环类抗抑郁药是这些药物中被研究得最多的。它们的作用是阻断去甲肾上腺素和血清素的再摄取。加巴喷丁和普瑞巴林也是治疗神经性疼痛非常有效的药物。

2.物理治疗

物理治疗已被证明可以通过多种方式帮助骨质疏松性压缩性骨折患者。它可以改善姿势,帮助保持骨密度,训练患者避免疼痛触发,并降低跌倒的风险。核心运动是物理治疗不可或缺的一部分,有助于增强背部伸肌。压缩性骨折后凸畸形患者的体位和矢状位平衡可得到改善从而减轻疼痛。

3.支具

支具是骨质疏松性压缩性骨折的常见治疗方式。支具的作用是限制屈曲并减少前柱上的负荷,在为脊椎创造稳定性的同时,还能促进愈合和减轻疼痛。胸腰骶支具和TLSO支具适合治疗稳定骨折,尤其是骨质疏松性压缩性骨折。也有文献支持它们在稳定爆裂性骨折中的应用(后凸小于30°,脊椎高度损失小于50%,椎管侵占率小于50%的骨折)。这些支具应至少有3个固定点,并使患者有少量伸展。许多人主张在愈合过程中每4到6周进行一次X线检查以进行监测。根据骨折愈合的速度,支架通常需佩戴8到12周。

(二)椎体成形术和后凸成形术

椎体成形术和后凸成形术是骨质疏松椎体压缩性骨折的两种常用治疗方法。在过去,骨质疏松椎体压缩性骨折的治疗只有开放手术和保守治疗,椎体成形术和后凸成形术的发展提供了一种比手术更微创的选择。这两种手术在20世纪90年代初开始实施后,应用越来越广泛。椎体成形术是在不恢复椎体高度的情况下,经皮向骨折处注射水泥。后凸成形术先在骨折处以膨胀球囊撑开形成空腔,然后将球囊取出,并将水泥注入腔内。支持椎体成形术的一些观点认为,它成本较低,可减少相邻节段的压力,因此邻近椎体发生骨折的风险较小。后凸成形术造成水泥栓塞的风险较小,且还有一定程度的椎体高度恢复能力。

(三)手术治疗

如果腰椎骨折不稳定或伴有神经功能损害,则需要进行脊柱固定融合术。需要手术干预的患者通常是那些骨折导致超过30°的局部后凸,椎体高度损失超过50%,或涉及超过3个连续节段骨折的患者。Denis的三柱模型通常用于评估骨折的不稳定性,如果脊柱的三柱中至少有两柱受伤,则认为该段脊柱不稳定,通常需要手术干预。

如前所述,老年患者的合并症可能会使他们无法耐受开放手术。微创手术可能有助于减少失血、缩短住院时间、减轻术后疼痛和降低并发症的发生率。微创技术通常指经皮椎弓根螺钉内固定,与开放手术相比,只需更小的切口和更少的肌肉剥离。研究表明,微创和开放手术在神经系统结果方面没有统计学差异。微创钉棒作为一种内支具可为骨折提供自行愈合的时间。使用内固定可以促进患者的早期活动,有利于防止与卧床相关的感染和深静脉血栓形成,还可以减少术后阿片类药物的使用量。

后凸畸形通常是由压缩性骨折引起的。当导致顽固性疼痛、严重残疾、肺功能损伤或进行性神经功能缺损时,可能需要进行开放手术矫正——通常是通过后路进行手术,使用椎弓根螺钉系统。与前后联合入路相比,单纯后路术中出血更少,手术时间更短。手术时,应注意把固定止于畸形的上端。T5-T8区域是自然的后凸顶点,内固定停在后凸的顶点会导致近端交界后凸。因此，固定的上限通常低于 T10，或者在 T2 和 T5 之间。

五、风险与获益

(一)保守治疗

1.止痛药物

老年患者比年轻患者更容易受到阿片类药物的认知影响，可能会导致进一步跌倒和受伤，更不用说成瘾、恶心、便秘和呼吸衰竭的常见风险了。引起疼痛的炎症过程通常不能被麻醉药物很好地控制，非甾体抗炎药对这种类型的疼痛治疗效果更好，但也有副作用，最常见的是恶心、胃炎和由此产生的溃疡。加巴喷丁和阿米替林有导致嗜睡的副作用。

2.支具

长期佩戴支具也会有负面影响，它们会造成压疮和感染，对支具的依赖会导致肌肉萎缩，腹部僵硬会导致肺活量下降。此外，因为支具经常脱下，可能会导致后凸畸形的出现。老年人很容易发生骨质疏松性压缩性骨折和爆裂性骨折。许多人主张使用 TLSO 支架治疗稳定爆裂性骨折(AO 分类 A3 型及以上)。由于 10% 至 20% 的胸腰椎骨折是爆裂性骨折，与手术治疗相比，进行保守治疗可以节约大量医疗费用。Wood 等人在一项控制骨折严重程度和患者残疾的随机前瞻性研究中发现，使用支具治疗的爆裂性骨折患者的住院时间更短，费用比手术治疗的患者低。

(二)椎体成形术

在过去的 10 年里，人们越来越担心椎体成形术相关的并发症，包括静脉血栓栓塞、肺水泥栓塞、神经受压和邻近节段骨折。尽管可能出现这些并发症，但椎体成形术和后凸成形术仍是骨质疏松性压缩性骨折的常见治疗方法。如前所述，与开放手术相比，它们的失血更少，住院时间更短，疼痛更少，麻醉风险更小。

(三)手术治疗

手术治疗可以防止神经损伤加重，也可以防止椎体进一步塌陷和相关畸形。不稳定骨折患者在没有手术治疗稳定其损伤区域的情况下，神经功能缺损的风险很高。在这些情况下，预防神经系统损伤加重的益处通常大于手术引起的相关并发症。如果不进行手术，这些患者可能会出现脊椎进一步塌陷甚至出现腰椎后凸畸形，这些患者可能受益于椎体成形术。

老年人的手术因为存在合并症和可能出现并发症，治疗成本也高于非手术治疗。这些患者中有许多伴有心血管和呼吸系统合并症，这使他们面临更高的麻醉风险。就手术结果本身而言，也存在风险。骨质疏松症使融合更加困难，因为螺钉的接触面积较小，螺钉松动、内固定失败相关的骨折和邻近节段疾病的发生率较高。

六、并发症预防

（一）后凸畸形或疼痛加重

在骨质疏松症的情况下，退行性变化和压缩性骨折可能导致后凸畸形和疼痛。如前所述，后凸成形术和椎体成形术已被证明可以减轻疼痛并防止椎体进一步塌陷。后凸成形术甚至可以恢复椎体高度。在轻度病例中，也可以选择更保守的支具和物理治疗，以防止进一步畸形并减轻疼痛。对于严重的后凸畸形，可能需要更大规模的手术，包括截骨和融合。

（二）骨质疏松症患者的内固定失败

如前所述，骨质疏松会导致骨骼质量差，为脊柱内固定造成困难。骨密度低可导致椎弓根螺钉拔出或松动，并最终导致固定失败。对于前路器械，重复循环负荷可能会导致螺钉拔出和移植物下沉。减少骨质疏松性脊柱内固定失败概率的技术是使用更大直径的螺钉，增加固定点，使用横联，或用骨水泥加固螺钉。较大直径的螺钉可视骨骼接触面积增大，从而增加拔出阻力。后路手术时，可以通过增加上下固定点的数量，或使用钩子和钢丝在水平上增加固定点。使用横联已被证明可以提高椎弓根螺钉的拔出强度，但在骨质疏松的脊柱中，这种益处会降低。假关节形成的风险可能大于拔出风险降低的益处。骨水泥如聚甲基丙烯酸甲酯，可以通过分散螺钉的应力，减少单个小梁上的应力来提高固定强度。可以通过空心螺钉注射水泥，或者先进行传统的椎体成形术或后凸成形术，然后放置椎弓根螺钉来完成。最近市场上还出现了不同的螺钉，以帮助增加椎弓根螺钉的拔出阻力，包括圆锥形螺钉、可膨胀螺钉和羟基磷灰石涂层螺钉。圆锥形螺钉增加了螺钉与骨骼接触的表面积，研究表明，插入扭矩强度增加，但拔出阻力没有增加。可膨胀螺钉可将拔出强度提高 50%。随着骨水泥的使用，螺钉的松动率也有所降低。羟基磷灰石涂层螺钉也被证明可将拔出强度提高到 60%，但缺点是在翻修手术时很难取出。不同的螺钉置入技术也有利于提高骨质疏松的固定效果。另外，小一号攻丝、使螺钉靠近上终板下方、双皮质固定都被证明可以提高螺钉拔出强度。

压缩性骨折也可以用棘突间撑开治疗，这为开放式融合提供了一种侵入性较小的替代方案。棘突间撑开有利于椎间孔的撑开、椎管直径的增加和小关节的卸载，且不会增加邻近节段疾病的发生率。但该装置确实在插入的水平面产生了轻微的前屈曲，可能导致前方应力增加，并可能导致椎体压缩加重。然而，这些装置已被证明可以减少压缩性骨折引起的疼痛。

（三）未发现的 AS 或 DISH

AS 和 DISH 都可能影响老年人，并可随着时间的推移而恶化。AS 是一种与人类白细胞抗原（HLA）B27 密切相关的风湿性炎症性疾病。大多数患者（约 80%）会在 30 岁之前出现症状。通常始于骶髂关节。DISH 不是一种炎症性疾病，但确切原因尚不清楚。症状通常发生在 50 岁之后。这些患者会出现脊柱韧带骨化，尤其是前纵韧带（ALL），通常不会出现骶髂关节功能障碍。

AS 和 DISH 与腰椎骨折和脊髓损伤密切相关。疾病中发生的自发融合导杆力臂增长，在屈曲或伸展时会引起更大的旋转力，可能导致更严重的移位骨折，甚至在相对较小的创伤后也会导致脊髓损伤。其中颈椎骨折最常见，但腰椎骨折也很常见。即使在没有创伤的情况下，吞咽困难、声音嘶哑和插管困难也可能是疾病过程引发的并发症。

除了创伤本身的并发症外，这些疾病也容易导致医源性并发症。DISH 中后纵韧带骨化可能会导致前路手术中的硬膜撕裂和脑脊液漏，使治疗更加困难。因此，应避免使用前入路。在手术室中移动这些患者时必须格外小心。这些患者通常因骨质增生而出现中央管狭窄，骨折往往非常不稳定。在移动过程中，弯曲和扭转脊柱可能会导致神经损伤。

与其他人群相比，AS 和 DISH 患者自身疾病的发病率和死亡率都较高。这些患者还有经常被忽视的社会问题，他们更有可能失业、未婚或离婚，患抑郁症的概率也更高。在治疗这些患者时，必须考虑到所有这些因素。随着人口老龄化的加剧，这些疾病将变得更加普遍。

七、结果与证据

（一）椎体成形术

已经有各种研究比较后凸成形术、椎体成形术和保守治疗的结果。评价指标包括疼痛减轻程度、活动能力恢复程度、骨折复位情况和邻近水平骨折的发生率，但对于它们的使用仍然没有绝对的共识。有急性椎体压缩性骨折的老年人可能会出现严重疼痛，尽管疼痛通常会随着时间的推移而改善，但这可能需要几个月的时间，而在此期间卧床不起会导致身体不适，使骨密度进一步下降。尽早进行椎体成形术或后凸成形术可促进患者更早下地活动，并避免与行走减少相关的一些并发症。对于那些疼痛可以忍受且活动能力处于基线水平的患者，在考虑椎体增强术之前，最好先行 4~6 周的保守治疗。

许多后凸成形术是由于急性的、无法控制的疼痛而进行的。2009 年，《新英格兰医学杂志》上的一项随机对照试验将椎体成形术与保守治疗进行了比较。试验共纳入了 131 名患者，每个患者一年内出现了有 1~3 个椎体的骨质疏松性压缩性骨折。68 名患者随机接受椎体成形术，63 名患者进行局部止痛药注射到软组织和骨膜中。在一个月时，两组之间没有显著差异，但两组患者的残疾和疼痛评分均有显著改善。然而，椎体成形术组的疼痛有改善的趋势。一个月后，两组患者都被允许交叉。到 3 个月时，51% 的保守组和 13% 的椎体成形术组已经交叉。在研究结束时，两组之间没有显著差异。这项研究缺乏真正的对照组（因为两组都注射了深层局部麻醉剂），有可疑急性骨折（1 年以下的骨折），以及大量的交叉。但这项研究结果也证明了椎体成形术和保守治疗都可缓解疼痛。Ledlie 等人对老年椎体压缩性骨折患者的后凸成形术进行了回顾性研究。这项研究包括 96 名因骨质疏松症相关的压缩性骨折而接受球囊后凸成形术的患者。测量结果包括视觉模拟评分法（VAS）评定的疼痛、椎体高度和活动状态。96 例患者术前 VAS 评分为 8.6，术后 VAS 在 1

周时为 2.7(89 名患者)、在 1 个月时为 2.3(85 名患者)、在 3 个月时为 2.1(73 名患者)、在 6 个月时为 1.5(52 名患者)、在 1 年时为 1.4(29 名患者)。Truumees 等人在 2004 年进行了一项文献综述,发现在选定的患者群体中,后凸成形术可以显著缓解疼痛。Tolba 等人进行了一项回顾性研究,研究发现 67 名接受单节段或多节段后凸成形术的患者 VAS 显著下降(3.9)。

研究表明,接受后凸成形术治疗的患者可更早地活动并增加活动能力。这一点在那些严重急性疼痛导致行动受限的患者中尤为显著。Ledlie 等人发现 25 名术前不能行走的患者中在 1 年时都能行走。然而因为没有对照组可供比较,目前尚不清楚急性骨折的自然愈合过程与后凸成形术治疗效果在多大程度上改善了疼痛和活动能力。上述 2009 年《新英格兰医学杂志》上的研究还发现,接受椎体成形术治疗的患者与对照组患者在残疾方面没有显著差异,两组患者都有改善,这也支持自然愈合过程本身可能在改善行动能力和残疾方面发挥了重要作用。

VCF 会导致脊柱后凸,进而导致活动能力下降、疼痛加剧及相关合并症加重。Ledlie 等人发现,在 20 名接受后凸成形术的骨折患者中,平均前椎体高度从术前的 66% 增加到术后 1 个月的 89%,在 1 年时增加到原高度的 85%。还有许多其他研究表明,后凸成形术后椎体高度增加,Tolba 等人发现患者术后椎体高度恢复了 45%。Lee 等人在 2014 年的研究表明,无论术前高度下降的程度如何,在所有骨质疏松性压缩性骨折行后凸成形术后,无论是术后即刻还是术后 1 年,其椎体高度都显著增加。Kim 等人根据骨折形状(楔形、V 形和扁平)将患者分为几组,发现前柱和中柱高度损失及后凸角可以通过后凸成形术恢复,但不能通过椎体成形术恢复。他们还发现,后凸成形术显著降低了骨水泥外渗的发生率。尽管许多研究表明后凸成形术至少部分减少了压缩性骨折,并减少了止痛药的摄入,但很难将这两种结果具体联系起来。椎体成形术后的临床改善可能有多种因素在起作用。

(二)手术治疗

不稳定骨折和畸形可能需要手术干预,这可以通过微创手段或更大的开放手术来完成。有证据支持微创经皮椎弓根螺钉固定治疗不稳定胸腰椎爆裂骨折。经皮和开放式椎弓根螺钉置入术的影像学结果都是有利的,但经皮组能更早地缓解疼痛并改善功能。经皮椎弓根螺钉置入也被证明对爆裂性骨折有效。在这些病例中,经皮和开放式椎弓根螺钉置入术都能改善后凸角度,但在神经功能改善方面没有差异。微创手术的手术时间更短和失血显著减少,可减少老年患者的并发症。

对于因退行性改变而出现症状性腰椎管狭窄症的患者,有强有力的证据支持单纯减压比减压和融合更有效。2016 年发表在《新英格兰医学杂志》上的随机对照试验发现,无论是否存在脊椎滑脱,两组在术后 2 年和 5 年时的结果都没有差异。然而研究确实发现,单纯减压症的患者住院时间更短,失血更少,住院费用更低。

骨质疏松症会带来内固定失败和近端交界处后凸的重大风险。正如本章前面介绍的那样,有多种外科技术可以帮助提高螺钉的拔出强度。有证据表明,多节段固定会增加拔出强度。在螺钉周围甚至在相邻节段使用骨水泥增强也可能是有益的。

八、结论

为缓和随着人口老龄化带来的庞大医疗支出，必须加大对精准医疗的推动力度。老年人腰椎骨折的治疗是一个复杂的问题，需要考虑许多因素。治疗方案包括保守治疗、微创手术(椎体成形术、后凸成形术、经皮内固定术)或开放性融合手术。保守治疗消除了与手术相关的风险，这在多种合并症的情况下尤为重要，但也有其自身的风险，这些风险是由长期不活动引起的。微创手术通常是一种很好的选择，既可以使骨折愈合，减轻疼痛，也可使患者更早地起来活动。严重不稳定骨折或脊柱畸形的病例可能需要进行开放手术，但这些病例应谨慎处理，并应仔细分析已存在的合并症。骨质疏松症会使这类患者的治疗更加复杂。应加强筛查，在手术治疗时应采取措施避免因骨质量差而引起的并发症。

（邝磊）

第六节 脊髓损伤

与老年人口的显著增长相对应的是老年人脊髓损伤的发病率也不断增加。脊柱和脊髓本身的年龄相关性变化导致了老年人脊髓损伤的不同表现。跌倒是老年人脊髓损伤的主要原因。在创伤时，过度伸展可导致中央脊髓综合征。脊髓损伤的治疗是具有挑战性的，因为老年人很可能出现共病。除了入院时出现的共病外，还有来自心脏、肺部、皮肤、肾脏和泌尿系统的潜在并发症。所有的治疗计划都需要针对患者个体进行个性化治疗，而不仅仅是针对年龄。

一、流行病学

据估计，全球每百万人口中就有 67.9 例脊髓损伤，在 65 岁以上人口中患病率高达每百万 116.3 例。在美国，脊髓损伤的经济负担估计为 40 亿美元。在全球范围内，在过去十年中，脊髓损伤的年龄从年轻向老年转变，平均年龄从 29 岁增加到 40 岁。预计到 2032 年，70 岁以上的患者将占新的创伤性脊柱脊髓损伤的大部分。

脊髓损伤最常见的病因是创伤，估计占所有脊髓损伤的 90%。机动车事故是造成脊髓损伤的主要原因。在老龄化人口中，跌倒是导致脊髓损伤的主要原因。其他原因所致的脊髓损伤仅占 10%。脊髓损伤注册系统的建立有助于更好地理解老年人口和年轻人群之间的差异。加拿大的里克·汉森脊髓损伤注册系统(Rick Hansen spinal cord injury registry)分析了 2004—2013 年 1232 例脊髓损伤患者，发现 70 岁以上的患者更容易因跌倒而导致脊髓损伤，但的伤势却没有那么严重，有 58.2% 的老年患者的损伤严重程度评分比年轻患者低。尽管老年患者的整体损伤较少，脊髓损伤程度较轻，但死亡率远高于年轻患者。下面我们将介绍脊髓损伤的病理生理和治疗。

二、病理生理学和生物力学

脊髓损伤引起的损伤可分为原发性和继发性损伤。原发性损伤的特征是其损伤在脊髓被压迫后立即发生。与机械性创伤相关的物理因素包括撕裂、压缩、分离和剪切。大多数脊髓损伤是由挫伤对脊髓的直接损伤造成的。脊髓的侵蚀或分离，以及脊髓的横断是罕见的。

继发性损伤是由创伤导致的生化和病理改变造成轴突和神经元损伤，治疗主要是要稳定脊柱和解除脊髓压迫。其他继发性损伤机制包括全身反应、局部血管反应、电解质变化和生化变化。因为失去供应血管张力肌肉和呼吸肌肉的神经支配，脊髓损伤可导致低血压和缺氧。这些系统性效应可导致自稳态失调和微循环障碍。创伤也可导致出血，从而进一步减少血流量，引起脊髓缺血。

电解质的变化也与脊髓损伤有关。损伤可导致细胞内钙离子的增加，从而破坏重要的细胞代谢并激活凋亡过程。其他生化改变包括神经递质的积累，如酸胆胺、去甲肾上腺素和多巴胺。兴奋性毒性反应是另一种继发性损伤机制，兴奋性神经递质谷氨酸受体如NMDA受体和AMPA受体的过度激活可杀死神经元。其他生化继发性损伤机制包括自由基产生、脂质过氧化、促炎细胞因子释放、水肿、能量代谢损失和细胞凋亡等。

老年患者由于存在与年龄相关的退行性病变，因此发生脊髓损伤的风险增加。脊柱退行性病变随着患者年龄的增加而增加，会出现重复的微创伤，以及与年龄相关的骨骼、肌肉和椎间盘生理学的椎间盘变化。由于蛋白多糖和水的丢失，椎间盘出现老化和磨损导致弹性丧失，使得椎间盘高度和完整性逐渐降低、丧失，从而导致椎间盘突出。椎间盘高度的降低导致了黄韧带的拉伸特性的丧失，而黄韧带的皱缩进一步导致了椎管的狭窄。颈椎椎管也可能受到骨赘、钩椎关节和小关节突关节肥大及后韧带骨化的影响。椎体高度的降低也进一步导致椎管狭窄。在过度伸展时，黄韧带可能发生皱缩，使椎管前后直径减少2~3 mm，造成脊髓的实质急性压迫，导致中央脊髓损伤。椎管狭窄或脊髓较大（脊髓与椎管不匹配）的老年患者即使轻微创伤，也会有脊髓损伤的风险。

三、损伤类型

完全性脊髓损伤会导致损伤水平以下的运动和感觉功能的完全丧失。不完全损伤保留了损伤水平以下的一些运动或感觉功能，如随意的肛门收缩，损伤水平以下可触及或黏性的肌肉收缩，或损伤水平以下的感觉。不完全的损伤可能是轻微的，仅有皮节的感觉发生了改变。使用美国脊髓损伤协会（ASIA）损伤量表（表3-1）对损伤缺陷的严重程度进行分类。不完全性脊髓损伤可进一步归类为不完全性脊髓损伤综合征，其中中央脊髓综合征是老年人中最常见的不完全性脊髓损伤综合征。评估脊髓损伤患者的关键因素之一是评估其肛门自主收缩能力，因为它可以显著影响诊断和预后。其他综合征如前脊髓综合征、脊髓半切综合征、后脊髓综合征（表3-2）也可能发生。

表 3-1　ASIA 损伤量表

A	完全性损伤	在骶骨节段 S4 或 S5 中没有保留任何运动或感觉功能
B	不完全性感觉损伤	感觉功能异常，运动功能保留在损伤水平以下，包括骶骨节段
C	不完全性运动损伤	运动功能保持在损伤水平以下，超过一半的肌肉的肌肉等级小于 3 级
D	不完全性运动损伤	运动功能保持在损伤水平以下，至少有一半的神经系统水平以下的关键肌肉的肌肉等级为 3 级或以上
E	正常	没有运动或感觉损伤

表 3-2　不完全性脊髓损伤的类型

中央脊髓综合征	脊髓压迫和中央脊髓水肿，外侧皮质脊髓束白质破坏	上肢运动障碍比下肢运动障碍更严重，鞍区保留	一般预后良好。患者通常能够恢复一些运动功能和大小便控制
前脊髓综合征	由直接压迫或脊髓前动脉损伤引起的脊髓前动脉损伤。也可能由屈曲/压缩损伤引起	下肢比上肢受到的影响更大。运动、痛觉和体温障碍。本体感觉和振动觉正常	如果有脊髓梗死则预后较差
脊髓半切综合征	脊髓外侧损伤，可由穿透性创伤、钝性损伤、椎间盘突出、硬膜外血肿或肿瘤引起	同侧运动、本体感觉和振动觉障碍。对侧 2 个节段以下痛觉、体温觉障碍	预后取决于病理
马尾综合征	通常是由腰椎椎间盘突出所致	腰痛、腿痛、肛周麻木、大小便失禁	预后与减压时机有关，延迟减压可导致预后较差
后脊髓综合征	罕见，可由脊髓后动脉中断引起	失去了本体感觉，但保留了运动、痛觉和轻触觉	预后取决于病理

中央脊髓综合征是老年人最常见的不完全性脊髓损伤，1954 年由 Schneider 等首次报道。其特点为上肢的大运动障碍比下肢重、膀胱功能障碍，以及病变水平以下不同程度的感觉障碍。该综合征是由于机械性的压迫损伤了脊髓的中央部分，破坏了皮质脊髓束的内侧，因此手和上肢的功能损伤，但却保留了支配骶骨和下肢的外侧。然而这种病理生理机制尚未得到证实，因为皮质的解剖分布和功能尚有争议。

无创伤性骨折的中央脊髓综合征往往与平均直径小于 14 mm 的椎管狭窄有关。椎管狭窄程度较大的患者神经功能恢复较差。与完全性脊髓损伤不同，中央脊髓综合征在老年患者中更为常见。年轻患者(<50 岁)往往因严重的脊柱创伤而受伤，而老年患者(>50 岁)更容易因椎管狭窄在过、超伸时受伤。

中央脊髓综合征患者的上肢运动功能损失大于下肢，有研究发现是由于脊髓外侧白质损伤，而不是直接运动神经元损伤，与 Schneider 描述的皮质脊髓束内侧破坏不一样。组织学研究已证明脊髓外侧白质有轴突和髓鞘丢失。在损伤 6 周后，外侧白质柱出现相当大的损伤，伴有 Wallerian 变性和明显的轴突断裂。

四、治疗

脊髓损伤的治疗和预后可能因患者年龄而异。脊髓损伤的初步处理重点是基本的生命支持和防止进一步的损伤。气道、呼吸和循环的保护和主要维持应根据创伤管理指南进行，理想情况下应与固定脊柱同时进行。需特别注意的是，一些患有后凸畸形或强直性脊柱炎的老年患者，过度矫正其后凸可能会导致脊髓损伤和神经功能缺陷的进一步加重。保持其损伤前的后凸曲度，有助于牢靠固定，如在头部下方垫毛毯、沙袋或使用 halo 架。在严重脊髓损伤的情况下，患者可能会出现通气不足和神经源性脊髓休克（低血压和心动过缓），需要呼吸支持和稳定血液动力学。

（一）神经系统的评估

脊髓损伤患者的呼吸和血流动力学稳定后，需要进行神经系统检查。应根据《脊髓损伤神经病学分类国际标准》完成完整的神经系统检查，包括运动功能、轻触觉、针刺觉、肛门自主收缩和球海绵体反射，以正确确定脊髓损伤的严重程度并指导治疗。虽然这种检查在多发性创伤患者中可能较难进行，但它对预后很重要，因为即使下肢没有运动或感觉功能，也可能存在会阴感觉和肛门自主收缩功能，并会显著影响神经功能的预后。低于损伤水平的任何感觉或运动功能的保留都可为不完全性脊髓损伤，患者神经功能改善率显著增加。

（二）影像学检查

对于疑似脊髓损伤的患者，建议进行高质量的颈椎计算机断层扫描（CT）。只有在无法获得高质量的 CT 成像的情况下，才建议使用 X 线颈椎平片（正、侧位和齿状突位）。这些 X 线片应与 CT 配合使用（当 CT 可用时），以进一步确定可疑区域或在普通颈椎 X 线片上不能很好地显示的区域。

磁共振成像（MRI）有助于识别 CT 可能无法看到的软组织损伤，如椎间盘突出、出血、韧带肥大和脊髓挫伤。关于中央脊髓损伤，患者的 X 线片通常没有明显的骨折脱位。由于损伤机制是超伸损伤引起脊髓受压，因此需要使用 MRI 来评估。中央脊髓损伤后进行的 MRI 检查可以提供脊髓实质的详细图像。特定的成像序列，如 T2 加权梯度回波序列可显示损伤水平的高信号，以及评估脊髓实质内出血和椎管狭窄的程度。

（三）稳定受损节段

损伤发生的早期可以考虑保守治疗，特别是老年人，其手术风险的增加与合并症的增加有关，具体方法包括卧床休息、牵引或支具治疗。卧床休息和制动可能会导致许多并发症，比如肺炎、压疮、胃肠道出血、尿路感染、深静脉血栓形成、肺栓塞等。牵引可用于减少骨折或脱位或减压脊髓，并可通过临床和影像学检查指导牵引重量。佩戴支具可以固定骨折和帮助患者活动，患者在戴支具的情况下可以起床活动，从而降低发生卧床休息相关并发症的风险。支具可选择硬质颈托或 halo 背心，以及头颈胸支具，骨折愈合后即可取下支具。然而，对于韧带损伤，可能最终还是需要手术才能修复。

如果保守失败和神经功能障碍加重，则应考虑手术治疗。手术还可以快速使脊髓减压并使不稳定的脊柱融合，以便患者能早期活动，防止与卧床相关的并发症。虽然手术减压和融合可以稳定不稳定的脊柱并缓解脊髓压迫，但有合并症和/或高麻醉风险的患者的手术成功率会降低。有许多不同的手术方法用于治疗脊髓损伤，其目标都是神经减压和脊柱稳定，最大限度地减少脊髓水肿和缺血来减少继发性脊髓损伤。减压也可用于去除椎间盘突出、黄韧带、血肿、骨折、感染或肿瘤。脊柱内固定可稳定两个或多个椎骨，并防止融合节段之间的运动。有许多不同类型和方法的脊柱融合术。在其他章节会对此进行详细介绍。

有研究显示，近 40% 的老年中央脊髓综合征患者接受了手术治疗，其中颈椎前路减压融合术是最常见的手术方式，约占手术患者总数的一半，有 18% 的患者采用了颈椎后路减压融合术，17% 的患者使用了单纯颈椎后减压手术。

五、获益与风险

研究发现老年患者不但发病率、住院死亡率和出院后死亡率均较年轻患者更高。其术后功能改善也较差。其原因尚不清楚，因为老年患者可能会基于过去对手术疗效的认知，认为手术疗效不好而不接受手术治疗，或者因为手术治疗本身就可能导致预后不佳。

有人通过脊髓损伤登记系统的数据，研究了老年人脊髓损伤的治疗决策对结果的影响。这是一项前瞻性、多中心的观察研究，时间从 2004—2013 年，纳入了加拿大 18 家急性症室和 13 家康复医院的 1440 名患者。发现 70 岁或以上患者更有可能因跌倒而受伤，总体受伤程度较轻（损伤严重程度分数低于 25），ASIA 分级为 C 或 D，通常为颈部受伤。尽管他们的伤势通常不那么严重，但术后并发症往往更多，如尿路感染、肺炎、压疮和深静脉血栓。他们往往在急诊室的住院时间更长，住院死亡率更高。但在康复医院的住院时间跟年轻患者相比并没有显著差异。

虽然老年患者一般不需要接受急诊手术治疗，但如果损伤来自高能创伤，又或者患者的 ASIA 分级为 A 或 B 时，则应该尽快手术。70 岁或以上的患者从受伤到到达医院的时间明显更长（中位数为 14.5 h，年轻患者为 8 h），从入院到手术的时间也明显较长（37 h，年轻患者为 19 h），但尚不清楚这些延迟是否与死亡率增加有关。这些延迟可能是因为老年患者需要针对其合并症制定更复杂的治疗计划，临床医生可能更喜欢通过一段时间的初步观察来治疗不完全的颈脊髓损伤，以评估神经系统的改善，尤其是中央脊髓综合征。然而，即使对损伤严重程度和神经系统功能进行了观察，手术时间也会因年龄而延迟。手术时间延迟也可能是因为老年患者需要更多的时间来优化他们的身体状态，包括逆转抗凝、评估心血管风险和计划延长通气等措施。

另一个重要因素可能是，与年轻患者相比，老年患者的中央脊髓损伤程度更重。由于中央脊髓损伤患者的预后可能相当好，外科医生可以先观察、等待是否有显著的神经功能恢复，只有在恢复顺利的情况下才进行手术。虽然年龄似乎确实与分诊和治疗延迟有关，但尚不清楚这种延迟是否是发病率和死亡率增加的根本原因。虽然减压可以减少与长时间卧床相关的并发症，但在老年人优化手术之前匆忙进行手术也可能增加其他合并症的发病率和死亡率。

Schneider 最初通过观察中央脊髓损伤的自然史，得出无须手术干预即可实现良好神经功能恢复的结论。尽管中央脊髓综合征、伴有肛门周围和骶骨保留的四肢瘫痪的最初表现可能相当严重，但与完全性脊髓损伤相比，其预后良好，75% 的患者可以部分恢复运动功能，即使仅行保守治疗也是如此。不幸的是，与年轻患者相比，50 岁及以上的患者往往恢复较慢，而且恢复有限。但只要接受手术减压，他们的神经功能就能更快改善，住院和康复时间也就更短。

如前所述，老年人的颈椎骨折比例高于其他任何年龄组。老年颈椎骨折患者的治疗选择包括长时间卧床休息、硬质颈托、头环背心和手术固定，后三种治疗是最常见的。老年人通常不能很好地忍受长时间卧床，因为有增加并发症的风险，包括痉挛、压疮、胃肠道出血和/或尿路感染。骨质疏松、恢复能力下降和合并症也被认为会导致疗效不佳。

六、并发症预防

虽然老年人的合并症有所增加，但尚不清楚这是否会导致老年人并发症的增加，因此应提高警惕，避免并发症的发生。据报道，老年人脊髓损伤后的并发症发生率呈上升趋势，最常见感染、精神疾病、压疮和心血管并发症。而老年人术后主要并发症（如尿路感染、肺炎、压疮或深静脉血栓形成）也有所增加。怎样避免脊髓损伤的并发症综述如下。

(一)心血管并发症

老年人的心血管并发症值得关注，因为脊髓损伤会严重影响心血管系统。T6 水平以上的急性脊髓损伤可累及交感神经元的下行途径，导致自主神经系统（ANS）的控制受损，并可能出现心动过缓、动脉低血压和自主神经反射障碍，这些都是神经源性休克的组成部分。据估计，有 68% 的 ASIA 分级为 B 的患者出现低血压，35% 的患者需要使用升压药。此外，据报道，这些患者中有 16% 曾经历过心搏骤停。

另外必须平衡脊髓的充分灌注和氧合。液体治疗通常是与创伤和脊髓损伤相关的低血压的首选。然而，对于心功能损害的患者，过度的液体复苏可能会导致充血性心力衰竭（CHF）。CHF 的发展会进一步限制其全身氧合、充分灌注及脊髓的氧合。升压药是治疗与脊髓损伤相关的低血压和心动过缓的主要药物，也可能对已经受损的心脏造成压力，导致心脏缺血和梗死。因此，为了预防潜在的心血管并发症，临床医生可能会在脊髓损伤后的前七天将平均动脉压控制在 85~90 mmHg，这在当前急性脊髓损伤临床管理指南中被描述为Ⅲ级建议。

(二)呼吸系统并发症

在脊髓损伤后的头两年,肺部并发症是最大的风险因素,也是脊髓损伤人群死亡的主要原因。完全性脊髓损伤可导致呼吸肌功能几乎完全缺失。脊髓颈段和胸上段的损伤可导致不同程度的肺部并发症。C1-C3 水平的高颈损伤与膈肌(C3-C5)和肋间肌麻痹有关。高颈损伤患者通常依赖呼吸机,可能需要膈肌起搏。颈中段损伤(C3-C5)患者会有不同程度的膈肌和吸气肌功能受损,且与损伤前相比,肺容量通常较低。低颈损伤(C6-C8)患者膈肌和颈部辅助吸气肌的神经支配完整,但由于肋间肌和腹肌麻痹,呼气肌功能仍受损。这些患者因为呼气能力降低导致通气负荷增加,仍然容易出现呼吸衰竭。胸部水平(T1-T12)脊髓损伤患者保留了膈肌功能,但肋间肌功能有所丧失。咳嗽功能和残余执行肌功能随着损伤程度的降低而有所改善。

患有肺部合并症和肺容量有限的老年人可能没有足够的储备来耐受与脊髓损伤相关的肺容量减少。脊髓损伤的水平、年龄和完整性都是肺损伤并发症的预测因素。与其他年龄组相比,65 岁以上的患者发生肺部并发症的风险增加了 1.5 倍。这些并发症可以通过物理治疗、体位引流、抽吸、手动咳嗽支持、机械通气治疗,预防肺部并发症可以减轻缺血性损伤对受伤脊髓的不利影响,并有助于神经功能的恢复。

(三)压疮

预防压疮不仅是脊髓损伤患者,还是所有患有运动障碍的老年患者面临的最具挑战性的问题。据估计,每年有超过 60000 名美国患者死于压疮并发症。脊髓损伤引起的活动减少使患者特别容易发生压疮,这些溃疡特别容易形成于骶骨、坐骨结节、大转子、足跟、踝关节、枕骨、头皮和肘部。当外部压力超过毛细管压力(12~32 mmHg)时,就会发生压疮。这种溃疡的发展始于缺氧阶段,随后发生缺血和坏死,但如果在缺血阶段消除造成损伤的因素,则可以逆转。

组织损伤和溃疡的形成可能与环境因素和患者因素有关。环境因素包括压力、剪切力、摩擦、不活动和湿度。患者因素包括感染、自主神经控制、意识水平、营养状况、感觉和运动障碍及年龄。由于糖尿病和营养状况不良,老年患者患压疮的风险增加。与年龄相关的皮肤变化如真皮血管的丧失、表皮厚度的丧失、皮肤弹性纤维的丧失、真皮-表皮交界处的扁平化及皮肤通透性的增加,也可能导致压疮。

老年人的压疮预防策略既可以针对环境因素,也可以针对患者因素。每 2 h 抬起骨隆起处的皮肤 5 min,可以使皮肤血管得到充分的灌注,防止因静止不动而导致的组织破裂。

(四)泌尿系统并发症

泌尿系统并发症仍然是老年脊髓损伤患者常见的并发症。据估计,81%的脊髓损伤患者在受伤后一年内出现小便功能障碍。这将大大降低患者的生活质量,并可能导致严重的并发症。肾功能衰竭和尿脓毒症以前是脊髓损伤死亡的主要原因,但现已被肺部并发症所超越。衰老的肾脏特别容易受到肾毒性损伤和氧化应激的影响。肾脏疾病已被证明是慢性脊髓损伤患者死亡率的预测因素,50~64 岁患者的调整后死亡率危险比为 3.16、65~80

岁患者为 2.38，80 岁以上患者为 1.61。治疗指南建议，脊髓损伤患者应定期随访肾功能，并采取个性化的治疗方法。对于没有其他危险因素或肾脏恶化症状的脊髓损伤患者，一年的随访计划是合理的。对于有小便行为改变或神经源性膀胱功能障碍的患者，可能需要更频繁的监测。

(五)深静脉血栓形成/肺栓塞

深静脉血栓形成(DVT)和随后的肺栓塞(PE)是仅次于脊髓损伤的死亡原因。据估计，PE 的发病率为 4.6%。一项关于脊髓损伤后 DVT 发病率的研究发现，65 岁及以上患者的 DVT 发生率(30.6%)高于 65 岁以下患者(26.8%)，但差异没有统计学意义。在预防 DVT 方面，与常规药物预防相比，给予机械预防而非抗凝的患者 DVT 发生率更高。因此，建议将药物抗凝作为 DVT 的初步预防措施，除非有活动性出血或即将手术等禁忌证。

(六)心理学影响

尽管抑郁症是老年人和脊髓损伤患者最常见的心理疾病之一，但研究并没有发现老年脊髓损伤患者比其他年龄患者更易患抑郁症。女性、四肢瘫痪、有自杀意念、有自杀未遂史、受教育程度低、主要照顾者不是配偶或父母者的抑郁症发病率更高。强烈建议对老年脊髓损伤患者进行常规心理健康评估。长期脊髓损伤患者的心理健康应通过康复得到支持。全面的康复计划包括教育患者和照顾者，增强他们理解和应对生活压力的能力，促进对伤害的接受，提供充分的疼痛管理，并鼓励休闲时间的体育活动。

(七)关于护理目标

对任何患者来说，实现其护理目标都是至关重要的。在脊髓损伤患者中，确定患者的价值观及其护理意愿或偏好是至关重要的。熟练的病例管理人员，通常是护士或社会工作者，可以帮助平衡患者及其家人的需求，确保护理质量，并帮助优化使用医疗服务和资源。

七、结果与证据

脊髓损伤老年患者的死亡率为 26%~100%，因此最佳治疗方案尚存在争议。回顾性队列发现，与颈椎骨折相关的脊髓损伤老年患者死亡率为 38%，其中呼吸衰竭是主要的死亡原因。损伤前的医学合并症、年龄、手术治疗与非手术治疗对死亡率没有影响。然而，损伤程度和风险的严重程度是相关的。C4 或以上损伤的死亡率比 C4 以下损伤高 7.1 倍，患完全性脊髓损伤的风险比 C4 以下损伤高出 5.1 倍，神经系统恢复并不常见。未发现死亡率与以下因素有关：性别、年龄、合并症、其他损伤、骨折类型(脱位与无脱位)、手术治疗与非手术治疗、前路手术还是后路手术、单一入路还是前、后路手术，治疗延迟大于或小于两天。

导致老年患者预后较差的因素可能是合并症，而不是年龄本身。老年患者更有可能患有各种共病，如心血管疾病、呼吸系统疾病、脑血管疾病和痴呆。这些疾病会增加围手术期不良事件的风险。抗凝治疗用于治疗各种心脑血管疾病，可能会延迟及时的手术干预，尤其是使用没有逆转剂的抗凝药。老年患者术后和药物相关不良事件的风险也会增加，如谵妄，会阻碍手术后的恢复。

虽然有人支持对脊髓损伤患者进行早期手术减压，但尚未确定老年患者手术治疗时机的最佳窗口。尽管早期手术可以改善神经功能和减少住院时间，但这一说法缺乏充分证据。在老年患者中，虽然延迟手术可能与医生需要深思熟虑有关，但也可能与优化患者手术条件所需的医疗时间有关（例如，与抗凝逆转相关的延迟）。

由于合并症等因素，无论是保守还是手术治疗，老年患者往往比年轻患者有更多的并发症，包括肺炎、压疮、住院时间延长、尿路感染和胃肠道出血。尽管发现高能创伤和严重脊髓损伤的患者无论年龄大小都可以接受手术治疗，但尚不清楚中央脊髓综合征患者手术治疗的延迟是否会增加并发症的发生率。

此外，年龄较大的患者更有可能受到骨质疏松症的影响，骨质疏松症可能会影响骨骼的愈合和使内固定失败。研究发现，在50岁或50岁以上的患者中，骨质疏松症对接受脊柱手术的14.5%的男性和51.3%的女性都有影响。虽然建议所有50岁以上的患者都接受骨质疏松症治疗评估，但这在创伤人群中是不可行的。

老年患者的死亡率为38%。死亡率与损伤程度有关。死亡率与手术与非手术选择之间没有关联，与早期手术或延迟手术也没有关联。老年患者死亡率的增加可能与合并症发病率的升高有关。有几种合并症与死亡率显著增加有关，包括充血性心力衰竭、体重减轻、凝血功能低下和糖尿病。医生在手术决策时应考虑这些风险因素。

八、结论

随着老龄化人口的不断增长，老年脊髓损伤患者的治疗仍然是个巨大挑战，他们往往会因较轻的创伤而受到更严重的伤害。老年脊髓损伤患者的发病率和死亡率增加可能与他们的合并症和退行性变化的增加有关。对老年患者的最佳治疗方案尚不清楚，应考虑根据患者个体的健康状况而非按年龄来进行治疗决策。

（邝磊）

第七节 腰椎管狭窄症

腰椎管狭窄症是老年患者的常见问题，也是65岁以上患者进行脊柱手术的最常见原因。腰椎管狭窄症诊断基于临床表现和影像学证据，有多种治疗选择，包括药物治疗、物理治疗、硬膜外注射和手术减压和/或融合。对于患有腰椎管狭窄症的老年人来说，手术治疗可能是最有效的。

一、流行病学

患者有腰椎管狭窄症的影像学证据和神经源性跛行或腰神经根痛的症状，则可诊断为腰椎管狭窄症。神经源性跛行的表现为患者在长时间站立或行走时下肢疼痛和功能障碍，通常从背部和臀部近端开始，向远端放射到四肢。神经源性跛行的症状对腰椎管狭窄症具有高度特异性。尽管放射性背部和腿部疼痛是神经源性跛行的主要特征，但有一些患者可能会出现神经功能缺损，如感觉异常或下肢无力。腰椎管狭窄症发病隐匿，病程在数月至数年内逐渐进行。腰椎管狭窄症也可能表现为单侧或双侧的神经根病变，表现为相应节段的运动、反射和感觉体征。神经源性跛行的症状在行走或站立时加重，此时腰椎伸展，脊柱前凸会使腰椎管进一步变窄。相反，坐着或弯曲腰椎时（例如靠在购物车上、骑自行车时腰部弯曲）可获得缓解。随着病情的发展，这种缓解往往会减少。膀胱功能障碍在老年人腰椎管狭窄症中很常见，减压手术后可有明显改善。

尽管腰椎管狭窄症是老年人的常见疾病，但很少有研究报道其在不同人群中的发病率。有研究报道腰椎管狭窄症达到十万分之五，是颈椎管狭窄症的4倍。在另一项研究中，发现14%的腰痛患者患有椎管狭窄。影像学研究发现80%的70岁以上患者存在一定程度的椎管狭窄表现。但有症状的腰椎管狭窄症仅占所有存在MRI表现的9.3%（男性为10.1%，女性为8.9%）。此外，以最大步伐行走6 min是识别有症状腰椎管狭窄症的敏感测试。

先天性腰椎椎管狭窄的患者通常在30~50岁时就会出现症状。而退行性腰椎管狭窄症通常在60~70岁才会出现症状。绝对性腰椎管狭窄症（定义为椎管前后径小于10 mm）在60~69岁年龄组的患病率高达19.4%。

腰椎管狭窄症手术减压的主要禁忌证是误诊和患者无法从手术中获益。腰椎管狭窄症很少单独发生。导致椎管狭窄的退行性病变和病理过程也可能导致其他疾病。因此，必须对患者的病史、临床检查和辅助检查进行仔细分析，鉴别容易误诊的血管性跛行、髋关节和膝关节骨性关节炎及合并疾病，否则会降低手术治疗的效果。

其中最容易混淆的是血管性跛行。血管性跛行通常出现在下肢远端，并随着活动向近端发展。通常情况下，患者会在静止时获得缓解。患者通常不会通过向前弯腰来获得缓解。区分血管性跛行和神经源性跛行的其他临床特征包括下肢皮肤苍白、皮肤温度下降、腿部毛发脱落及外周搏动减少或缺失。

二、生物力学

由于椎间盘退变，位于中央的椎间盘突出或椎间盘凸起可能导致硬膜腹侧的压迫。退行性病变导致椎间盘高度损失，并使小关节形成骨刺、骨赘，迫使黄韧带凹陷，在极少数情况下还会导致后纵韧带肥大。腰神经根和马尾神经因此受到机械压迫，出现血管功能障碍导致神经源性跛行的症状。在行走或站立时，随着腰椎的伸展，脊柱前凸增加而使腰椎管进一步狭窄，症状加重。症状通常通过坐着或弯曲腰椎来缓解。

三、影像学检查

在考虑对腰椎管狭窄症进行手术治疗之前，有必要确认腰椎管狭窄症的存在和相关水平。磁共振成像、计算机断层扫描和 CT 脊髓造影等有助于这些患者的诊断和治疗计划。在怀疑血管性跛行的情况下，应进行血管成像检查。

（一）X 射线

前后位 X 线片可显示骨赘生物、脊椎骨异常、脊柱不稳定或畸形。整体矢状面和冠状面平衡可以通过脊柱全长 X 线正侧位片进行评估。

（二）磁共振成像（MRI）

MRI 被认为是评估腰椎管狭窄症的最佳工具。利用 MRI 可以观察到软组织异常，如黄韧带肥厚、椎间盘突出及小关节病变。它还可以帮助识别神经根和固有的脊髓水肿和脱髓鞘。腰椎管狭窄症在 T2 加权图像上最容易看到，并且在 T2 加权序列上表现为 CSF 信号的衰减。有植入物在体内的患者禁止使用 MRI，包括心脏起搏器、深部脑刺激器、脊髓和周围神经刺激器。这些植入物在老年患者中相对更常见。检查前应确定这些装置是否存在，并确认它们是否与 MRI 仪器兼容。确定症状是否与 MRI 检查结果相符是很重要的。有研究发现，只有三分之一的 60 岁以上椎间盘突出（36%）和椎管狭窄（21%）患者有症状。

（三）计算机断层扫描（CT）

CT 可用于显示骨和钙化的结构，如韧带肥大、小关节和椎体等。虽然 CT 可以用于评估中央椎管和椎间孔的狭窄，但很大程度上已被 MRI 取代。但当存在严重畸变或金属伪影的情况下（如有腰椎手术史），CT 可能比 MRI 更好。CT 脊髓造影（鞘内造影）可以提高神经显像的清晰度。在患者无法获得 MRI 或存在金属内植入物的情况下，CT 脊髓造影是诊断腰椎管狭窄症的首选方式。

四、治疗方法

腰椎管狭窄症的治疗先采用保守治疗，包括物理治疗、膜稳定剂、止痛药和疼痛治疗。应特别考虑老年人群的治疗，不仅要治疗腰椎管狭窄症，还要优化心脏、肺、肾和内分泌等相关合并症的围手术期处理，以达到最佳效果。考虑到老年人骨质疏松症的高患病率，脊柱外科医生应特别关注患者的骨质量。

了解腰椎管狭窄症的自然病史是治疗的关键，因为症状的严重程度各不相同。老年人的腰椎管狭窄症主要是由脊柱的退行性病变引起，症状会不可避免地恶化。根据北美脊柱学会（NASS）的指南，1/3~1/2 的轻至中度腰椎管狭窄症患者会得到好转。此外，另外 1/3 的病例在 8 年的随访中，严重程度也没有变化。另一项研究报告称，尽管 MRI 证实椎管进行性狭窄，但 60% 的患者症状没有显著进展。

（一）非手术治疗

腰椎管狭窄症的症状进展过程是渐进的，并会持续数年。当症状迅速加重时，要警惕其他疾病的出现，如肿瘤、压缩性骨折或腰椎间盘突出。因此，手术几乎总是在与患者讨论症状的严重程度和手术的预期结果后择期进行的。尽管没有高质量的证据表明其效果，非手术治疗通常可在考虑手术前试行。已有多个研究将手术与其他非手术治疗进行了比较。脊柱患者结局研究试验(SPORT)表明，手术治疗比非手术治疗在早期有显著益处。随着时间的推移，这种优势逐渐减弱，在 6 年和 8 年随访时二者没有差异。由于非手术治疗与手术治疗的交叉率很高，这个结论的循证医学证据质量较低。

(二)手术治疗

手术的目的是对狭窄椎管内的神经根进行减压，这为神经功能障碍的患者提供了缓解疼痛和恢复功能的机会。减压手术可根据狭窄的程度和严重程度及相关条件而采用不同的技术。同时也取决于外科医生的偏好和患者的脊柱手术史。

这些技术包括内镜下的单侧和双侧椎板切除术及通过单侧椎板切除术进行的双侧减压。目前的证据并不支持任何一种手术方法更优。一项系统综述将单侧椎板切除术、双侧椎板切除术和棘突劈开椎板切开术三种新方法与传统椎板切除术的效果进行了比较，结果显示，所有方法在功能残疾、感知恢复和腿部疼痛方面的结果相似。由于缺乏长期随访数据，证据质量不高。另一项 SPORT 分析发现，腿痛患者术后的改善程度明显高于腰痛患者。

减压手术后是否需要行融合一直是腰椎管狭窄症手术治疗的一个主要争议。融合被推荐用于伴有退行性脊椎滑脱、复发性狭窄、腰椎不稳定或畸形的患者。回顾性研究发现，与单纯减压手术相比，老年患者腰椎减压融合手术的获益增加了 15 倍(从每 100000 名受益人 1.3 例增加到 19.9 例)。但获益增加也与主要并发症发生率、30 天死亡率、医疗成本增加有关。也有人比较了老年患者(>75 岁)行腰椎后路椎间融合术(PLIF)、椎板切除术、黄韧带切除术(DLF)的疗效。与 DLF 相比，PLIF 后腰痛显著减少，复发率较低。腰椎手术总体是安全的，建议为以腰痛为主要症状的患者行腰椎减压融合术。最新的 NASS 临床实践指南建议，在没有畸形或不稳定的情况下，腰椎融合术尚未被证明能改善孤立性狭窄患者的预后，因此不建议使用。

棘突间撑开可作为腰椎减压的替代方法，适用于前屈时症状可获得改善的单节段狭窄。在狭窄水平的棘突之间放置间隔物会迫使脊柱发生局灶性后凸，从而扩大椎管的直径。虽然初步研究表明跛行症状有所改善，但症状缓解可能不如传统的减压手术持久，中长期随访的失败率仍很高。

五、并发症预防

虽然腰椎管狭窄症的治疗方法并不基于年龄而定，但在开始治疗前，必须充分评估患者的合并症，以及是否存在行动不便、虚弱、认知能力下降和复杂社会状况。一般来说，保守治疗风险比手术低，应该首先考虑。然而，对于保守治疗后症状仍没有改善的患者，应该考虑进行手术。

虚弱和高龄与术后并发症发生率和不良结局的风险增加相关，还与术后护理费用增加有关。尽管有合并症的风险，即使最虚弱的患者手术后在自我报告的结果测量方面也取得了最大的改善。因此，如果能够有效降低手术风险，即使是虚弱的老年人也可以考虑手术。这些措施包括康复锻炼、营养优化和与老年科医生合作的围手术期管理。

在手术干预之前还必须评估患者的社会因素，以优化恢复并降低再次入院的风险。行动不便的患者、独居患者或认知功能下降的患者，术后可能需要安置在护理机构。在手术干预之前，应与患者及其家人讨论这种可能性。

当考虑融合时应评估患者的骨质量。老年人骨质减少/骨质疏松症的发生率较高。在这些情况下，实现良好的固定可能具有挑战性。这可以从他们较高的内固定相关并发症和近端交界处后凸发生率中看出。应在手术干预前对骨骼健康进行评估和优化，以尽可能将这种风险降至最低。改善融合手术固定和结果的策略包括骨水泥增强螺钉、畸形部分矫正和局部融合，以及在选定的病例中不进行畸形矫正。

六、获益与风险

在考虑对腰椎管狭窄症进行手术干预时，必须对手术的风险和益处进行评估。如上所述，对合适的患者进行手术干预可以改善姿势、行走距离及减少疼痛和不适。手术的风险可分为两大类：与手术相关的风险和与腰椎手术的特定风险。手术风险包括围手术期心血管事件、肺部事件、静脉血栓栓塞，以及老年人的认知障碍。腰椎减压的特殊风险包括神经损伤、硬膜撕裂、术后假性脑膜膨出、术后硬膜外血肿、医源性不稳定和术后伤口感染。如果进行融合，风险还包括假关节形成、内固定失败或骨折和医源性畸形。

七、结果与证据

无论是保守治疗还是手术治疗都缺乏高质量的循证医学证据，这可以解释为缺乏高质量的随机试验来调查正在使用的各种治疗的有效性。这使得治疗结果的分析变得困难。大多数腰椎管狭窄症患者在手术干预前都接受过保守治疗。在老年人群中，患者通常会合并其他疾病，使外科手术成为一种危险的选择。但如果保守治疗失败需考虑手术，则必须根据影像学检查结果和基于患者整体健康状况仔细选择患者。很少有随机对照试验研究腰椎管狭窄症的保守治疗结果。腰椎管狭窄症患者的非手术干预的系统综述也未能得出充分的证据来推荐任何非手术治疗方法，包括使用降钙素、前列腺素、加巴喷丁、甲钴胺、硬膜外激素注射、运动和多模式止痛治疗。治疗腰椎管狭窄症的药物包括非甾体抗炎药、对乙酰氨基酚、加巴喷丁、前列腺素和维生素 B_1 等。然而只有单中心小型试验提供过质量极低的循证医学证据。

非甾体抗炎药的缓解作用并不比对乙酰氨基酚强。前列腺素被认为可以增加神经根的血液供应，但没有证据证明它能缓解症状。

一项回顾性队列研究比较了膜稳定剂（701 例）与不使用膜稳定剂的保守治疗（2104 例）的腰椎管狭窄症患者的生活质量（QoL），发现接受 MSAs 治疗的患者的生活质量更好，MSAs 对生活质量较差、抑郁症状较轻、已婚和社会经济地位较高的患者的影响最明显。

另一项随机对照试验将一组接受标准医疗护理（治疗性锻炼、带钢支撑的腰骶部支具和非甾体抗炎药）的患者与除接受标准医疗治疗外还接受加巴喷丁治疗的患者进行了比较。发现加巴喷丁能改善行走距离、疼痛评分和感觉恢复。过去，降钙素被认为可以改善症状，但最近的研究显示降钙素的效果并不比对乙酰氨基酚或安慰剂好。阿片类药物已被用于疼痛控制，但其在症状长期控制中的作用尚不清楚。一项随机、双盲交叉试验测试了羟考酮和丙氧芬/对乙酰氨基酚在患腰椎管狭窄症中的疗效。该研究未能证明阿片类药物的益处。尽管仍没有高质量的证据表明皮质激素在腰椎管狭窄症中的有效性，皮质激素通常也用于腰椎管狭窄症的保守治疗。

物理治疗常用于腰椎管狭窄症的非手术治疗。它可以提高柔韧性、增强核心力量或有氧运动的能力。在某些情况下，也有使用支具、紧身胸衣和腰部半刚性外固定的。其他止痛方法包括热敷或冰敷、电刺激、按摩或超声波，以及脊柱姿势改变等。在一项对非手术治疗方案的系统综述中，有来自单一试验的低质量证据表明，与不进行治疗相比，运动对腿部疼痛和功能有短期益处。在另一项物理治疗的系统回顾中，无法得出哪种物理治疗对腰椎管狭窄症更有效的结论。低质量的证据表明，超声波、经皮神经电刺激（TENS）和热敷等物理治疗方式对运动的改善没有益处。SPORT研究的二次分析发现，物理治疗与患者在1年内接受手术的可能性降低有关。

硬膜外激素注射通常用于治疗腰椎管狭窄症，尽管结果存在差异。在一项荟萃分析中，硬膜外皮质激素注射对椎管狭窄没有明显疗效。另一项荟萃研究包括10项随机对照试验，虽然硬膜外激素注射有相当多的短期和长期益处，但不一定比注射利多卡因效果更好。激素注射可以通过骶管、椎板间和椎间孔三种途径进行。在对两项骶管和椎板间激素注射治疗中央型腰椎管狭窄症的随机对照试验中，无论是使用局部麻醉剂还是激素，在2年随访时都有显著改善。人们普遍认为硬膜外激素注射只对短期疼痛缓解有帮助。患者的疼痛敏感性对硬膜外激素注射后的疼痛缓解程度没有影响。值得一提的是，硬膜外激素注射通常会给中枢神经系统带来感染的风险。因为老龄化人群的免疫力低下，当决定在老龄化人群中进行注射时必须考虑到这一点。

其他一些流行的治疗方法如整脊治疗也常用于治疗慢性腰痛，但普遍认为不适用于腰椎管狭窄症。针灸是另一种常见的治疗方法，但只有有限的证据表明它对腰椎管狭窄症有益。

有研究评价了手术治疗老年人腰椎管狭窄症的有效性和安全性。结果显示，手术有利于疼痛和残疾的总体改善。硬膜撕裂、伤口感染和死亡率等围手术期并发症的发生率很低。但是肥胖和糖尿病患者的并发症发生率较高，预后也较差。另一项系统综述纳入了918名患者的五项研究，比较了手术治疗与保守治疗的有效性。手术治疗在疼痛缓解、残疾和生活质量方面都显示出优越性。手术治疗的优势在3~6个月时很明显，并持续到术后2~4年。但在这一时期结束后，与保守治疗的差异很小。另一项随机对照试验比较了44例非手术治疗与50例减压手术的结果，在2年的随访中，手术治疗比保守治疗能更好地缓解疼痛，减少总体残疾。此外，通过随机试验设计和观察性队列研究。手术治疗显示出4年的临床显著优势。然而，也有研究发现椎板切除术和保守治疗的结果没有统计学差异。退行性脊椎滑脱患者行减压和融合减压治疗的临床结果都优于保守治疗。

八、结论

腰椎管狭窄症引起的神经源性跛行在老年人群中很普遍。在保守治疗失败的情况下，可能需要进行有或无融合的减压手术。如果风险得到适当评估和减轻，老年人也可以从特定的手术中显著获益。

（邝磊）

第八节 腰椎滑脱症

有症状的老年人腰椎退行性疾病已成为一个日益严重的问题，其中退行性滑脱是常见的需手术治疗的疾病之一。但专门针对老年患者手术的风险收益比研究很少。本节综述了腰椎滑脱症的流行病学、生物力学和临床表现。讨论了各种保守和外科治疗方案，包括减压和融合手术，并特别考虑了老年患者的获益、风险和临床结果。总之，年龄本身不应被视为手术干预的禁忌证；经过围手术期治疗的老年人也应该获得与年轻人相似的满意疗效。

一、流行病学

退行性腰椎滑脱症是老年人常见的问题，也是骨科最常见的疾病之一。在过去的几十年里，腰椎滑脱症的发病率一直在增加。据估计，腰椎滑脱症的患病率在女性中为20%~25%，在男性中为4%~8%。96%为单节段病变，滑动程度从5%到28%不等。12%的患者在5年内进展，12%的患者会出现新的滑脱。在65岁以上的人群中，女性的患病率为29%，男性为31%。我国65岁及以上的男性腰椎滑脱症的患病率为19.1%，女性为25.0%。腰椎滑脱症的患病率不因身高、BMI、吸烟史、糖尿病或心脏病而变化。然而，与没有腰椎滑脱症的男性相比，患有腰椎滑脱症的男子有更高和更频繁的体育活动水平。研究发现我国65岁及以上腰椎滑脱症男性在4年内有13.0%出现滑脱进展，而女性则为16.5%，有12.4%和12.7%的男性和女性出现新的滑脱。尽管男性腰椎滑脱的腰痛发生率、严重程度与非滑脱者没有差异，但神经症状更多和下肢功能受限更明显。

腰椎滑脱症的临床表现包括间歇性腰痛、神经根痛和神经源性跛行，后者是最常见的症状，高达82%的寻求手术治疗的患者存在跛行症状。马尾综合征不太常见（仅3%），但一旦出现就要立即手术。

关于腰椎滑脱症自然史的文献是有限的。Matsunaga等人发表了一项前瞻性研究，对145名保守治疗的患者进行了至少10年随访。有34%的患者出现滑脱进展，但随着椎间盘间隙塌陷，患者的腰痛有所改善。有76%的患者在整个随访期内未出现过神经系统症状。有神经系统症状的患者中有83%出现了明显的恶化，但这与滑脱的进展无关。

二、生物力学

脊椎滑脱是指一个椎体相对于下位相邻椎体向前平移或滑动。尽管脊椎滑脱可以发生在任何节段，但 L4-L5 为最常见的节段。根据 Wiltse 分类，脊椎滑脱通常分为六个不同的类别，分别为：

Ⅰ型：先天性/发育异常，由上关节小关节发育不全所致。

Ⅱ型：峡部裂（峡部裂），由关节间的峡部缺损所致。

Ⅲ型：退行性，继发于关节退行性病变的慢性不稳定。

Ⅳ型：外伤性，由骨折或脱位引起，不涉及峡部裂。

Ⅴ型：病理性，由恶性肿瘤、感染或其他异常骨骼引起。

Ⅵ型：医源性。

脊椎滑脱的严重程度分级是根据滑脱椎体相对于下位相邻椎体的移位距离占下位相邻椎体上终板的百分比来确定的，被称为 Meyerding 分级系统，分为：Ⅰ级，1~25%；Ⅱ级，26~50%；Ⅲ级，51~75%；Ⅳ级，76~100%；Ⅴ级（也称为脊柱下垂），>100%，滑脱椎体完全位于下位相邻椎体的前方。此外，影像学上不稳定性被定义为腰椎节段相对下位相邻椎体的平移超过 3 mm（L5-S1 处为 5 mm），或在屈曲-伸展放射学上的角度超过 10°。

退行性腰椎滑脱症确切的病因目前尚不清楚，但有人认为是由椎间盘退变和随后的椎间盘高度丧失引起的，小关节退变和黄韧带肥大导致上位椎体不稳定和移位。但随着小关节病变、骨赘形成和椎间韧带骨化的发展，有可能使滑脱的脊柱节段获得二次稳定和自发融合。滑脱经常发生在矢状方向的小关节或 L4-L5 小关节角度较大的患者身上，由约束先前移动的因素减弱而导致。但也有人认为矢状方向的小关节是关节退行性炎症反应重塑的结果，而不是原因。行脊柱融合后的患者由于应力增加和退变加速，在融合以上或以下的节段可见医源性脊椎滑脱症。医源性脊椎滑脱症也可能是由减压手术导致的，特别是大量骨、小关节被切除后。研究发现，接受椎管狭窄减压手术的患者术前滑脱程度是预测术后影像学不稳定的最重要因素。建议在减压期间将切除范围限制在每个小关节的三分之一，当需要更大范围减压时，应行内固定融合。

三、治疗

(一)非手术治疗

非手术治疗通常是退行性腰椎滑脱患者首选的治疗方法，具体包括非甾体抗炎药（NSAIDs）、有氧训练、减重及抗骨质疏松症的治疗。老年人在服用非甾体抗炎药时应注意有无胃肠道不适和黑便，并注意药物对心血管疾病的影响。

物理治疗是另一种非常常见的非手术治疗方式，通过活动和锻炼来缓解疼痛。也可以使用其他替代治疗，如超声波、电刺激和针灸。如果经过 4~6 周的物理治疗没有明显效果，也可以尝试硬膜外激素注射。对于有症状的老年患者，几乎没有证据支持非手术治疗比手术治疗更有效。但普遍认为在大多数情况下，在进行手术治疗前可先尝试非手术治疗。在非手术治疗中，没有哪种方式特别优秀，所有选择都可能发挥作用。对于许多患者来说，非手术治疗可以根据症状的严重程度及持续时间组合使用或序贯使用。

（二）手术治疗

手术治疗的适应证包括：持续或复发的腰痛和/或腿痛或神经源性跛行，至少 3 个月非手术治疗无效；进行性神经功能缺损；出现膀胱或肠道症状。外科治疗的两个主要目标包括神经结构的减压和脊柱的稳定。第一个目标是通过减压以缓解椎管狭窄和神经源性跛行症状。椎板切除术是一种常用术式，也可选择保留椎弓的椎板切开术。第二个目标是通过固定融合实现脊柱的稳定，通常是为了改善腰痛和防止可能的不稳定。融合的优势包括：脊柱稳定性的改善，减小长期腰痛，防止由滑脱进展引起的复发性腿痛。融合手术包括使用器械的后外侧融合术（PLF）和各种椎间融合术，包括前路腰椎体间融合术（ALIF）、侧路椎间融合术（DLIF）、后路腰椎间融合术（PLIF）和经椎间孔腰椎间融合术（TLIF）。其他手术包括带或不带融合的微创减压、动态稳定和棘突间撑开。

四、获益与风险

手术治疗一来通过减压可以改善神经功能，二来通过稳定脊柱改善机械性腰痛或防止进一步的脊柱不稳定。与器械融合相比，单纯减压可能更适合老年患者，因为它的手术时间更短，失血量更少，但发生术后不稳定的风险增加。脊柱患者结局研究试验（SPORT）表明腰椎滑脱症的手术治疗疗效优于非手术治疗，尽管这项研究不是针对老龄化人口。有人评估了 80 岁以上老年人腰椎管狭窄症和腰椎滑脱症的疗效，发现手术治疗比非手术治疗有显著的益处，与年轻患者相比，并发症和死亡率没有显著增加。但是，在老龄化人群中进行任何类型的手术都可能因为骨质量差而导致并发症（如假关节病、硬件故障或松动）风险增加，以及并发症的数量和严重程度增加。通过医疗保险的大数据分析发现，老年患者可能需要更精心的术后护理，并且可能更容易出现某些类型的手术并发症。有研究指出，70 岁以上接受椎弓根螺钉固定融合患者的主要并发症发生率为 12%～14.7%，次要并发症发生率为 18.9%～28%，融合术与并发症的发生率显著相关。最常见的主要并发症是伤口感染，而尿路感染是最常见的次要并发症。并发症发生率随着年龄的增长、失血量的增加、手术时间的延长和融合节段的增加而显著增加。80 岁以上和 80 岁以下手术患者的围手术期主要并发症发生率分别为 16% 和 9%，与手术相关的并发症分别占 37% 和 19%。尽管两组的并发症发生率没有显著差异，但 80 以上患者有更高的并发症发生趋势。大型队列研究发现，80 岁或以上患者行手术治疗的平均住院时间为（11.3±8.1）天（7～71 天），使用内固定的手术比不使用内固定的手术平均失血量显著增加（538 mL vs 280 mL）；平均手术时间为（103±38）min，使用内固定者手术时间显著增加（131.2 min vs 84 min）。13% 的患者出现了主要并发症，最常见的是伤口感染，其次是硬膜外血肿和神经功能损害，以及新发心律失常或肺炎和呼吸窘迫。不到 2% 的患者出现以下情况：充血性心力衰竭、血栓栓塞性疾病、肾功能衰竭、肺栓塞或抗利尿激素分泌失调综合征（SIADH）。有 29.7% 的患者出现轻微并发症，最常见的是谵妄、尿潴留和尿路感染，其他轻微并发症包括肠梗阻、低钠血症、低钾血症、消化道感染和吗啡中毒。尽管他们4%的伤口感染率与文献中报道的相似，但感染的微生物似乎是老年患者独有的，主要是革兰氏阴性大肠埃希菌和粪便大肠埃希菌，只有1例是在年轻患者中常见的金黄色葡萄球菌。这表明老年患者的伤口感染更多是由尿路或粪便中的微生物引起的。

还有学者将接受单节段腰椎滑脱融合术的80岁以上患者与45~65岁的患者进行比较。发现老年患者术前合并症更多，包括术前缺乏独立的功能健康状况、严重的慢性阻塞性肺病，以及需要药物治疗的高血压。80岁以上的患者术后尿路感染及术中和术后输血的比率更高。因此有人将80~85岁确定为并发症发生率和死亡率急剧增加的阈值。另外，有人发现手术时间过长（>180 min）与并发症发生有关。Sansur等人对10242名患有腰椎滑脱症和峡部滑脱症患者的发病率和死亡率进行统计，显示脊椎滑脱程度重和高龄患者的并发症发生率明显较高。

有人回顾了75岁以上患者进行微创腰椎减压的结果，主要并发症发生率为1%，次要并发症发生率为30%。与开放椎间融合相比，80岁以上老年患者行微创椎间融合术后视觉模拟量表（VAS）和ODI评分有显著改善，并发症发生率、失血/输血率和住院时间显著降低，假关节病和邻近节段疾病发生率也与开放手术相当。

五、并发症预防

手术治疗可以有效提高老年患者的生活质量，但由于严重的合并症和并发症风险增加，不仅需要仔细选择手术方法，还需要仔细管理潜在的并发症和采取预防措施，以将其降至最低。

（一）识别腰椎不稳定性

应注意识别术前不稳定或可能因减压而导致的不稳定，避免滑脱进展而再次手术。建议在以下情况下进行器械固定：①术前椎间高度>2 mm；②存在后凸需进行畸形矫正；③椎体间移位>5 mm；④超过50%的滑脱；⑤当进行翻修减压并且需要额外切除小关节时；⑥存在峡部裂或邻椎病；⑦双侧小关节面切除超过50%；⑧需复位并恢复椎间高度。Blumenthal等人发现，Ⅰ度腰椎滑脱减压后在三年内有37.5%的患者因腰椎不稳问题需要再次手术。但融合手术后也会因邻近节段退化而导致翻修。适当选择患者将有助于避免因腰椎不稳定而翻修。

（二）识别和治疗合并症

预防并发症很重要的一点是要识别术后不良事件的高风险患者。保持围手术期的血液动力学稳定性和体温、提供足够的液体和有效的疼痛控制将有助于手术安全。对老年患者进行全面的术前评估，消除可改变的风险因素，优化预防措施和术后护理，有助于最大限度地减少或避免并发症。虽然研究并没有发现合并症与术后并发症的存在相关性，但也有研究发现合并症的数量增加提高了并发症的发生率。

六、结果与证据

腰椎滑脱症的治疗结果已得到广泛的研究，但专门针对老年人的研究很少。Greenfield 等人对 38 名平均年龄为 73.8 岁（60~90 岁）的患者进行了固定融合的效果和有效性进行了评估，融合率为 92%；71% 的患者获得了一般以上的功能改善，优良率为 57%。结果与年轻患者相当。Hayashi 等人回顾了 96 名 PLIF 的患者，并比较了 80 岁以上和 80 岁以下患者的疗效。发现 80 岁以上组的骨愈合率为 73.7%，显著低于 80 岁以下患者，年龄是骨不连的风险因素之一。Glassman 等对 65 岁以上接受腰椎减压和融合手术治疗的患者进行了健康相关生活质量（HRQoL）评估，老年滑脱患者的 SF-36 评分平均改善 6.2 分，ODI、背痛和腿痛数字评定量表（NRS）评分分别平均降低 16.4 分、3.1 分和 2.7 分。SF-36 评分除一般健康状况外，所有参数都有所改善，总体健康状况略有下降，但具有统计学意义。Ghogawala 等人前瞻性分析了老年退行性滑脱单纯减压和减压融合的效果，在 2 年的随访中，融合患者的 SF-36 PCS 评分的改善明显大于单纯减压的患者，这一差异在 4 年的随访期间持续存在。两组在腰痛评分方面没有统计学差异。融合组共有 14% 在相邻节段再次进行了手术，而单纯减压组为 34%。相反，Forsth 等人的研究发现两种手术在 2 年或 5 年的随访中，ODI、欧洲生活质量评分（EQ-5D）、苏黎世跛行问卷（ZCQ）、VAS、患者满意度评分和 6 min 步行试验的结果均无统计学差异。

七、结论

患者预期寿命和生活质量期望值的提高导致腰椎滑脱症的治疗需求大增，脊柱外科医生应采用非手术和手术方法治疗腰椎滑脱症。关于老年人退行性疾病手术治疗的研究越来越多，但单纯针对老年人腰椎滑脱症的文献很少。尽管非手术治疗显然对患者总体有利，但患者在非手术治疗无效的情况下，应仔细权衡后决定是否手术。年龄本身不应被视为手术治疗的禁忌证，经过围手术期治疗的老年患者也可以获得年轻患者同样的满意疗效。

（邝磊）

第九节　退行性脊柱畸形

由于老龄化人口的增加，脊柱的退行性畸形已成为脊柱外科的普遍问题。本节介绍了退行性脊柱畸形的病因和生物力学，以及退行性脊柱畸形的治疗目标和策略。治疗选择包括非手术治疗、单纯减压、稳定和矫形。同时，也介绍了与退行性脊柱畸形相关的手术的益处和风险及常见并发症。了解老化的脊柱和矢状平衡矫正在退行性脊柱畸形中的重要性将有助于我们更好地管理患者。

一、流行病学

在老年人中，脊柱畸形中最常见的是退行性脊柱畸形。文献中成人退行性脊柱畸形的发病率差异很大，最高可达68%，常见于40岁以上的患者。

退行性脊柱畸形的病因尚不完全清楚，但普遍认为是由脊柱老化导致的累积性退行性变化的结果。这些变化包括不对称的椎间盘退行性病变、脱水和塌陷，韧带松弛和小关节退行性病变，导致脊柱不稳定。不对称退行性病变及随后的脊柱负荷不均，引发了畸形进展。骨质疏松症引起的脊柱骨折几乎是衰老的必然结果，也是矢状面畸形进展的主要危险因素。腰椎融合术和单纯减压（椎板切除术）导致的医源性脊柱畸形可导致腰椎前凸（LL）的丧失，称为平背综合征。这是老年脊柱矢状面失衡和进一步脊柱畸形的重要风险因素。在退行性脊柱畸形患者中，脊柱畸形以每年$1° \sim 6°$的速度发展，平均每年$3°$。

成人退行性脊柱畸形的临床表现差异很大，腰部和下肢疼痛是脊柱畸形最常见的主诉。除了疼痛和畸形外，患者通常有脊柱非手术治疗或手术失败史。体格检查应包括全面的神经系统检查和仰卧、坐位、站立位和活动姿势的畸形评估。据报道，40%~90%的退行性脊柱畸形患者出现腰背痛，其病因往往是多因素的。可能是由退行性椎间盘疾病导致脊柱不稳，从而导致肌肉劳损。小关节病也是老年脊柱畸形常见的疼痛源。疼痛的严重程度与畸形的大小没有直接关系，然而，顶椎的旋转和矢状面失衡会加剧疼痛。

由于椎管狭窄，腿痛通常表现为放射性疼痛或间歇性跛行，约90%的退行性脊柱侧弯都会出现这种情况。尽管凸侧的神经根可能因为过度拉伸出现症状，但凹侧由于椎间孔狭窄更有可能影响凹侧的出口神经根。

评估老年患者的生活质量也是很重要的，因为老年患者更有可能患抑郁症等合并症。测量患者健康相关生活质量可以为患者的健康状况和手术后的满意度提供观察的基线。

老年人常见的合并症包括糖尿病和骨质疏松症。血糖控制不佳与伤口愈合不良和更高的感染风险有关。糖化血红蛋白过高将提示伤口愈合速度明显减慢。因为老年人常患骨质疏松症，65岁以上的无症状女性和70岁以上的男性不管有无骨质疏松症的症状，都应常规行双能X射线吸收法（DXA）扫描。对那些已知有影响骨密度的疾病，以及吸烟和使用糖皮质激素、低BMI、雌激素缺乏、身高下降或闭经史等危险因素的患者，也应考虑进行DXA扫描。肥胖和吸烟也显示出与腰痛的相关性，这也需要进行充分评估。

为正确评估退行性脊柱侧弯需要进行影像学检查。脊柱全长的直立位前-后位（AP）或后-前（PA）位，以及仰卧（非负重）侧屈位X线可帮助了解畸形的基本情况和代偿机制。

成人退行性脊柱侧弯（A退行性脊柱畸形）被定义为冠状面偏离大于$10°$的脊柱异常弯曲。然而，仍未有大规模研究全面描述脊柱侧弯的特征。近年的一些研究着眼于无症状患者脊柱与年龄的关系，以制定畸形的基线参数。退行性脊柱畸形最重要的影像学测量参数包括骨盆入射角（PI）、腰椎前凸（LL）、骨盆入射角-腰椎前凸（PI-LL）、骨盆倾斜角（PT）、骶骨倾斜角（SS）、矢状垂直轴（SVA）、冠状面Cobb角、受累节段数、顶点旋转和胸部后凸（TK）。在所有与退行性脊柱畸形相关的参数中，最重要的是矢状面和冠状面的整体失衡，分别在侧位和AP/PA片上测量。

二、生物力学

矢状面失衡在大多数老年脊柱畸形中都存在。根据年龄的不同，脊柱的矢状面平衡也会有不同的正常范围。文献清楚地表明，矢状面失衡也是与不良健康状况结果和生活质量高度相关的影像学参数。

矢状面平衡是通过测量穿过 C7 几何中心的铅垂线（C7PL）与骶骨后上角之间的距离来确定的，被称为 SVA。随着年龄的增长、患者体位和骨盆旋转的影响，SVA 会发生显著变化。SVA 的增加与疼痛和残疾的增加有关。然而，SVA 并不能完全反映矢状面的全貌。研究表明，骨盆是矢状面平衡的关键调节器，其相关参数（SS 和 PI-LL）也显示出疼痛和残疾之间的强烈相关性。

当患者出现矢状面失衡时，身体会出现代偿，并向远端发展，最终影响髋关节和下肢。矢状面失衡加重的主要驱动因素之一是脊柱退变导致的 LL 丧失。为了对抗重心的向前平移，胸椎变平，导致肌肉疲劳。这通常还伴随着骨盆的旋后及膝盖的屈曲。这些代偿机制对评估很重要，因为如果不考虑它们，可以会掩盖异常的 SVA。在矢状面平衡的综合分析中，还应考虑 PT 和 PI-LL。高 PT 反映了一种代偿机制，这种机制可以明显减少整体矢状面失衡。PT 较大的患者通常需要较大的矫正（截骨术）来降低手术失败的风险。PT 可通过测量骶骨中点与穿过骶骨中点的垂直线之间的角度来评估。相对于PI，测量 PI-LL 对 LL 较小的患者的手术计划很重要。LL 是 S1 上终板和 L1 上终板之间的夹角。Diebo 等人已经表明，PT、PI-LL 和 SVA 在衰老的脊柱中通常都会增加，应针对不同患者进行个性化的矫正策略。拍全身全长 X 线片比全脊柱 X 线能更好地显示患者的平衡和代偿机制。

对老年脊柱畸形患者而言，手术旨在纠正矢状面而非冠状面参数，以减轻相关的疼痛和残疾。冠状面失衡也会导致背痛和功能受损，但更多是与外表不满意有关。

三、分类

对退行性脊柱畸形进行分类便于人们对其进行有效的沟通和研究，从而更好地治疗和改善预后。不同脊柱畸形系统的复杂性各有不同。简单的分类系统在临床上更实用，但缺乏对畸形的全面描述。最常用的分类系统是基于临床的 SRS Schwab 分类系统，研究发现该系统中的曲线类型和矢状面修饰与生活质量密切相关。成人脊柱畸形的其他分类系统包括 Aebi 分类系统、Berjano-Lamartina 分类系统。Aebi 分类系统根据病因对畸形进行分组，使用起来很简单，但对手术计划的指导作用有限。Berjano-Lamartina 分类系统旨在帮助外科医生制定手术计划，确定哪些畸形需要融合，避免融合全部脊柱，从而降低手术风险，保留更多的脊柱运动，降低交界性疾病和失代偿的风险。

四、治疗

（一）非手术治疗

退行性脊柱畸形是一种进行性疾病，需要数年或更长时间才会显著影响患者的生活质量。非手术治疗是消除脊柱畸形手术风险的主要的初始治疗方法。非手术治疗和手术治疗的主要目标是相同的：缓解疼痛，改善功能，阻止畸形发展，同时改善外观。即使是基于 HRQoL 测量的残疾患者，也可能受益于重点非手术治疗方案。

就退行性脊柱畸形而言，缺乏针对非手术治疗的循证医学依据。研究保守治疗对退行性脊柱畸形患者 HRQoL 的影响发现，在 2 年随访期内保守治疗未显示出显著益处，尚不清楚疾病进展是否会因保守治疗而放缓。

（二）多学科合作治疗

大多数退行性脊柱疾病都是由一名外科医生来处理的。但在退行性脊柱畸形的诊治中，多学科合作越来越频繁。文献也证明了外科医生与老年科医生、康复科医生、麻醉疼痛科医生、理疗师、护士共同参与决策和治疗的模式有助于减少不必要的手术。采纳另一位脊柱外科医生的二次就诊观点也会使手术治疗率有所下降。研究表明，当 100 名退行性脊柱畸形患者被转诊到多学科中心进行诊治时，只有 42 名患者被建议手术。常用的非手术干预措施包括物理治疗、硬膜外类固醇注射、减肥、戒烟和脊髓刺激。然而，这些非手术治疗的长期益处仍然存在争议。

（三）手术指征

脊柱畸形的手术治疗需要认真计划和慎重地选择患者。因为脊柱畸形手术往往恢复时间长、并发症发生率高，医疗支出也高。最常见的手术适应证是退行性脊柱畸形伴椎管狭窄引起的神经根痛、神经源性跛行或脊髓受压，以及对非手术治疗失败的患者，背痛尽管非常常见，但很少单独作为手术的适应证。没有任何其他症状的畸形进展则不需要手术。

手术治疗对背痛的缓解是非手术治疗的 6 倍，而对腿痛的缓解是非手术治疗的 3 倍。尤其是矢状面失衡和症状更严重的患者，术后疼痛和 ODI 评分有更好的改善。其他手术适应证包括神经结构压迫导致大小便功能障碍或步态障碍、脊柱不稳定、平背畸形、医源性畸形或进行性退行性畸形引起的疼痛。

影像学参数有助于评估畸形的严重程度，但不一定能预测临床预后。手术矫形的目标一般是使 PT<20°，SVA<5 cm，冠状面失衡<4 cm。

相关文献综述发现，手术治疗对中重度症状的退行性脊柱畸形患者是合适的，但通常不适用于症状轻微、畸形较小、没有中度狭窄或矢状面失衡的患者，尤其是患有多种合并症和高龄的患者。鉴于其复杂性，外科医生和患者必须就症状严重程度、椎管狭窄程度、畸形程度、风险因素和任何其他额外因素做出综合判断，以决定手术的益处是否大于风险。通过多学科讨论可能有助于手术抉择。

(四)术前心理健康状况评估

除了评估疼痛、身体症状和畸形程度外，还需要评估患者的整体健康状况。在老年人群中，这一点变得至关重要，因为退行性脊柱畸形会对患者的生活质量产生负面影响。这种评估可以用不同的方法来完成，如计算HRQoL的测量工具包括脊柱侧凸研究学会22项问卷表（SRS-22）、ODI和健康调查量表12（SF-12），可以更好地了解某人的身体、心理、情绪和社会功能与其生活质量的关系；改进评分系统也是临床和研究中的重要工作，可以进一步改善未来退行性脊柱畸形的治疗。对患者进行问询和评估有助于在手术前了解脊柱畸形的心理社会影响。

(五)手术策略

脊柱畸形的决策往往具有挑战性，尤其是在矫形大小和节段选择上。研究表明，由于衰老过程中的退行性变化，需要针对特定年龄采取不同的手术策略。曾经有人认为，最佳做法是过度矫正，以减轻在术后老化过程中发生矫正丢失。然而，这种做法可能是有害的，不那么"完美"的矫形已被证明可以获得较好的HRQoL。过度矫正也可能导致并发症，如近端交界处后凸。当老年患者接受适当的LL矫正时，他们的近端胸后凸也会有适度的变化，PT和SVA也会有所改善。通过年龄调整矫形目标，患者可能获得更好的临床疗效和生活质量。考虑到这一点，治疗退行性脊柱侧弯患者基本上有三种策略可以考虑：有限减压、局部稳定和畸形矫正。

1. 有限减压

对于一部分脊柱畸形角度较小，且合并椎间孔狭窄，而主要表现为神经根症状的患者，微创手术可能是一个比较好的选择。与开放式后路手术相比，微创手术软组织剥离更少，也更容易恢复。无论是否行椎间孔切开术，患者都可以从微创椎板切除术中获益。这种手术既可以缓解神经根症状，又可以避免大面积开放性手术的风险。但是这些患者也必须仔细评估，因为该手术可能不会改善背痛和矢状面失衡，术后也有可能导致神经根痛复发和腰椎不稳定，需要再次后路多节段椎弓根螺钉固定融合。

2. 局部固定融合

局部固定融合通常是单节段或双节段退行性疾病的首选治疗方法。患者通常存在腰椎滑脱或椎管狭窄。对于轻度或中度畸形的患者，短节段融合结构可能是合理的治疗方法。例如，患有L4及L5滑脱的平背患者可能只需要行L4/L5和L5/S1的椎间融合和钉棒内固定。这样退行性病变得到解决，同时又恢复了L4-S1的前凸。局部固定融合也可以用微创技术来解决。

对于患有退行性脊柱侧弯的老年患者，微创手术已被证明可以纠正矢状面畸形和冠状面畸形。侧方入路椎间融合术（XLIF或OLIF）也是一种可行的微创手术方法，可以在不破坏脊柱旁肌肉的情况下把融合器放进脊柱前柱，通过增加椎体前方的高度而恢复腰椎的前凸。通过这种方法可以避免后路手术造成的后方张力带损伤，并允许放置更大的椎间盘融合器，提高融合率。随着椎间盘高度的增加，椎间孔和中央椎管可得到扩大，神经根也会得到间接的减压。虽然侧方手术降低了传统前路融合内脏损伤的风险，但有可能损伤腰丛神经。荟萃分析发现，微创手术与开放手术的并发症发生率没有显著差异。但接受微创手术的患者与开放手术患者的年龄有显著差异，老年患者因其骨骼质量差和合并症多，更适合行微创手术。

3. 畸形矫正

畸形矫正是通过大型后路手术完成的。通常需要固定腰椎和胸椎的大部分，并采用适当的截骨术。不同级别的截骨术可以提供不同程度的畸形矫正，以帮助恢复脊柱的平衡。截骨术总共分为六个等级。1 级截骨只切除下关节突，2 级截骨切除上下关节突、黄韧带和可其他后部结构。这两种类型的小关节截骨术都需要前柱有一定的活动度才能获得畸形矫正。3 级为经椎弓根截骨术，也称为闭合楔形截骨术，是对包括椎弓根在内的后椎体进行楔形切除，保留椎间盘，以前柱为铰链闭合。4 级截骨除了 3 级截骨的范围外，还需包括相邻的终板和椎间盘。这种类型的截骨术由于脊柱明显缩短，可以在前方放置钛笼以避免脊髓缩短太多引起损伤。在某些情况下，严重僵硬畸形可以通过单个或多个全脊椎切除术（VCR）来治疗。VCR（5 级和 6 级截骨）是一种矫形能力强大的截骨方法，它切除椎体、椎间盘、椎弓根和所有后部结构，完全离断脊柱，实现矢状面和冠状面的矫正，必要时还能缩短脊柱。但应使用椎间移植物来重建前柱，防止不必要的缩短。这种截骨术难度大、并发症发生率高，手术时间长，失血量大。

五、获益与风险

脊柱畸形的手术方式只要选择适当，往往获益大于风险。保守治疗失败的患者，尤其是那些神经功能进行性下降、顽固性疼痛、严重残疾或畸形的患者，术后生活质量可以显著改善。SVA、PT 和 PI-LL 的改善与 HRQoL 提高有很强的相关性。有研究发现在脊柱畸形手术后 1 年，除了举重和个人护理外，各类 HRQoL 问卷的项目都有所改善，而 2 年随访时，所有项目都获得了改善。

对考虑行脊柱畸形手术的老年患者来说，了解每种手术的致残率和死亡率对手术计划和改善患者功能有重要意义。老年脊柱畸形手术的致死率很低，但随着年龄的增长而增加。大数据研究发现，60 岁以下的手术致死率小于 1‰，而 90 岁以上的致死率为 34.4‰。主要是由于肺部感染、心血管并发症、败血症和休克。

老年脊柱畸形人群的并发症发生率很高，大数据研究显示发生率为 11%~35%，并随着年龄的增长而增加。有荟萃分析显示成人畸形手术的并发症发生率可高达 55%。其中大多数是伤口感染，其次是硬膜撕裂、神经系统并发症和内植入物相关并发症。老年患者由于总体健康状况较差，通常会比年轻患者出现更多的术后并发症。随着年龄的增长，脊柱退变加重，加上骨质疏松，更降低了融合的成功率。

六、并发症预防

一些风险因素已被证明与脊柱畸形手术疗效不佳有关，包括 BMI 升高、吸烟、使用麻醉镇痛药和焦虑/抑郁。术前应去除这些风险因素，以降低手术风险。

(一) 双主刀医生

由于手术复杂、手术时间长和并发症风险高，许多地方已采用两名主诊医生参与手术，以提高效率和安全性。使用两名外科医生治疗复杂的病例并不是一个新概念，但有关这方面的文献仍然很少。最近的研究发现，是否采用双主刀医生进行手术对患者的住院时间、手术时间和 EBL 方面没有显著差异，但确实发现双主刀医生手术可减少术中并发症。脊柱侧弯研究协会(SRS)的调查也发现，多数医生认为这样有助于改善患者的疗效，但大多数医院并不经常这样做。需要对这种方法进行进一步研究，以更好地评估其效用。

(二) 近端交界区后凸

近端交界区后凸(PJK)是退行性脊柱畸形行内固定融合术后常见的并发症之一。除了高龄外，矢状面畸形的严重程度和矫正的程度也是导致这种并发症的风险因素。

PJK 被定义为最上固定椎(UIV)上方邻近节段的异常后凸，是 UIV 下终板与 UIV 上两节椎骨上终板之间的夹角。尽管 PJK 的定义在各文献中有所不同，但都会影响患者疗效并可能出现疼痛、神经功能缺陷和生活质量下降。尽管 PJK 的病因尚不完全清楚，但与年龄相关的退变和畸形被认为是主要因素。其他潜在原因包括后韧带复合体断裂、内固定失败、脊柱骨折和小关节损伤。

PJK 的预防措施包括：上方椎体成形术、固定上端使用固定钩、注意上端弯棒和保护韧带等。这些技术在一部分老年高危患者中已取得了一定的效果，但其科学价值还需进一步研究。

(三) 氨甲环酸的使用

鉴于脊柱畸形手术的复杂性，失血过多可能导致严重的并发率。为了减少出血可以采用多种方法，包括急性等容血液稀释、止血剂和鞘内注射吗啡等。影响失血的其他因素包括手术的熟练程度、使用微创术式、俯卧时腹部免受压迫、维持体温等。保持平均动脉血压<75 mmHg 也有助于减少出血。有限的证据证明这些技术能减少出血。近年，在术前和术中使用抗纤溶药已成为减少出血的一种流行做法。在脊柱外科手术中使用氨甲环酸(TXA)已被证明是安全有效的。TXA 是赖氨酸的合成类似物，通过抑制纤维蛋白溶解发挥作用。该药物可以口服或静脉给药，生物利用度为 100%，半衰期为 1~3 h。目前还没有关于不同年龄脊柱手术使用 TXA 的用量标准。针对青少年脊柱侧弯和成人脊椎畸形患者的随机对照研究显示，每小时 10 mg/kg 负荷剂量对减少失血的效果更佳。

七、结果与证据

尽管矫正脊柱畸形是一项复杂的手术，并有相关的风险，但目前的证据表明，只要患者选择正确，手术是有益的。如前所述，矫正冠状面和矢状面失衡是衡量技术成功的重要参数，但 HRQoL 的测量对患者更为重要。关于脊柱畸形矫形术后 HRQoL 的测量目前还在进一步研究，以指导将来更好的治疗。

如前所述，本节中讨论的参数（SVA、PT、PI-LL）与患者报告的结果（HRQoL）相关，与其他参数相比，矫正这些参数后生活质量的提高幅度最大。SVA 的数值与患者的生活质量呈负相关，必须强调矫正对患者的益处。成功的手术可以将畸形矫正到可接受的标准和外观；它将减少疼痛和减轻神经功能障碍，并改善功能，所有这些都与更高的生活质量相关。

八、小结

随着人口的老龄化和对退行性脊柱畸形的认识不断提高，未来脊柱畸形融合手术可能还会增加。了解老年人脊柱的正常衰老过程和脊柱畸形的治疗方法对正确选择患者和获得最佳手术结果至关重要。随着年龄的增长，脊柱自然会出现骨质质量下降、退行性疾病增多和进行性矢状面畸形。为患者制定个性化治疗，特别是手术治疗计划不仅需要丰富的经验，还需要采取多学科合作的方法。将矢状面失衡恢复到特定年龄的参数范围是合理的，但过度矫正必然带来更多的并发症风险。

（邝磊）

第十节　骨质疏松症

骨质量降低（骨质减少和骨质疏松）是一种常见的疾病，不但会增加脆性骨折的风险，也会对脊柱手术后的结果产生不利影响。脊柱外科医生通过诊断和治疗骨质量降低并进行干预以降低跌倒风险。不幸的是，只有不到 20% 的骨质疏松症患者接受了抗骨质疏松症治疗。骨折后的规范随访可使再发骨折风险降低 40%。术前抗骨质疏松治疗旨在改善术前的骨骼健康。研究表明，维生素 D 缺乏与骨质疏松症之间存在联系，使用双膦酸盐或骨合成代谢促进药物治疗可以改善手术结果。其关键在于正确评估骨质疏松症的风险，识别和纠正维生素 D 缺乏症，消除产生不利影响的因素（如吸烟和过量饮酒），预防跌倒，进行负重运动，并保持适当的营养。双能 X 射线吸收法（DXA）是评估骨质量的重要组成部分。DXA 检查包括了脊椎和髋部骨小梁的评分，有助于识别隐匿性骨折。由于骨质量是脊柱功能的基础，在评估脊柱疾病时应包括骨质疏松症的诊断和治疗。

一、背景

骨质量降低（骨质减少和骨质疏松）是一种未被充分认识的疾病，它将增加老年人骨折的风险，从而降低生活质量，使老年人失去生活独立性，并增加死亡率。脊柱是骨质疏松症最常见的症状部位，容易出现骨折和畸形。许多低骨质量患者经常因为相关的脊柱疾病寻求治疗。脊柱外科医生需要意识到，骨质量降低可能会对手术结果产生不利影响，并增加并发症和翻修手术的可能性。本节将回顾骨质疏松症的流行病学，重点关注脊柱骨折的发病率和死亡率，以及骨质疏松症对脊柱手术结果的影响。此外，还将讨论当前基于指南的诊断和整体治疗方法，优化患者的围手术期管理。

老年患者发生低能量骨折是一个预警事件，同时也是一个教育和管理患者的机会。我们的目标是使这次骨折成为最后一次骨折。这是通过一系列方法来实现的，包括教育、评估、纠正代谢异常、治疗、康复和随访。不幸的是，很少有患者在骨折后接受骨质疏松症的治疗。这促使人们努力改善骨质疏松性骨折的管理，以防止进一步的骨折。

二、流行病学

骨质量降低（骨质减少和骨质疏松）很常见，美国 2020 年此类患者已超过 6500 万名，预计 2030 年将超过 7100 万名。这些患者中有 20% 患有骨质疏松症。每年有 210 万老年人发生骨折，这一数字高于卒中、心脏病和肺癌的总和。据估计，这些骨折每年的医疗花费超过 200 亿美元。随着人口老龄化，预计因为骨质疏松性骨折的住院人数还会增加。50 岁左右患者大约 1% 因为脆性骨折入院，80 岁以上的患者中约 5.5% 被诊断为脆性骨折，且女性多于男性。估计到 2025 年，女性脆性骨折的人数将增加 76%，男性将增加 24%，他们的医疗花费将相应增加 73% 和 27%。

三、老年人骨折的发病率和死亡率

骨折是改变老年人人生的重要事件。骨折对生活质量和独立性的不利影响尚未得到医学界的足够重视，患者也不够重视。骨折后，丧失独立性、死亡率升高、慢性疼痛、功能丧失和健康相关生活质量降低的概率显著增加。老年髋部骨折患者一年时的死亡率为 28.6%，为同年龄段对照组的 2.2 倍。从社区生活转移到长期护理，发生在 20% 的髋部骨折患者和 5.5% 的对照组中。脊柱骨折后的近期死亡率与髋部骨折相似。大宗病例研究发现脊柱骨折的死亡率与非骨折死亡的风险比为 2.2~3，具体取决于原始骨折时的年龄。随着时间的推移，椎体骨折后的死亡率显著增加。在 5 年随访时，只有 30% 的骨质疏松性骨折患者存活下来，而对照组的存活率为 70%。脊椎骨折后患者的独立能力也发生了显著改变。2 年随访时，只有 24% 的患者住在家中，另有 15% 的患者需要家庭医疗服务，而 60% 的患者被转移到各种护理机构中。

只有三分之一的脊柱骨折表现出明显的临床症状，大多与疼痛有关。据报道，保守治疗患者的平均基线疼痛评分为 7.8 分，在 6 个月内可显著改善至 3.4 分。疼痛影响了患者的生活质量，有 25% 的脊柱骨折患者和 58% 的髋关节骨折患者的日常生活和活动受到了限制。如果患者合并有髋部和脊柱骨折，则有超过三分之二患者的日常生活和活动受到限制。脊柱骨折患者的 SF-36 物理成分评分平均为 40 分，髋部骨折患者为 34 分，如果合并有髋部和脊柱骨折，则为 30 分，而正常年龄的对照组为 50 分。但心理健康方面的得分并没有变化。老年人特别难以理解身体的变化和剧烈的疼痛，对将来的孤立、依赖照顾和不确定性存在明显的恐惧。

四、再次骨折的风险

众所周知，骨质疏松性骨折患者存在再次骨折的高风险。有人计算了 65 岁以上患者在 10 年内发生再次骨折的风险。在 2 年时，11%的髋部骨折患者和 12%的脊柱骨折患者发生了再次骨折。这一比例在 5 年时分别上升到 15%和 16%，在 10 年时上升到 25%。女性每 1000 例患者年的风险为 80，男性更高，为 101。与那些没有骨折的患者相比，女性的相对风险为 2.5，男性为 6.2。19%的非手术治疗患者在 12 个月内发生再次骨折，而接受椎体成形术的患者没有差异。每出现一次新的骨折，发生再次骨折的风险都会显著增加。一处骨折的患者发生再次骨折的风险为 12%，而两处或以上骨折的患者则有 25%的风险。因此，老年患者需注意有无临床或亚临床骨折或低能量机械性骨折的存在。

五、骨质疏松症的诊断

(一)双能 X 射线吸收法(DXA)

双能 X 射线吸收法是测定体内骨密度(BMD)的金标准。该技术可以确定高能和低能 X 射线能量通过组织的密度。DXA 计算感兴趣区域的面积 BMD(gm/cm^2)，分别是股骨近端、腰椎和桡骨远端，这三个部位常见的骨折部位。然后将 BMD 与参考标准进行比较，特别是 20 至 30 岁女性的 BMD。T 评分等于患者的骨密度减去参考标准的骨密度除以参考标准的标准差。Z 分数是使用年龄和性别匹配的对照作为参考标准来计算的，用于男性和绝经前女性。DXA 是预测未来骨折风险的好工具，但也有许多局限性。关节炎或退行性变化、变形和外科植入物会影响骨密度的准确性。DXA 仅测量平面骨的最小密度，包括皮质骨和松质骨。松质骨在预防骨折方面比皮质骨更重要。扫描人员和技术人员对骨质疏松的评估会出现差异，产生不同的结果。有研究发现有超过 25%的扫描报告是不正确的。

(二)骨质疏松的分类

世界卫生组织(WHO)根据 DXA T 评分对骨骼状况进行分类，T 值低于-2.5 为骨质疏松，T 值介于-1.0 和-2.5 之间为低骨量。然而，其对骨折的预测性很差，50%以上的骨折发生在骨量较低或 T 评分正常的人群中。对治疗提供的指导有限。因此，建议将骨质疏松症的定义扩大到包括以下任何一项：T 评分低于-2.5；脊柱或髋部脆性骨折；低骨量(-1.0～-2.5)加脆性骨折；低骨量加上骨折风险评估工具(FRAX)得出的高骨折概率。

骨折风险评估工具是一种预测工具，用于计算 10 年髋关节和 10 年主要骨质疏松部位的(脊柱、髋关节、手腕和肱骨)骨折风险。FRAX 是许多国家的标准化工具，基于 12 个标准，包括基本资料、身高和体重、既往骨折病史、父母骨折史、吸烟、使用糖皮质激素、类风湿性关节炎、继发性骨质疏松症、每天饮酒超过 3 杯、女性股骨颈密度。FRAX 风险也可以在不使用 DXA 的情况下进行计算。

许多指南建议使用 FRAX 估计骨折并确定最佳治疗方法和干预的阈值。最常用的高风险 FRAX 阈值是 10 年主要骨折风险为 20%，10 年髋部骨折风险为 3%，应考虑药物治疗。

(三) DXA 的适应证

DXA 检测的适应证为：所有 65 岁以上和 70 岁以上的男性；50~64 岁的女性且 FRAX 评分大于 9.3%；主要骨质疏松相关骨折风险；50~69 岁的男性合并：既往骨折、使用糖皮质激素或类风湿性关节炎；最近骨折的人。

(四) 其他评估手段

一些新的 DXA 扫描仪提高了骨折的风险预测能力。脊椎骨折评估(VFA)使用整个胸腰椎的侧位放射图像。Genant 视觉半定量(VSQ)评分可用于识别轻度、中度或重度脊椎骨折。结合这种方法，可以测量每个椎体前、中、后部的高度，并将其与对照组进行比较。VSQ 评分将骨折分为轻度(20%~25% 的高度损失)、中度(25%~30% 的身高损失)和重度(>40% 的身高损失)。VFA 可以识别 BMD 不能识别的隐匿性骨折。有报道指出 DXA 正常的患者中有 17% 可通过 VFA 发现中度或重度脊柱骨折，其中有 88% 是隐匿性骨折。

骨小梁评分(TBS)可通过评价骨微结构来测量骨质量。TBS 使用特殊软件来评估骨骼纹理，并可应用于现有的腰椎 DXA 数据。选择与 DXA 相同的感兴趣区域，并基于骨骼阈值为二维图像上的每个像素赋值。TBS 是基于像素之间的变化来计算的，当与正常骨相比时，骨质疏松骨中的像素比正常骨小梁中的像素大。骨小梁评分可以独立于骨密度，且比 T 值的预测价值更大。TBS 可用于改进 FRAX 中压缩骨折风险的估计，高 TBS 分数可降低风险，反之亦然。TBS 值>1.31 表示与完整的骨微结构一致，<1.23 表示与退化的骨微架构一致，部分退化的骨微结构得分介于这些值之间。

计算机断层扫描(CT)也是一种广泛使用的骨质疏松症诊断工具。即使在对身体其他部位进行检查时也有可能包含了脊柱和髋关节，因此被称为"机会性骨质疏松症筛查"。CT 使用旋转的 X 射线发射器和探测器，这些发射器和探测器允许计算每个三维组织块(体素)中的能量衰减。X 射线衰减被归一化并被计算为线性衰减系数，即 Hounsfield 单位(HU)。每个扫描仪计算每个体素的 HU 后以灰度在平面图像上显示。X 射线衰减与组织的每个体素中的原子质量立方和原子数量成比例。因此，对于骨骼来说，HU 与 BMD 成正比。

目前已经开发了几种使用 CT 评估骨质量的方法。最简单的方法是使用标准 PACS 软件确定椭圆兴趣区域(ROI)中的平均 HU 值。通常选取椎体前三分之二的轴位或矢状截面图像进行测量。测量时应避免任何骨缺损、骨折或骨岛。一般将 L1 作为诊断骨质疏松症的测量椎体。研究表明，椭圆兴趣区域的大小对诊断结果没有影响。通过同时扫描患者和含有不同浓度羟基磷灰石钙的体模，可以获得更精确的定量 CT。然后使用这些来插值任何感兴趣区域的骨密度，这被称为同步定量 CT(qCT)。这是一个很好的研究工具，但在临床上没有得到广泛应用。异步 qCT 利用在 CT 扫描仪上获得的校准数据不需要同时扫描患者和体模，这种方法与同步 qCT 一样可靠，可用于计算骨密度和确定 T 值，类似于 DXA。无伪影定量 CT 使用水和空气密度作为标准来计算骨密度，目前主要作为一种研究工具。

有一些因素会影响 X 射线衰减，从而影响 HU 值。CT 的日常波动很小，但静脉造影可使脊柱 HU 值增加约 11.31。最重要的影响因素是 CT 扫描仪的电压。大多数 CT 扫描仪使用 120 kV 电压，而双能量 CT 的电压较高。二者得出的 HU 值之间存在显著差异。

有研究把 L1 椎体的 HU 阈值设为 135。HU 值大于 160 将排除骨质疏松症，而小于 110 则很可能表明骨质疏松症。有研究将 HU 与 DXA 和 T 评分进行比较发现，正常骨骼（T 评分>-1.0）的平均 HU 为 133，低骨量患者（T 评分-1.0~-2.5）HU 的平均值为 101，骨质疏松症患者（T 分数<-2.5）HU 的平均值为 78。事实证明，确定 HU 值有助于管理脊柱疾病患者。尽管阈值尚未确，椎体的弹性模量、表观屈服应变、拔出力和 HU 之间存在显著的线性相关。

机会性 CT 发现，术前 HU 值降低与脊柱畸形患者固定近端临近节段失败之间存在显著相关性。失败患者的平均 HU 值为 146，而非骨折组为 199。另有报告称，在 HU 值较低的患者中，硬膜撕裂的发生率是其他患者的两倍。通过 HU 值诊断的骨质疏松症对融合成功产生了负面影响。腰椎融合成功的患者平均 HU 值为 203，而在融合失败患者只有 140。Nguyen 进行了一项匹配队列研究，发现骨不连患者的 HU 值显著低于融合成功的患者（167 vs 201）。Wagner 发现接受腰椎融合术的患者的 HU 值和 DXA 之间存在很强的相关性。Mi 等人发现，体间融合术后发生椎体间融合器沉降的患者的 HU 值低于未发生沉降的患者，随访时融合质量也较低。

CT 的一个重要用途是识别隐匿性骨折。在进行腹部 CT 扫描的患者中，有 8.2% 的患者存在隐匿性脊椎骨折，这与 HU 值下降密切相关。有研究指出 97% 的隐匿性骨折患者的 HU 值低于 145，而他们的 DXA T 值均大于-2.5。82% 的 CT 隐匿性骨折患者在影像学报告中没有提及。

（五）骨转换指标

骨转换标记物（BTM）用于评估骨形成和骨吸收的动态细胞活性的蛋白质和肽。这些标志物可用于监测治疗效果，但不用于骨质疏松症的诊断。美国临床内分泌学会（AACE）的现行指南建议使用血清 C-末端肽（s-CTX）评估骨吸收，血清 I 型胶原合成的 N-末端前肽（P1NP）用于评估骨形成。对抗骨吸收治疗有效的患者应具有较低的骨转换率，从而降低 BTM。s-CTX 升高表明持续的高骨转换，并表明治疗依从性差、吸收不良或骨质疏松的次要原因。相反，骨合成代谢疗法增加了 BTM 的形成和吸收。

六、骨质疏松症的治疗

（一）一般原则

普遍建议骨质疏松症患者确保摄入充足的钙和维生素 D，并给予高蛋白饮食、治疗维生素 D 缺乏症、定期负重运动、预防跌倒、戒烟和减少过量饮酒。使用药物干预的阈值是基于 FRAX 计算得出的，因此 FRAX 高危的患者应接受药物治疗。建议对 T 值低于-2.5 的患者、骨折风险较高的患者（>20% 严重骨质疏松症相关骨折或>3% 髋部骨折）、严重脆性骨折患者接受抗骨再吸收药物或骨合成代谢药物的治疗(表 3-3)。

表 3-3 骨质疏松症治疗的一般原则

脊柱外科医生应考虑到骨质疏松症对健康的不利影响并对其进行干预	
年龄在 50 岁以上的骨折患者的常规检查	血常规 肝肾功能、电解质、骨代谢及骨转换指标 25-羟基维生素 DXA
预防跌倒	家庭生活中的安全 平衡问题 视线问题 总体的虚弱
补充剂	钙:1000~2000 mg/日 维生素 D3:1000~2000 U/日 保持充足的蛋白质摄入
高骨折风险者予药物(3~5 年)	FRAX>20% 10 年主要骨质疏松性骨折风险 最近骨折 跌倒 预计要行融合手术

(二)维生素补充剂

维生素 D 对正常的骨骼健康至关重要,因为它可以促进钙吸收、成骨细胞分化、成骨介导的矿化和钙调节,以及胶原蛋白的交联。临床上,维生素 D 水平下降与肌少症和跌倒风险增加有关。维生素 D 还与许多其他疾病相关,如心血管疾病、糖尿病、高血压和癌症。

维生素 D 在暴露于紫外线辐射时在皮肤中形成,其中 7-脱氢胆固醇转化为胆钙化醇(维生素 D_3)。胆钙化醇需要两次羟基化才能发挥活性。第一次发生在肝脏,维生素 D_3 在肝脏中转化为 25-羟基维生素 D[25(OH)D]。肾脏随后将 25(OH)D 羟基化为活性形式的 1-25$(OH)_2$D。

血清 25(OH)D 的测量被认为是评定个体维生素 D 状态的最佳方法。之所以选择这种代谢产物,是因为它有相对较高的浓度循环,半衰期长(约 3 周),可反映长期储存。由于 25(OH)D 测定的差异,确定 25(OH)D 的最佳水平是困难的。美国国立卫生研究院维生素 D 标准化计划(VDSP)开发了允许使用标准化 25(OH)D 数据的方法,可能有助于在这方面取得进展。此外,几乎所有关于维生素 D 补充的随机试验的志愿者在研究开始前其维生素 D 含量不可能都低。向本就不缺乏维生素 D 的人提供更多的维生素 D 不可能有好处,只可能造成伤害。总之,使用各种检测方法对 25(OH)D 状态使用有缺陷的方法进行大型随机对照试验(RCT)将无法定义低维生素 D 水平。在这种情况下,定义维生素 D 充足性的一种常识性方法只能是测试赤道气候下的猎人群落的维生素 D 水平,他们大部分时间都处于高水平的皮肤暴露中,这代表了维生素 D 的正常状态。在坦桑尼亚,狩猎部落的平均

25(OH)D 为 46 ng/mL。同样,夏威夷的冲浪者的平均 25(OH)D 水平约为 36 ng/mL。

在开始每日补充个人剂量的维生素 D 后,25(OH)D 的增加在个体之间存在显著的反应。一般来说,建议选择更大的剂量,让尽可能多的患者达到正常水平。2011 年医学研究报告认为 25(OH)D 水平≥20 ng/mL 是足够的,而最近的 AACE 指南建议>30 ng/mL 才是适当的。尽管存在争议,但许多专家认为维生素 D 的两种有效形式[维生素 D_3(胆钙化醇)和维生素 D_2(麦角钙化醇)]的效力各不相同。一些研究发现,补充维生素 D_3 对增加循环 25(OH)D 更有效,因此,通常作为治疗首选。胆钙化醇作为一种单独的补充剂,剂量分别为 1000 国际单位、2000 国际单位和 5000 国际单位。此外,还提供 50000 国际单位的维生素 D_3 补充剂。AACE 指南建议普通人群每天服用 1000~2000 单位维生素 D。维生素 D 缺乏(低于 20 ng/mL)的患者每周服用 50000 单位维生素 D_2 或 D_3,持续 8 周;或每天服用 5000 IU 维生素 D_3。在 12 周时,检查 25(OH)D 水平以确保其大于 30 ng/mL。注意,考虑到 25(OH)D 的半衰期约为 3 周,必须等待至少 12 周才能达到新的 25(OH)D 稳态。在达到与正常人群的类似水平后,建议将 1000~2000 单位的维生素 D_3 作为每日维持剂量。肥胖、吸收不良或正在服用影响维生素 D 代谢的药物的患者可能需要替代剂量。事实上,考虑到上述 25(OH)D 反应的差异,不可能准确估计个体的摄入量。因此,对于持续性骨折的个体,谨慎的做法是定期检查 25(OH)D 水平。

维生素 D 中毒的定义也是有争议的。25(OH)D 水平即使高达 150 ng/mL 仍有良好的耐受性。维生素 D 的急性中毒的表现是血清钙升高。大量服用维生素 D 是不明智的,因为一项对服用 500000 国际单位的研究发现,这会增加跌倒和骨折的风险,而机制尚不清楚。

人们普遍认为维生素 D 缺乏会导致肌肉无力,从而增加跌倒风险。因此,美国老年医学会和 USPSTF 都建议有跌倒史或跌倒风险增加的老年人补充维生素 D。如果维生素 D 缺乏确实导致肌肉无力,则它可能会导致肌肉减少症的发展,即与年龄相关的肌肉质量和力量下降。由于跌倒风险增加,肌肉萎缩越来越被认为是骨质疏松症相关骨折的重要原因。

(三)钙补充剂

为了获得最佳的骨骼健康,饮食需富含钙或补充钙。AACE 建议 19~50 岁的成年人每天摄入 1000 mg 钙,50 岁以上的女性每天摄入 1200 mg。据报道,补钙可能会增加心血管疾病的风险。考虑到之前提到的随机试验的局限性,补钙与非骨骼疾病的潜在关系是有争议的。然而,钙摄入量的增加可能与肾结石有关,因此有高钙血症或肾结石病史的患者应谨慎使用。有多种钙补充剂可供选择:碳酸钙价格低廉,方便服用,但可能会引起更多的胃肠道症状。柠檬酸钙更昂贵,并且需要更多的片剂才能获得类似量的钙。此外,柠檬酸钙不需要酸来吸收,因此在胃肠道疾病患者中是优选的,但可能难以吞咽。镁、锶、维生素 A 和维生素 K 等其他补充剂对骨质疏松症的治疗没有益处。

(四)营养

尽管老年人肥胖很普遍,但营养不良在患有骨折的老年人中很常见。因此,需提供足够的总热量,重要的是提供蛋白质。保持肌肉质量将增加骨骼负荷,从而有助于保持骨密度,同时减轻随着年龄增长的肌肉损失(即肌少症)。因此,充足的蛋白质摄入对最大限度地降低骨折风险至关重要。AACE 建议髋部骨折后 0.8 g/kg/天,其他组织建议每天摄入 1.0~1.2 g/kg 体重的蛋白质。

(五)毒素的去除

过量饮酒可导致骨密度降低和跌倒倾向增加,因此建议低骨量患者每天饮酒不超过两杯。吸烟同样也是骨质疏松症的一个重要危险因素,并增加骨折的风险,应建议所有吸烟者停止使用所有烟草制品。咖啡应限制在每天 1~2 杯,因为它可能会增加尿钙排泄,减少钙吸收。

(六)运动和物理治疗

运动是维持和恢复骨骼健康及预防骨折的重要组成部分。不活动和卧床休息都会导致骨质快速流失和骨折风险增加。骨折后患者应进行一般运动,包括骨折愈合后的负重运动。负重是必不可少的。

跌倒在老年人群中很常见,是多种机制造成的。有跌倒史的患者应该仔细检查和调整药物。在服用苯二氮䓬类药物和阿片类药物的老年患者跌倒的可能性是其他患者的 10 倍以上。老年科医生可帮助调整药物以降低跌倒风险。还应识别和治疗可颈椎和腰椎狭窄。此外,未确诊的帕金森氏症在以髋部骨折为表现的老年男性中很常见。其他有用的干预措施包括家访评估安全性、指导使用助行器和平衡训练。同时,脆性骨折后的早期物理治疗可以帮助患者进行日常生活活动和适当的训练。最后,其他锻炼如太极,在骨质疏松症中显示出显著的益处,尽管存在多种形式,但似乎都能有效降低跌倒风险和控制骨质疏松症。

(七)药物治疗

骨质疏松症是由骨吸收和骨形成之间的不平衡引起的。通过将前破骨细胞激活为破骨细胞,骨不断被重塑,破骨细胞吸收骨,形成吸收坑。这些吸收坑随后被成骨细胞用新骨填充。随着更年期雌激素的下降,骨吸收和形成之间出现失衡,破骨细胞的吸收超过了成骨细胞的新骨形成。此外,破骨细胞的过度活动导致小梁穿孔,从而导致骨强度降低。目前用于治疗骨质疏松症的药物有两大类:抗骨吸收药物和合成代谢药物。抗骨吸收药物包括双膦酸盐、降钙素、地舒单抗和雌激素。目前市场上已有两种合成代谢药物:特立帕肽和阿巴洛肽。

1. 抗骨吸收药物

双膦酸盐是应用最广泛的抗骨吸收药物。它们与骨表面的羟基磷灰石结合,防止破骨细胞性骨吸收并诱导破骨细胞凋亡。美国目前批准了四种药物:阿仑膦酸盐 70 mg/周、伊班膦酸盐 150 mg/月、利塞膦酸盐 35 mg/周和唑来膦酸盐 5 mg/年。多项研究表明,在绝经后骨质疏松症妇女中,使用双膦酸盐可使骨折持续减少约 50%。

地舒单抗(Denosumab)是一种单克隆抗体,可抑制 RANK 配体以阻止破骨细胞的活化和活性。地舒单抗(60 mg)每六个月皮下注射一次,可使骨折愈合40%~68%。然而,它与双膦酸盐有类似的并发症。

降钙素在过去被广泛用作一种抗骨吸收剂,它偶尔也会减轻骨质疏松压缩性骨折的疼痛。尽管缺乏生理学基础,有研究发现降钙素与癌症风险增加有关,再加上该药对骨密度几乎没有影响,以及缺乏证据证明使用后非椎体骨折风险降低,如今很少用作一线药物。

雌激素和雌激素类似物的使用存在争议。由于担心增加患癌症、心脏病和静脉血栓栓塞症的风险,绝经后妇女使用雌激素的情况急剧下降。因此,目前有大量女性在绝经后没有服用任何雌激素,这几乎可以肯定会导致未来几年骨质疏松症的发病率增高。但最近的数据表明,美国髋关节骨折的风险现在已经趋于平稳,尤其是年轻的绝经后妇女。北美更年期协会最近的一项共识就雌激素的安全性和有效性提出了强有力的建议。因此,更年期后雌激素的使用可能会增加,但使用需要个性化。它们在代谢性疾病管理中的确切作用目前仍不清楚。

2. 合成代谢药物

美国食品药品监督管理局目前批准了两种合成代谢药:特立帕肽[重组 PTH(134)]和阿巴洛肽(abloparatide),一种 PTHrP 类似物。一项随机对照试验研究对 1637 名绝经后女性进行了特立帕肽与安慰剂对照的比较,平均随访时间为 21 个月,腰椎骨密度增加了9%,脊柱骨折风险降低了 65%,非脊柱骨折风险减少了 53%。阿巴洛肽最近被批准用于原发性和继发性骨质疏松症的治疗。它的性质与特立帕肽相似,但不太可能发生高钙血症。最近的一项随机对照试验表明,与安慰剂对照相比,使用阿巴洛肽可显著提高骨折复位率和骨量。

3. 药物并发症

双膦酸盐和地舒单抗的两种并发症被广泛报道:非典型股骨骨折(AFF)和下颌骨缺血性坏死(ONJ)。这些并发症造成了恐惧和困惑,阻碍了这些药物的更广泛使用。AFF 是股骨近端的应力性骨折,通常发生在小转子处或下方。最初表现为非特异性的腿部或臀部疼痛,通常与相关的股外侧皮质增厚有关,随后可能会在创伤很小或没有创伤的情况下发生完全骨折。AFF 可以发生在未服用过双膦酸盐暴露的个体中,但总体而言,它们与双膦酸盐治疗的持续时间密切相关。在服用双膦酸盐 2 年时,每 1000 例 AFF 的发病率为 0.2,而在 5 年时为 0.5,在 10 年时为 1.2。而双膦酸盐可保护每例患者免于发生骨质疏松性骨折15~100 次。因此,在 3~5 年的短时间治疗中,其风险-获益关系强烈支持使用双膦酸盐治疗。与使用双膦酸盐相关的 ONJ 发生率低于 AFF,且与剂量密切相关,尤其是与注射唑来膦酸钠治疗癌症患者相关,他们的用量高于骨质疏松症患者。

合成代谢剂可增加尿液排泄和钙,并可导致肾结石。合成代谢剂需要每天注射,加上它们的高昂成本,给它们的使用造成了障碍。由于动物模型中骨肉瘤的风险增加,患有持续恶性肿瘤或接受过放射治疗的患者禁用合成代谢药物。到目前为止,没有证据表明人类的合成代谢疗法会增加骨肉瘤的风险。

4. 药物假期

为了降低这些并发症的风险,药物假期通常是预先规定的。尽管双膦酸盐在使用 7 年后仍可继续降低骨折风险,但有研究显示停用双膦酸盐对骨折风险有积极影响。因此,人们认为药物假期是合理的，建议中低风险患者在接受双膦酸盐治疗 3～5 年后停用。这些假期应该持续多久以及如何最好地监测这些假期并没有可靠的证据。一个可行的方法是建议在双膦酸盐假期期间每隔一段时间进行 DXA 扫描，以确保骨量得到维持。在高危人群中，一些组织建议继续服用双膦酸盐，并避免药物假期。

七、再次骨折的预防

（一）患者教育

骨折对老年人来说可能是一个重大事件，但也是一个通过预防未来骨折来帮助患者保持独立性的机会。因此我们必须将其视为一个患者教育，以传达预防再次骨折的重要性。虽然老年人经常说"如果像我一样摔倒，任何人都会骨折"，但事实并非如此，老年人的风险大大增加，需要进行综合评估和治疗，以降低他们未来发生骨折的风险。与低骨量相关的脊柱骨折发生另一椎体脆性骨折的风险比正常人增加了 5 倍，而髋部骨折的风险则增加了 2.5 倍。

通过全面的计划来预防再次骨折是非常有效的，包括评估骨丢失的原因、骨密度测试及何时进行适当的治疗。Bawa 审查了 31000 名脆性骨折患者的医疗保险数据库，其中只有 10% 的患者接受过任何形式的骨质疏松治疗。在骨折后接受治疗的 10% 患者中，再次骨折减少了 40%。英国于 2005 年制定了一项计划，要求在髋部骨折后进行再次骨折预防。在该项目实施后的几年里，继发性严重骨折和髋部骨折减少了 30%。脊柱和髋部骨折患者接受阿仑膦酸盐治疗后，再次骨折的风险降低了 45% 和 53%。在一项随机对照试验中，65 名骨盆功能性骨折患者接受了特立帕肽或安慰剂治疗，并通过 CT 扫描、疼痛水平和功能性任务（如"起床后活动"测试）进行评估。治疗组的患者在 4 周内即有了显著改善。在所有病例中，使用特立帕肽的疼痛减轻，功能更好，愈合更好。同样，在一项针对骶骨和功能性骨折的随机对照试验中，特立帕肽组的活动时间明显短于对照组。因此，有高质量的证据表明，药物治疗可以减少再次骨折。

八、骨质疏松症手术患者的围手术期处理

随着对手术安全性的日益重视，患者在术前的整体健康状况正在得到优化。有效措施包括控制糖尿病、维持正常血压、心脏风险分层、酌情使用 β 受体阻滞剂和阿司匹林及戒烟。鉴于骨质疏松症与脊柱手术的不良结果有关，术前骨质量优化越来越受欢迎。骨质量优化的目标是纠正维生素 D 缺乏症，确保充足的钙，评估骨密度，并在需要时通过抗骨吸收药物和合成代谢药物改善骨质疏松。为此目的使用合成代谢药物具有快速增加骨量和提高成骨细胞活性以促进融合的优点。目前各个组织正在制定各种指南建议，但尚未达成一致意见。也有建议推迟了手术，直到骨骼质量改善后再手术。

1. 维生素 D 缺乏

维生素 D 缺乏症在接受脊柱手术的患者中非常普遍。Stoker 对 260 名脊柱融合患者进行了回顾，发现只有 16% 的患者 25（OH）D 水平正常，27% 的患者不足，57% 的患者缺乏。

维生素 D 缺乏的风险因素是高龄、女性、较高的 BMI 和糖尿病。然而，维生素 D 缺乏对脊柱疾病和手术结果的影响研究较少。Kim 回顾了 350 名腰椎管狭窄症的患者，维生素 D 缺乏患者发生严重背痛和腿痛的可能性是正常水平患者的 3~4 倍。因此，维生素 D 缺乏与疼痛之间存在强烈的负相关，尽管确切的机制尚不清楚。腰椎融合术后的结果与术前 25 (OH)D 水平相关，维生素 D 缺乏患者融合失败的可能性是血清水平正常患者的 3.5 倍。此外，融合的时间取决于 25(OH)D 水平。Kim 将术后 ODI 和 25(OH)D 进行了相关性研究，发现术前没有患者的 25(OH-)D 水平大于 30 ng/mL，而三分之二的患者的低于 20 ng/mL。不幸的是，目前尚不清楚推迟手术和纠正维生素 D 缺乏是否会改变这些结果。尽管如此，由于维生素 D 价格低廉，而且基本上没有副作用，如果可行的话，在脊柱手术前提高维生素 D 水平是合适的。

2. 双膦酸盐

抗骨吸收药物是骨质疏松症治疗的主要手段，因此许多脊柱手术患者可能正在使用这些药物。人们一直担心使用双膦酸盐和地舒单抗对骨骼愈合的影响。在人类中，双膦酸盐对骨骼的骨折愈合似乎没有影响。动物模型证实了这些临床观察结果，并显示双膦酸盐的使用没有影响或正面影响。Nagahama 进行了随机对照试验，将术后每周 35 mg 阿仑膦酸盐与对照组进行比较。患者的 ODI 在 12 个月内得到显著改善。在阿仑膦酸盐治疗的患者中，脊柱融合似乎发生得更早。在另一项随机对照试验中，对 79 名因退行性脊椎滑脱进行后融合术而无内固定的患者进行了静脉输注唑来膦酸与对照组的比较。在 12 个月时，唑来膦酸组患者的 ODI 有更显著的改善。尽管在 3、6 和 9 个月时唑来膦酸组融合出现得更早然，CT 显示二者在 12 个月时的融合成功率没有差异。Ding 进行了一项匹配的队列研究，对 94 名患有腰椎融合术的骨质疏松症患者进行了 5 mg 唑来膦酸治疗与对照组的比较，发现治疗组愈合更快，临床结果改善，没有内固定松动或邻近节段骨折。

3. 合成代谢药物

动物实验显示，使用合成代谢药物有助于促进脊柱融合。研究证实，成骨细胞前体激活增加。75 名患者接受了腰椎间融合术，每周注射 N1-84 特立帕肽。尽管临床结果没有差异，但在 4 个月和 6 个月时，骨融合显著改善。比较术前使用特立帕肽的患者与未使用特立帕肽的患者的椎弓根螺钉插入扭矩，发现与特立帕胺肽的插入扭矩明显更大。

4. 围手术期诊治

根据 AACE 指南对患者进行 DXA 扫描评估。如果已经获得或可以进行 CT，则应在手术部位和 L1 处进行 HU 值测量。平均椎体 HU 值小于 135 表明骨质疏松症的可能性很高。当使用 DXA 时，考虑 VFA 来诊断隐匿性骨折和 TBS，以提高对骨微结构的了解。

手术前应建议通过饮食摄入补充维生素 D 和优化钙，或在需要每日 1000~1200 mg 摄入量的情况下补充饮食。测量血清 25(OH)D 有助于滴定补充剂量，并且可以重复进行，以确保出现等效反应。或者每天服用 2000~5000 U 维生素 D_3，因为对任何给定的口服剂量，25(OH)D 的反应都存在显著差异。骨量正常(即 T 评分优于-1.0)的患者除了优化钙和维生素 D 外，不需要进一步治疗。

低骨量患者需要药物治疗，可以与手术同时进行。外科医生应该意识到，骨质疏松症患者在椎板减压切除术后更有可能发生部分/椎弓根骨折。短节段融合患者可能受益于骨质量的改善，这可能会加速融合并增加结果。目前建议低骨量患者在手术前进行 3 个月的治疗。接受多节段融合和/或截骨手术的患者大多受益于术前治疗。除了维生素 D 和钙补充剂外，骨质疏松症患者应在手术前至少接受 6 个月的合成代谢剂治疗，戒烟和减少酒精摄入也很重要。

九、结论

骨质疏松症是一种被严重低估和治疗不足的疾病，它与老年人骨折风险的增加有关。骨质疏松症和维生素 D 缺乏会对手术产生负面影响，并可能与很多并发症有关，如内固定失败、近端固定椎邻近节段后凸或骨折等。通过术前评估和治疗，患者的骨折风险是可以改变的，再次骨折的预防应是所有脆性骨折患者的关键注意事项。

（董莉妮）

第十一节　肌肉减少症

一、定义

Critchley 于 1931 年首次报道老年人会出现四肢肌肉质量损失。Rosenberg 于 1988 年创造了术语"肌肉减少症（sarcopenia）"，该术语源自希腊语"sarx"（肉体）和"penia"（损失），意在描述与年龄相关的体重和功能的显著下降，比如行走能力、活动能力和生活自理能力的下降。此后有不同学者对此定义提出了修订，直到 2016 年 9 月，肌肉减少症在"国际疾病分类"（第 10 次修订代码）中才被国际公认为一种独立的疾病。

经过几十年的研究，人们对肌肉减少症的认识日益加深，目前肌肉减少症不再被认为主要是一种老年综合征，而是一种具有 ICD-CM 诊断代码的肌肉疾病；肌肉质量下降已成为诊断肌肉减少症的一个新标准；同时肌肉力量被认为是预测健康结果的最佳指标。

将肌肉减少症定义为单独的肌肉质量下降是不严谨的。尽管就疾病的自然史来看，大多数肌肉质量损失都随着年龄的增长而出现。然而，肌肉质量的下降并非肌肉减少症独有，恶病质和营养不良患者的肌肉质量也会出现下降。肌肉质量的下降不但可用于诊断恶病质和营养不良，且其测量评估的技术都一样的。肌肉质量本身作为恶病质、肌肉减少症和营养不良的定义的一部分，是一个重要但非定义性参数。

如何测量肌肉质量也是非常重要的。因为疾病的各项数据比如患病率非常依赖于肌肉质量测量。遗憾的是，目前还没有非常可靠的方法来准确测量肌肉质量。在大多数情况下，肌肉质量是通过肌肉成像等方法来估计的，这种建立在不确切前提假设下的估计可使最终结果的真实性存疑。测量技术缺乏精确性也反映在已提出的低肌肉质量的诊断标准上，基于双能 X 射线吸收法（DXA）或生物电阻抗分析法（BIA）的肌肉质量诊断标准是不同的。DXA 用于测量骨骼肌质量指数，即四肢骨骼肌质量之和除以身高的平方，而 BIA 则是测量对电刺激的身体电导率的来估计肌肉质量。尽管 DXA 被认为是测量肌肉质量最可靠的评估方法，但当选择测量四肢骨骼肌时其结果偏低，而测量总肌肉量时其结果偏高。肌肉质量的测量也非常依赖于操作者，因为四肢的具体测量点的微小变化同样会使最终的测量值发生变化。最重要的，它在临床环境中的可用性较低，不能满足临床实践中对肌肉减少症进行评估的需要。而对于 BIA 来说，由于缺乏肌肉强度标准，即使在同一人群中进行的研究，也会使肌肉减少症的患病率存在很大的差异。由于 BIA 方程和诊断标准值因设备和人群而异，当面对不同设备或不同人群时，应该谨慎地看待测量结果。

由于对效果缺乏一致性评判标准，针对肌肉减少症干预措施的研究结果不是很明确。2017 年发表的一项由 EWGSOP 标准定义的系统回顾和荟萃分析显示，肌肉减少症与肌肉功能下降、跌倒和短期及长期住院有关。然而，在不同的定义下，哪怕是同一个患者，最终的诊断结果都不尽相同。与其他定义相比，EWGSOP 标准定义的肌肉减少症对死亡率的预测有效性最高。

在临床实践中引入肌肉减少症的评估理论上有助于降低消肌肉减少症的经济负担。然而，利益相关者或政策制定者没有参与是否将其作为常规老年护理项目的讨论。科学界应优先加强与公共卫生相关官员和决策者的沟通，以确保他们获得对疾病的正确认识并制定解决肌肉减少症的卫生政策。

二、流行病学

肌肉减少症在世界各地的发病率都很高，且与人口老龄化密切相关。在欧洲，老年人肌肉减少症的总体估计患病率预计将从 2016 年的 11.1%～20.2%上升到 2045 年的 12.9%～22.3%，超过 3230 万人。在美国，65 岁以上的人口几乎占总人口的 12%～14%（接近 5000 万人），预计到 2050 年这一数字将翻一番以上。据估计，肌肉减少症将影响三分之一的 60 岁以上人群，近一半的 80 岁以上人群。美国国家卫生研究院基金会（FNIH）肌肉减少症项目组发现，年龄大于或等于 60 岁的成年人中有 5%的人肌肉力量较弱，13%的成年人肌肉力量中等。随着年龄的增长，肌肉力量的丧失将会导致虚弱，导致摔倒的风险增加，疾病恢复困难，住院时间延长，需要长期照顾的残疾风险增加。此外，肌肉质量和力量的下降还会导致生活质量下降、丧失独立生活能力甚至死亡。预计在 2025 年全球范围内患肌肉减少症的人数将达到 8 亿人。

肌肉减少症的医疗开支同样十分惊人。2000 年，美国肌肉减少症相关经济负担大约为 185 亿美元（约占美国当年医疗保健支出总额的 1.5%）。

鉴于肌肉减少症的定义和测量可能存在的差异，比较不同的研究中肌肉减少症的患病率是非常困难的。近年，关于肌肉减少症患病率、危险因素和治疗结果的研究出版物数量显著增加。其中许多研究使用的是现已明确的定义，随着证据的积累，可以对不同研究的患病率进行一些比较。当使用不同的标准来定义肌肉减少症时，研究之间甚至研究内部的患病率都存在很大的差异。也有学者通过系统综述和/或荟萃分析估计患病率。Mayhew 等人汇总了 109 项研究,这些研究使用了 8 种不同的肌肉减少症定义,在没有特殊健康状况的社区老年人(>60 岁)中共有 227 个不同的个体患病率。总体患病率为 9.9%~40.4%。在另一项 meta 分析中,Shafee 等人使用 EWGSOP、IWGS 和 AWGS 定义,纳入了 35 项研究,报告了世界不同地区 60 岁以上健康成年人中的肌肉减少症患病率。各研究的患病率为 0.35%~36.6%,但男性和女性的总体患病率均为 10%。此外,无论男女,亚洲以外国家的个体比亚洲国家的个体更易患肌肉减少症(男性分别为 11% 和 10%,女性分别为 13% 和 9%)。

尽管我们不能准确计算肌肉减少症的实际患病率,但随着全球人口老龄化,越来越多的老年人将成为潜在的肌肉减少症患者。Ethgen 等人发现老年人肌肉减少症在欧盟国家的总体患病率将从 2016 年的 11.1% 上升到 2045 年的 12.9%。研究预示着在未来几十年中,肌肉减少症将对个人、国家和社会造成的巨大负担。

亚洲肌肉减少症工作组(AWGS)于 2013 年成立,根据 6 个国家或地区的 16 份关于肌肉减少症的流行病学报告发布了 AWGS 共识,制定了亚洲肌肉减少症的诊断策略。AWGS 标准和 EWGSOP 推荐的诊断标准相似,两者都包括肌肉质量、肌肉力量和活动测量。唯一的区别在于诊断的临界值有所不同。

据统计,老年人口(≥60 岁)接近 2.5 亿人。面对严重的老龄化形势,人们越来越关注肌肉减少症,但其发病率在不同的研究中并不一致。根据 AWGS 标准,中国老年人肌肉减少症的总患病率为 14%(95% 可信区间 11%~18%),根据 AWGS 和 EWGSOP 标准总患病率在中国老年人分别为 18%(95% 可信区间 11%~25%)和 10%(95% 可信区间 7%~14%)。根据 AWGS 共识和 EWGSOP 标准,老年女性患病率高于男性。而 BIA 估计的患病率高于 DXA。

日本也进行过类似的研究,根据 AWGS 共识,日本老年人中肌肉减少症的患病率为 9.9%(95% 可信区间为 6.2%~15.4%),远低于同样共识下中国老年人的患病率(14%),这可能与中国人的饮食结构有关。虽然蛋白质是肌肉合成的原材料,但中国老年人碳水化合物摄入量较高而蛋白质摄入量较少,因此,中国老年人肌肉减少症的防治应给予进一步重视。

女性中肌肉减少症的患病率高于男性,这主要是因为男性比女性的进食量和运动量都更大,而这将促进肌肉的合成。

肌肉减少症与跌倒、骨折、虚弱、残疾和认知障碍的风险增加相关,这些反过来可以转化为住院时间和恢复时间的延长,以及医疗费用的增加。

Mijnarends 等人报道,在荷兰社区居住的成年人中,肌肉减少症患者的平均医疗费用明显高于非肌肉减少症患者,主要是由日常护理费用增加导致的。通过评估葡萄牙 656 名内科和外科患者的住院费用,发现肌肉减少症患者通常年龄较大,住院时间较长,平均住院成本更高。另一项研究则显示肌肉减少症患者和单纯的肌力下降的患者的住院费用增加。有人根据第三次美国国家健康与营养调查(National Health and Nutrition Examination Survey, NHANES)及国家医疗保健利用和支出调查数据库(NMCUES)评估了 60 岁及以上美国成年人代表样本的肌肉减少症的治疗成本,肌肉减少症的直接医疗成本 2000 年是 185

亿美元(男性 108 亿美元，女性 77 亿美元)，占当年总医疗支出的 1.5%。他们进一步估计，若肌肉减少症患病率降低 10%，每年将为美国节省 11 亿美元的医疗费用(按 2000 年的美元价值计算)。Goates 等人从 NHANES 数据库中对 4011 名 40 岁及以上的成年人进行了一项关于疾病经济负担的回顾性研究(其中 15.1% 为肌肉减少症)。他们报告肌肉减少症患者的年度住院总费用为 404 亿美元，与那些肌肉质量和功能正常的患者相比，每个肌肉减少症患者每年住院费用的平均边际成本增加 2315 美元。肌肉减少症患者的住院风险几乎是其他人的两倍，且平均住院时间更长。

考虑到估计成本的方法有所不同，在不同的时间范围内进行测量，以及对肌肉减少症的定义各不相同，关于肌肉减少症的经济负担的研究存在广泛的异质性。随着人口老龄化在世界各地的加快，迫切需要提供最新的与肌肉减少症相关的医疗保健费用估计，特别是使用标准化的定义和成本分析参数。更重要的是，各国要为未来几十年肌肉减少症给医疗系统带来的巨大负担做好准备。肌肉减少症给医疗保健带来的负担令人震惊，更加需要我们采取预防措施，尽可能长时间地保持肌肉质量、力量和功能。

肌肉减少症的高发病率、高死亡率与不良临床结果、跌倒、骨折等事件增加有关。这给全球医疗保健系统带来了沉重的负担，预计未来几十年内肌肉减少症将持续增加，因此需要一个强有力的研究计划以扩大我们对涉及肌肉减少症发展的病因因素的认识，并用以预防或减缓肌肉减少症的发病或进展。

三、测量

当"肌肉减少症"一词首次被提出时，人们很快就认识到它是指肌肉含量大大减少、肌肉功能受限和肌肉质量下降。然而，最初与肌肉减少症相关的检查是以肌肉质量为基础的，所以对于应该使用哪些参数来评估肌肉的功能还没有明确的定义。实际上，这种疾病往往在不良健康事件中已经出现或恶化加重时(如跌倒、骨折、功能障碍、身体残疾)才得到重视。因此，肌肉减少症的早期筛查和测量尤为重要，如果临床医生能够在易感人群(即老年人)中发现肌肉减少症的风险个体，就可以在其发展成肌肉减少症之前采取主动措施来预防后续可能出现的不良健康后果。

(一)测量方法

SARC-F(简易五项评分问卷)

目前用于诊断肌肉减少症的常见方法是 SARC-F 筛查量表。EWGSOP 建议使用 SARC-F 来发现肌肉减少症，这是一个五项评分问卷，用于确定个人经历的困难程度，由肌肉力量、辅助行走、座椅起身、攀爬楼梯、跌倒病史 5 部分组成，每个项目分为 0~2 分的三级评分范围，总分为 0~10 分，评分≥4 分则提示可疑肌肉减少症，评分<4 分则无肌肉减少症。许多不同的研究对 SARC-F 作为肌肉减少症的筛查工具进行了研究，尽管存在一些小的差异，但一致提示该问卷具有特异性高灵敏度低的特点(表 3-4)。

表 3-4 SARC-F 问卷量表

项目	询问方式	SARC-F 得分
S(strength)：力量	搬运 4.54 千克(10 磅)重物是否困难？	无困难：0 分 偶尔有：1 分 经常或完全不能：2 分
A(assistance in walking)：行走	不行走过房间是否困难？	无困难：0 分 偶尔有：1 分 经常、需要辅助或完全不能：2 分
R(rise from a chair)：起身	从床上或椅子上起身是否困难？	无困难：0 分 偶尔有：1 分 经常或无辅助下不能完成：2 分
C(climb stairs)：爬楼梯	爬 10 层楼梯是否困难？	无困难：0 分 偶尔有：1 分 经常或完全不能：2 分
F(falls)：跌倒	过去 1 年内跌倒的次数？	无：0 分 1~3 次：1 分 ≥4 次：2 分

小腿围测量

小腿围是一种人体学测量方法，在测量时，让患者坐在椅子上保持赤脚向下，将膝关节弯曲成 90°。小腿围应在其最宽处测量，测量时卷尺不宜过紧。如图 3-1 所示。

小腿围可作为附肢肌肉质量的代表。Rolland 等人在 2003 年指出，小腿周长小于 31 cm 是诊断肌肉减少症的最佳临床指标，在 70 岁及以上的女性群体中，其敏感度为 44.3%，特异性为 91.4%。在一个 70 岁及以上的韩国成年人队列中，Kim 等人在 2018 年建议将 32 cm 作为诊断肌肉减少症的灵敏度和特异性之间的最佳折中点(男性：灵敏度 75%，特异性 83%；女性：灵敏度 85%，特异性 57%)。

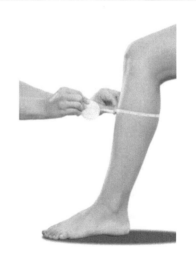

图 3-1 小腿围度测量

SARC-CalF

由于 SARC-F 筛查量表的敏感性较低，不同的研究小组建议将 SARC-F 问卷与小腿围的测量结合起来，这样可以显著提高 SARC-F 的诊断准确性，尤其是敏感性。

SarQoL(sarcopenia quality of life)筛查测试

SarQol 筛查测试也可用于肌肉减少症的筛查。因为普适性通用量表无法针对性地反映出肌肉减少症对生活质量的特定影响，所以在 2015 年提出了 SarQoL 筛查测试，这是第一个针对肌肉减少症患者生活质量的自我评价量表。该问卷内容较多(大约需 10 min)，是由

22 个问题(包含 55 个条目)组成的 4 分 Likert 量表。SarQol 涉及生活质量的 7 个维度:身心健康、运动、身体成分、功能、日常生活活动、休闲活动和担忧,总分 100 分,得分越高,表示生活质量越好。该量表有助于深入了解肌肉减少症是否对患者的日常生活造成影响。该量表是严格按照"条目生成—条目删减—量表生成—量表前测"等步骤,结合文献综述、患者访谈、专家咨询、集中讨论、规范语言等环节,最终将 7 个领域(domain,简称 D,见表 3-5)中的 55 个条目以 22 个问题的形式组成完整的法语版 SarQoL®量表。

表 3-5　SarQoL 量表

基本组成	7 个维度 55 个条目
量表结构	D1:身心健康(physical and mental health) D2:运动能力(locomotion) D3:身体成分(body composition) D4:功能(functionlity) D5:日常生活活动(activities of daily living) D6:休闲活动(leisure activity) D7:担忧(fears)

MSRA(迷你肌肉减少症风险评估)

MSRA 问卷由 7 个问题组成(年龄、蛋白质和乳制品摄入量、每日进餐次数、身体活动水平、住院次数及去年的体重下降),用于调查与肌肉减少症发病风险有关的营养特征。它还有一个只由 5 个问题组成的较小版本。Rossi 等人根据 EWGSOP 的诊断标准,在 274 名 65 岁及以上的社区居民中开发并测试了该问卷,以其作为肌肉减少症的筛查工具。结果表明,使用 7 项版本的 MSRA,得分在 30 分或以下的患者发生肌肉减少症的风险增加了 5 倍,其敏感性为 80.4%,特异性为 50.1%。因为其中有两个项目不具备显著的诊断能力,所以他们对 5 项版本也进行了测试,结果显示灵敏度相当,但特异性更高(60.4%)。

Ishii 评分

Ishii 等在 2014 年开发了一个用于肌肉减少症风险筛查的多变量模型。它包括 3 个变量:年龄、握力和小腿围。每个变量对应一个分数,以总分评估是否可能患病。Ishii 评分计算公式为:男性得分 = 0.62×(年龄 -64)-3.09×(握力 -50)-4.64×(小腿围 -42);女性得分 = 0.80×(年龄 -64)-5.09×(握力 -34)-3.28×(小腿围 -42)。男性 >105 分和女性 >120 分表明患有肌肉减少症的可能性很高。根据 EWGSOP 诊断标准,女性和男性的敏感性分别为 75.5% 和 84.9%,特异性分别为 92% 和 88.2%。

Goodman 筛查表

Goodman 筛选表是一个基于 3 个参数的实用工具:年龄、BMI 和性别。根据个人的年龄、BMI 和性别计算肌肉质量偏低的概率,低肌肉质量提示有肌肉减少症患病风险。研究认为,女性的概率大于 80% 就表明肌肉质量低;男性中只要概率超过 70% 就认为存在低肌肉质量。研究学者在 NHANES 队列的 200 个样本中对这项筛查工具进行了验证,该工具的敏感性在男性和女性中分别为 81.6% 和 90.6%,特异性都达到了 66.2%。

Yu 方程

Yu 等人在 2015 年提出了一个基于 4 个参数的预测方程评估低肌肉质量。该预测方程包括体重、BMI、年龄和性别。结合握力<30 kg，所提出的方程在预测肌肉减少症方面的敏感性在男性和女性中分别为 57.5% 和 57.1%，特异性分别为 99.5% 和 94.7%。

Yubi-wakka(指环)测试

Yubi-wakka 测试是 Tanaka 等人在 2018 年提出的一项肌肉减少症筛查程序，检查非优势小腿的最大周长是否大于自身的指环周长，后者由双手的拇指和前指组成。根据与指环周长的比较，小腿围可能会"更大"、"刚好"或"更小"。论文中没有提供敏感度和具体数值，但强调"更小"组的人的肌肉减少症发病率比"更大"组高 6.6 倍，"刚好"组肌肉减少症发病率比"更大"组高 2.4 倍。后来，Beaudart 等人在 SarcoPhAge 研究中评估了这项筛查测试，发现与 EWGSOP 标准相比，"更小"组的敏感性为 46.9%，特异性为 78.3%(数据未发表)。

GripBMI

Churilov 等人在 2020 年提出 GripBMI 筛查工具，使用了 EWGSOP 推荐的低握力阈值和 BMI 小于 25 进行组合，本质上是基于算法得到的工具。作者发现在 277 名急性康复后的住院患者中，该筛查工具的敏感性和特异性分别为 83% 和 96%(图 3-2)。

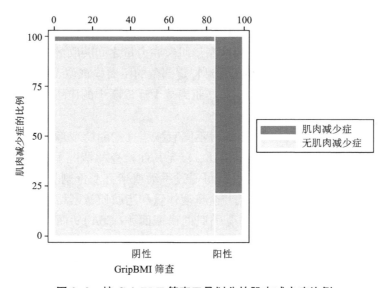

图 3-2　按 GripBMI 筛查工具划分的肌肉减少症比例

红旗法

Beaudart 等人在 2016 年开发的红旗法从严格意义上来说并不是一个筛查工具，但因为容易被纳入临床实践，对医生而言它又是一个有趣的方法。事实上，该方法可在常规的咨询过程中对肌肉减少症的表现进行识别。作者提出了三种不同的评估方法，分别由几个元素组成，每个元素都被认为是"红旗"：

①临床观察：机体全身无力，肉眼可见肌肉量减少，步行速度低。

②个体的表现特征：体重减轻、肌肉力量下降、全身无力、疲劳、跌倒、行动不便、精力丧失、身体活动困难或日常生活活动困难。

③临床评估：营养、体重、体力活动。

营养和身体活动的临床评估可以通过简单的方式进行（例如，关于蛋白质摄入的问题，关于活动障碍程度的问题），也可以使用更负责、严谨的工具。

如果该策略识别出一个"红旗"，那么就提示可能存在肌肉减少症，根据这一观察结果，可以实施进一步的诊断程序。

（二）肌肉质量的检查方法

目前对"肌肉减少症"的定义仍未有普遍共识。然而，根据 EWGSOP2 的最新共识，肌肉减少症可能与肌肉力量下降有关，而诊断证据则来自肌肉质量或数量减少，因此对骨骼肌的质量、大小、脂肪浸润和炎症状态的放射学评估在其诊断和治疗方面有着重要作用。

在日常临床实践和研究目的中，用于身体成分评估的最常用成像技术是双能 X 射线吸收法（DXA）、生物电阻抗分析法（BIA）、计算机断层扫描（CT）和磁共振成像（MRI）。而超声检查（US）仅限于一些流行病学研究。以下对上述方法进行简单介绍。

1. US

众所周知，超声是一种成本低，可获得性高的检查手段。它可以对肌肉数量（通过测量肌肉厚度和横截面积）和肌肉质量（通过评估回声）进行局部评估。肌肉大小和回声强度都与肌肉力量有关，这在一些专注于超声测量肌肉和力量之间关联的研究中得到证明。超声在肌肉质量评估中的主要局限为缺乏针对特定部位的肌肉检查位点、缺乏对操作者技术要求和标准化。也正是出于这些原因，其在肌肉减少症诊断中的应用受到限制。

2. CT

CT 是一种基于 X 射线通过身体组织时不同衰减程度的断层成像技术。它可用于多种疾病的常规检查，尤其是癌症的分期和随访，在无其他检查的情况下，它也可以对身体成分（BC）进行评估。用 CT 评估身体成分既可通过手动或半自动分割软件在全身水平进行，也可以在单水平进行，其准确度高，且与全身瘦体重和脂肪质量密切相关。

CT 中衡量肌肉质量的主要参数是骨骼肌的横截面积（CSA），而高质量的肌肉评估则是通过脂肪浸润或肌肉间脂肪组织（IMAT）获得的。通常情况下，肌肉密度值为 40~100 HU。如果在某个感兴趣区域（ROI）计算得到的平均密度值为 0~30 HU，则提示有肌萎缩，但缺乏用于肌肉减少症诊断的有效阈值也是其局限性之一。此外，CT 还存在辐射剂量及成本高，且在严重肥胖的情况下不适用的缺陷。

外周定量计算机断层扫描（pQCT）是 CT 的一种替代方法，它可以通过断层图像对三维组织结构和骨骼肌的进行量化评估，不仅曝光剂量比 CT 低，成本也低。正常情况下，肌肉密度值为 65~90 mg/cm³；在脂肪组织中，该值会下降。pQCT 扫描仪体积较小，只能在外周水平进行肌肉质量的研究。最新的扫描仪可以研究到大腿中部水平，这显然也预示了该方法在肌肉评估方面的限制。此外，该方法尚未得到有效的验证。

3. MRI

MRI 通过静磁场中的人体施加某种特定频率的射频脉冲与细胞元素（主要是水和脂肪

中的氢)之间的相互作用产生断层图像,由于多参数性和高对比度分辨率,它可以高度精确地测量肌肉质量和脂肪质量。与 CT 一样,两者都是评估肌肉质量和数量的标准成像参考方式。

很多序列在身体成分分析中都是有用的,而成像在多回波梯度回波序中又发挥了重要作用。通过数据采集获得纯水和纯脂肪的图像,可以对肌萎缩情况进行定量评估。此外,MRI 还可以获得肌肉质量的其他信息,例如水肿、纤维化、弹性和收缩性,这些信息与肌肉质量下降相关,因此也与肌肉减少症相关。

目前来看,MRI 可能是用于肌肉减少症诊断的最有前途的技术,且不含电离辐射。但由于成本高、可获得性低、后期处理复杂和缺乏标准化,目前它的使用仅限于研究领域。

4. DXA

DXA 是临床用作身体成分分析最常用的技术,是一个基于身体成分(骨骼、脂肪和肌肉)的三室模型,该模型通过两种不同能量的 X 线穿过身体组织的衰减获得。肌肉减少症评估的参考参数是 ALMI,即四肢骨骼肌体重指数。它是通过测量四肢骨骼肌质量得出的参数,代表了全身骨骼肌质量的 75%,与身高的平方成正比($ALMI/height^2$)。正如研究证明的那样,ALMI 与 CT 和 MRI 测量的骨骼肌体积高度相关,被认为是标准的参考技术。

EWGSOP 在 2018 年发布的指南中重新定义了肌肉减少症的 ALMI 阈值,将男性低肌肉量的阈值设定为 7 kg/m^2,女性则为 5.5 kg/m^2。

在 DXA 中,辐射剂量非常低(<1 mSv,相当于人 1 年内暴露于环境辐射的剂量);它成本低、采集快、精度高,但存在一定的局限性。由于反射技术的内在特性,DXA 无法对单个感兴趣的肌肉进行研究。此外,还可能存在与患者水合状态相关的干扰,特别是在有水潴留问题的心脏或肾病患者中,可能会高估了瘦体重而导致对骨骼肌质量的高估。最后,不同品牌的仪器得出的结果可能是不同的,当使用两个不同设备测量同一患者时,应进行体内校准以避免误差。

总之,虽然有多种评估肌肉质量的技术,但没有一种技术能够满足肌肉质量测量的所有要求,也没有一种是标准化的,因此肌肉减少症的诊断仍然没有黄金标准。DXA 可在低成本和低剂量的电离辐射前提下提供可靠且可重复的肌肉质量结果,其结果与 CT 和 MRI 的结果具有很强的相关性;此外,它能同时提供身体成分和骨骼的信息。因此,EWGSOP 建议将 DXA 作为用于临床目的首选检查,而 CT 和 MRI 仅限于研究领域。

5. BIA

BIA 是利用生物组织的电生理特性及变化规律来获得人体生理、病理相关信息的非侵入性检测技术,检测过程中通过体表电极向受试者施加微弱电流或电压,从而检测相应的电阻抗及变化情况,最终得到身体成分的相关信息。

根据 EWGSOP 诊断标准,BIA 测量男性<8.87 kg/m^2,女性<6.42 kg/m^2 时则提示肌肉质量低。在 AWGS 诊断标准中,BIA 测量男性<7.0 kg/m^2,女性<5.7 kg/m^2 时则提示肌肉质量低。

BIA 目前已在临床上广泛应用,其价格低廉,操作简单,可重复性好、安全且能在短时间内获得结果,但尚无精准的预测标准模型,现有的预测模型精度稍差。此外,BIA 是根据去除的脂肪含量来估算肌肉质量的,所以容易受到脱水、水肿、饮水量、环境温度及心衰、肾衰等因素的影响。不仅如此，BIA还受到电导率的影响。因此在利用该法检测肌肉质量时，需要统计检查时、测定时及进餐时等条件。另外，不同制造商的仪器可能会存在一定的差别，因此对同一人群肌肉质量的评估最好使用统一的设备、操作人员和操作方法，以最大程度降低这些因素导致的误差。研究指出，通过BIA测定得到的肌肉质量评价与通过CT得到的肌肉质量和通过匹配条件的DXA得到的测量值具有很好的相关性。

(三) 肌肉力量的评估

越来越多的证据显示，肌肉功能（力量、功率、质量）对不同人群的健康具有重要作用。根据欧洲对肌肉减少症的修订共识，肌肉力量是肌肉减少症的主要参数，也是预测不良后果的最佳指标。因此有必要使用客观、可靠和敏感的工具来评估肌肉力量（即上肢或下肢肌肉力量），以检测和量化肌肉的虚弱程度，并根据患者的能力调整体育锻炼强度，以评估干预效果。

1. 上肢力量评估：握力

在许多临床领域，握力是评估整体肌肉力量使用最广泛的方法。握力还是反映健康、营养状况的指标，最近有人提出将其作为全因死亡风险的分层方法。不仅如此，握力和下肢肌肉力量之间有着很好的相关性。因此，使用握力来反映肌力不仅因为它易于执行、经济、无创，而且它对操作人员要求低，准确性好，易获得。然而，握力检查存在两个主要缺陷：①握力只能进行等长测量，而大多数日常活动需要动态肌肉收缩的参与；②握力可能无法反映机体的整体力量。

为使研究间具有可比性，建议采用标准化的方案来评估手握力，具体方案为：①被测试者坐在椅子上，前臂放在扶手椅上；②临床医生或研究人员首先演示测力计的使用方法，并告知如何紧握手部测力计；③进行6次手握力测量，每只手臂3次；④理想情况下，应鼓励被测试者在每次测试的3~5 s尽可能用力捏紧握力计，且对每个被测试者都应给予同样的鼓励，以免引起偏差；⑤6次测量中的最高读数讲作为最终结果。

根据EWGSOP2，绝对握力偏低的阈值为男性<27 kg，女性<16 kg。美国国立卫生研究院（FNIH）肌肉减少症研究基金会建议，男性的绝对手握力阈值为26 kg，女性为16 kg。

2. 下肢肌肉力量

临床实践中也经常将下肢肌力作为研究和使用对象（膝关节屈肌和伸肌）。与握力相比，下肢肌肉力量与功能活动有着更高的相关性。下肢肌肉力量与运动技能也有关联。Bruyere等人的调查显示，24.2%的临床医生在日常实践中推荐使用腿部肌肉来估算肌肉力量。通常，下肢肌肉力量是在等速和/或等长条件下测得的。

下肢肌肉力量评估的参考标准涉及特定的测力计，例如等速装置，在测试过程中它能以实验者施加的恒定角速度进行单向运动分析。这种力量是可变阻力干预的结果，且不断受制于受试者的对抗能力。等速运动技术保证了每个关节在整个运动过程中的最大肌肉收缩程度。因此，等速肌力测试是最接近肌肉生理收缩真实情况的技术。这种技术通常用于测试运动员的肌肉性能，也可用于检测双侧主动肌和拮抗肌之间的失衡。该技术在临床实践中也有应用，如骨科患者。然而，这些设备通常是在基于实验研究的情况下使用的，价格昂贵且非手持式，无法作为常规临床设备用于患者的评估，或在特定条件及环境中使用(例如在家或在养老院)。因此,其使用因临床环境或测量目标而异。

作为等速仪的替代品,低成本的便携式测力计似乎更适合用于临床实践。在这种情况下,等长肌力是指在恒定角度位置为对抗阻力进行收缩时产生的最大自主等长肌力。其结果反映了肌肉群在特定角度进行等长收缩时产生力量的能力(即在整个肌肉长度没有变化的情况下)。因此,等长肌力是一种静态肌力。即使便携式测力计在临床实践中方便使用(特别是医疗中心外),也会由测量位置(关节角度)、测量部位、测量类型、肌肉收缩类型或运动速度等导致可重复性和可靠性下降。因此,测量的标准化是必要的。此外,评估过程中评估者操作技术的差异可能会导致测量结果出现误差。便携式测力计的可重复性从"中等"到"良好",部分便携式测力计未经验证就已使用。所以,强烈建议使用已经过科学验证的工具。等长肌力的测量对于动态力量的评估的特异性较差。某些情况下,临床医生不仅需要评估等长肌力,还必须评估动态力量(即偏心和同心扭矩)。在临床实践或实验研究中,也可以使用其他测试评估下肢肌肉力量。最常见的测试如下。

30 s 椅立重复测试

30 s 椅立重复测试(30 s-CST)由 Rikli 和 Jones 开发,是评估下肢肌肉功能(力量和爆发力)常用的临床测试之一。该测试不仅可以评估躯体功能,还可以评估训练和康复疗效。该测试是指在 30 s 内无上肢辅助(即手臂交叉在胸前)下尽可能快地从椅子上坐起并记录重复次数。受试者可分为低体能表现(30 s-CST≤8 rep)或高体能表现(30 s-CST>8 rep)。骨关节炎患者的最小可检测变化是 1.6 次,帕金森病患者是 3 次。

10 次坐–站重复测试(10 次椅立计时测试)

该测试是指在无上肢辅助(即手臂交叉在胸前)情况下尽快从椅子上坐起到站立位 10 次所需时间,以评估下肢功能,并使用 Takai 公式评估下肢肌肉力量指数。为确定肌肉力量指数,临床医生除了需要获得 10 次坐立重复的时间($Tsit\text{-}stand$)外,还需借助软尺测量腿长(L,从股骨头到外踝)。Takai 公式:$(L-0.4)×$身体质量$(kg)×g(9.8\ m/s^2)×10)/Tsit\text{-}stand$。9%~10%的变化具有临床意义。此外,该指标可通过下肢力量反映其与功能障碍及残疾相关性。

5 次坐–站重复测试(5 次椅立计时测试)

该测试是指记录完成 5 次从坐位到站立位所需时间。评估时受试者双臂交叉扶肩,坐在椅子上,以尽可能最快的速度起立至完全站立并再次坐下,重复完成 5 次,记录受试者从第 1 次坐起到第 5 次站立所用的时间。Bohannon 证明,当重复完成 5 次椅立计时测试且时间超过 11.4 s(60~69 岁)、12.6 s(70~79 岁)和 14.8 s(80~89 岁)时,可认为躯体功能水平较平均水平低。此外,患肌肉减少症风险的阈值是 13 s。最小可检测变化(MDC)的测试时间为 3.6~4.2 s,而最小临床重要差值(MCID)为 2.3 s。

腿部推举/伸腿测试

腿部推举测试是受试者坐在某个角度,将脚放在平台上并通过伸腿推开推举机。该测试使用 1RM(单次重复最大阻力)来量化最大肌肉力量。评估是在受试者只能完成单次练习的最高阻力下进行的。为了找到 1RM,在练习中逐渐增加阻力直到无法完成单次重复。腿部推举练习期间膝关节运动范围从屈曲 120°到 0°。最小可检测变化表明,推举机 1RM 可检测到 0.4 kg 的变化,这意味着可检测到的变化为 1.1%。因为类似推举机这样的阻力仪器只能以固定的模式运动,所以它非常适合无经验或受伤后的患者,也可用于检测特定的肌肉。目前尚无最大肌力的参考范围。

腿部动力装置测试

一般用于测量最大的肌肉力量。在实践中,参与者需快速且用力踩下踏板,使连接到转换器的飞轮加速旋转。每次推动的力量都被记录下来,直到观察到稳定/下降。据报道,社区老年人的下肢肌肉力量为1.7~8.64 W/kg。另一项研究显示,老年人下肢肌肉力量平均为(184.9±89.4)W。关于可靠性方面,其平均变化很小(1.0%~2.5%),典型误差也很小(5.8%~8.6%),ICC很高(0.94~0.96)。其在老年人甚至在有骨折风险人群中(骨质疏松症)是安全、灵敏和可靠的。诺丁汉动力装置已被确定为老年人下肢力量评估的"金标准"。由于其复杂且昂贵,临床医生使用前还需要接受相应的培训,因此应用有限。

3. 肌肉力量指数

长期以来,肌肉力量指数一直是评估老年人功能障碍风险的常用指标。然而,功能障碍和肌肉力量指数之间的关联甚至更为重要。研究发现,肌肉力量指数低的人出现功能障碍的风险较肌肉力量指数高的人高至少三倍。有证据表明,肌力指数对于评估出现功能障碍的风险是有效的。其中与下肢肌肉力量的相关性似乎是最高的,而且下肢在日常生活活动能力中发挥着主要作用。该指数不仅结合了伸膝肌力和体重这两个测量指标,且在临床上容易获得。

此外,手握力和大部分按体重划分的手握力被认为是预测残疾和死亡率的一个强有力的临床指标。只要产生足够的力量来移动整个身体,单一的身体成分(如肌肉质量)对完成日常生活活动(如行走、从椅子上站起来或爬楼梯)并不重要。肌肉质量(MQ)被定义为力量和肌肉质量的比值,也被提出作为功能障碍的潜在临床指标。这个指数的局限性在于它忽略了身体成分,而后者可能在功能表现中起关键作用。此外,对肌肉质量的定义或评估方法也没有达成普遍共识。这也是一个复杂的衡量标准,因为多种因素都有可能影响肌肉质量,包括肌肉成分(如结构、纤维类型)、代谢、脂肪浸润、纤维化和神经激活。上半身的肌肉质量是最大握力除以上半身的瘦体重(ALM)来估计的,临床上确定的阈值是男性<5.76 kg/kg,女性<5.47 kg/kg。下半身的肌肉质量被定义为腿部伸展力量与腿部瘦肉的比率,临床上确定的阈值是男性≤2.11 kg/kg和女性≤1.56 kg/kg。

(四) 身体运动功能

身体运动功能表现可以定义为与活动能力相关的全身功能的客观衡量标准。众所周知,营养状况不佳、肌肉减少症、虚弱、肥胖、残疾、死亡率和痴呆均是体能状况欠佳的表现。因此,评估老年人的体能表现非常重要。调查显示,71.4%的临床医生在临床实践中对体能表现进行了测量。最常进行的测试包括步行能力(63.3%)、定时起跑测试(58.6%)和身体机能的自我报告(58.1%)。下文将列举多种评估老年人体能表现的测试方法。

1. 步行能力

短距离步行测试(4 m、6 m和10 m)

这些测试不仅可以测量老年人的整体功能状况,还可替代长距离步行测试。它们可以预测未来是否需要护理和其他不良健康事件的发生率,如活动障碍的严重程度甚至是死亡发生率。由于这些测试所需时间和空间较少,在日常实践中比长距离步行测试更适用。另外,测试过程中无须特定材料及高素质人员。4 m 步行距离是评估老年患者常用测试。在实践中,记录步行完成 4 m 距离所需时间,阈值<0.8 m/s 提示受试者体能表现欠佳。4 m 步行速度灵敏度好,0.05 m/s 的微小变化或 0.1 m/s 大幅变化都认为具有临床意义。对于 6 m 和 10 m 的步行速度,阈值<1 m/s 提示老年人健康相关负面事件发生风险高。目前已有一个标准化的方案用于评估临床和研究中的 4 m 步行速度。①从静息状态开始,当脚在线后第一次接触地面时开始计时;②使用通常或舒适步速作为标准,在特定问题的研究中可酌情采用快步速;③详细报告行走方案,包括步伐指导、口头或其他鼓励,以及特定的计时程序。

长距离步行测试(400 m 步行测试和 6 min 步行测试)

这些测试能区分健康老年人群所面临的不同类型的风险。除能评估活动能力外,还能测试受试者的耐力。这些测试简单、无创,且价格低廉。但需要一个至少 20 m 的走廊和至少 15 min 的执行时间。

最常见的长距离步行测试是 6 min 步行测试。在实践中,参与者被要求在 6 min 内尽可能快地行走,但不能跑,志愿者在测试过程中予以相同的标准化的鼓励。分数越低(6 min 内走过的距离越短)提示功能越差。健康成年人的 6 min 步行距离为 400~700 m。特定年龄和性别的参考标准可能有助于解释健康成人和慢病患者的 6MWT 评分。记录下来的步行距离(以 m 为单位),可用以下公式来估算最大摄氧量(即 VO_{2max}):VO_{2max}[mL/(kg·min)]:70.161+[0.023×距离(m)]−[0.276×体重(kg)][6.79×性别(男性=0,女性=1)]−[0.193×HR(脉搏/min)]−[0.191×年龄(岁)]。6 min 步行距离在老年人中具有良好的重测信度(ICC 为 0.88~0.94)。

400 m 步行的时间和能力可以预测不良事件,如死亡率、活动障碍和残疾。在实践中,参与者在进行 2 min 的热身运动后,根据指令在走廊上走 400 m,每段 20 m,走 10 圈(每圈40 米),每圈给予标准鼓励,提示"以你能保持的速度尽可能快地行走,但不要跑"。与性别相关的 400 m 步行时间的四分位数男、女性分别为:Q1,≤4.29 min 或≤5.06 min;Q2,4.30~5.02 min 或 5.07~5.44 min;Q3,5.03~5.44 min 或 5.45~6.43 min;Q4,≥5.45 min或≥6.44 min。对于这项测试,最小的有意义变化为 20~30 s,而实质性的变化为 50~60 s。这项步行测试具有很好的可重复性。

在长距离步行测试中,可以使用 GAITRite® 系统评估步态参数,这种客观的步态参数工具也有很强的同时效度和重测信度。步态提升系统也可用于在实验室外的高精度运动分析。它由两个传感器和一个计算机软件组成,已经在许多不同人群中针对其标准进行了科学验证。这个系统可以在现实环境中进行简单而准确的步态分析,不仅有效,而且价格合理、便携。

2.下肢肌肉功能

文献中描述了许多用于老年人下肢肌肉功能的测试,日常实践中下肢肌肉功能也可用于反映整体体能表现。下面介绍在临床和研究中使用最广泛的几项测试。

椅立测试

除可测量下肢肌肉力量之外,前述的椅立测试还是反映躯体功能最重要的测试之一。据报道,53.9%的临床医生在日常工作中使用 5 次椅立计时测试来评估体能。

交替台阶测试

上下楼梯是日常生活中经常进行的一项活动，可用于老年人及各种人群的功能测量。这个测试测量的是重心向前和向上移动的能力，以及下肢肌肉力量和平衡。在测试中，受试者面向一个 20 cm 高的台阶，并要求在 15 s 内以最快的速度用左右脚交替踩踏台阶的顶部。在此过程中，临床医生记录所完成的步数。Isles 等在 2004 年公布了 20～79 岁年龄组的步数测试的规范值。这个测试只需一个台阶和秒表，成本低廉，过程快速（小于 5 min）且易执行。交替台阶试验有很好可靠性（ICC>0.9），临床中有 25.1% 的医生选择使用交替台阶测试来评估体能表现。

3. 平衡能力

平衡能力下降与老年人跌倒的风险增加有关。实际上，增加的跌倒风险调整后的相对风险估计值为：平衡问题的自我报告为 1.58（95% 置信区间 = 1.06，2.35），单腿站立为 1.58（95% 置信区间 = 1.03，2.41），稳定限度为 1.46（95% 置信区间 = 1.02，2.09）。然而，平衡功能障碍常见于老年人群，其发病率为 20%～50%。更具体地说，在 65 岁以上的社区老年人群中，每年有三分之一的人出现跌倒；到 80 岁，跌倒发生率增加到 50%。

姿势平衡可以通过问卷调查进行主观评估，通过临床检查评估，也可以通过测力平台进行客观评估。体能测试是基于日常生活活动中出现的活动姿势和动作，下文将对此进行总结。

单足平衡测试

正面的单足平衡测试对捕捉双足步态的摆动阶段是很有意义的。在实践中，参与者双腿站立，左右腿交替站立，眼睛睁开，手臂放在躯干一侧。从地面抬起 0.3048 米（1 英尺）到接触地面、支撑腿移动或直到 60 s 过去的时间以 s 为单位记录。这项测试与虚弱、周围神经病变和伤害性跌倒的风险相关。单足平衡测试不需要设备，操作过程简单，几乎可以在任何地方进行，可靠性非常好。老年人的正常数据是 26.9 s。对于年轻男性且允许较长时间测试的个体（例如，≥120 s 与 30 s），时间可能会更长。此外，在 95% 置信度区间内，该测试的最小可检测变化是 24.1 s。单足平衡性能的变化应该超过 24.1 s 才能视为有意义的变化。

双足平衡测试

双脚平衡测试是三项简易体能（SPPB）测试的一部分，用于评估静态平衡。受试者被要求保持三个难度依次递增站立姿势，每个姿势 10 s：①并脚站立，双脚并排站立 10 s；②半前后脚站立，一足跟对准另一足部大脚趾侧面站立 10 s；③前后脚站立，脚跟对脚尖站立 10 s。

Berg 平衡量表

Berg 平衡量表用于评估日常情况下的平衡功能（即静态和动态），使用分数来评估不同的人群，如老年人、卒中患者及严重智力和视觉障碍的人。最高分是 56 分，0～20 分代表平衡障碍，而 21～40 分和 41～56 分则分别代表可接受的平衡和良好的平衡。此外，如果患者最初得分为 45～56 分，则需要在 Berg 平衡量表上改变 4 分，如果得分范围为 35～44 分，则需要 5 分，如果最初得分范围为 25～34 分，则需要 6 分，如果最初得分为 0～24 分，则需要 7 分。这个测试在观察者之间和观察者内部具有高度的可靠性。需要的设备很少，只需尺子、两把标准椅子(一把有扶手,一把没有)、脚凳或台阶、秒表或腕表、以及 15 英尺的走道。该测试可能需要 15~20 min 才能完成,具体取决于功能水平,对体弱人群的要求很高。

测力平台

测力平台是一块板,其下分布着四个测力计,用于测量身体在平台上施加的力和扭矩的三个组成部分(前后、内侧和垂直)。这些力的推导显示为代表压力中心的点,这些随时间变化的数值是重心的运动和用于保持平衡的力影响的结果。信号被放大并传输到管理数据采集的计算机上,因此可以作为跌倒风险的指标。使用测力平台对老年人进行平衡测试的可靠性在中上水平。该方法对变化也十分敏感、无创,它还能提供了一个客观的衡量标准,且暂时没观察到天花板效应。但设备昂贵且笨重,需对工作人员进行培训,结果会受到情绪或外部因素的影响。

平衡误差评分系统(BESS)

BESS 是一种非正式且易于管理的静态平衡方案。受试者被要求保持不同的静态姿势,而评估员则评估该姿势与理想姿势的偏差。受试者双手放在臀部并闭上眼睛,保持特定的姿势持续 20 s。分别在两个平面(软垫和泡沫垫)上进行姿势测试(双腿、单腿和前后脚站立)。研究人员计算参与者在每个姿态中错误数量。任何一种单一姿势的最大错误总数为 10。较低的 BESS 分数与较好的姿态控制相关。BESS 比测力平台更便携、便宜,而且是一种快速、相对容易管理的方法。有很强的重测信度(ICC = 0.784),MDC(最小可检测变化)为 6~10。

4. 整体功能评估

简易体能量表(SPPB)

SPPB 使用平衡测试、步行速度和椅立计时测试来评估下肢功能表现,可以在不同的临床或研究环境中分析整体评分及各个元素。三项测试中的每一项得分都为 0~4 分,其中 4 表示最佳结果,0 表示最差结果。因此,总分为 0(表现最差)~12 分(表现最好)。有研究表明,阈值≤8 分与运动障碍相关且可被用于肌肉减少症的诊断。分数为 0~6 分提示功能欠佳,7~9 提示功能中等,而 9 分以上则提示整体功能优异。总分为 4~6 分的人群其遭遇运动功能障碍的相对风险为 2.9~4.9,总分为 7~9 分的人群其遭遇运动功能障碍相对风险为 1.5~2.1,与 ADL 功能障碍的结果类似。

平衡测试过程中要求受试者保持三个不同的站立姿势,难度依次递增,每个姿势维持 10 s:①并脚站立,双脚并排站立 10 s;②半前后脚站立,一足跟对准另一足部大脚趾侧面站立 10 s;③前后脚站立,脚跟对脚尖站立 10 s。对于步行速度测试,要求受试者以其日常状态下的速度在 4 m 的路线上行走。如有必要,允许使用助行器(手杖、助行器或其他助行器),但不能提供其他人的帮助。记录完成整个距离所需的时间(以 s 为单位)。最后,对于 5 次椅立计时测试,建议使用直背椅子。受试者背靠墙,指示受试者从坐位到站立位再回归坐位,该动作连续 5 次,过程中不能借助手臂辅助(手臂交叉在胸前),记录完成此任务的时间。上文中已经对这些测试进行了详细描述。

该测试适用于诊所,但需要少量培训,这可能会限制其使用。测试时间约为 10 min,需要的设备很少:一条 4 m 长的跑道、地面标记、一个天文钟和直背椅。此外,SPPB 的可重复性和可靠性都很好。SPPB 对临床上有意义的变化也有反应：0.5 分表示一个小的变化(即不在个人层面)，1 分表示一个实质性的变化。然而，其缺点是对于躯体功能好和非常健康的老年人(那些功能评分为 12 分的人)容易产生天花板效应，而对于功能非常差的成年人则会产生门槛效应。

Tinetti 测试

Tinetti 测试也叫作以表现为导向的移动能力评估(POMA)，是一个易于管理的任务导向测试，可以测量老年人的步态和平衡能力。这是最古老的临床上用于评估平衡功能的工具，也是在老年人中使用较广泛的工具之一。它包括两个子测试：平衡测试(9 个项目，16 分)和步态测试(7 个项目，12 分)。总分<19 分表示重度跌倒风险，19~24 分表示中度跌倒风险，24 分以上表示低度跌倒风险。根据 MDC(95)值，个人层面的 POMA 分数变化应至少为 5 分，团体层面的 POMA 分数变化应至少为 0.8 分，才算可靠。它简单且容易，完成时间约为 10 min。所需设备极少：无扶手硬椅、秒表或手表，以及 4.572 米(15 英尺)的走道。此外，该测试在受试群体中具有良好的可靠性和敏感性(能识别 93% 的跌倒风险患者)。该测试的缺点是特异性差(仅能识别 11% 的非跌倒患者)，具有天花板效应及无法鉴别平衡问题的类型。

肌肉力量和/或躯体表现受限会导致身体功能受限，而身体受限是预测不良健康结果的重要因素(如依赖护理、跌倒、骨折、住院，甚至死亡)。此外，诊断肌肉减少症需要同时存在低肌肉质量和低肌肉功能，而低肌肉质量和低肌肉功能可由低肌肉力量或低身体表现来界定。因此，准确评估老龄人口的肌肉力量和身体表现是至关重要的，临床医生应对这些参数进行常规评估。肌肉力量和功能的测量因其无创性、有效性和快捷性而得到促进。有许多工具在研究中被用于评估肌肉力量和身体表现，但其中一些工具的验证性较差，在筛查工具的选择上需考虑工具的可及性、成本、特殊性和性能。

四、诊断标准

在肌肉减少症的相关内容中，诊断标准是最重要的基础。只有规范了诊断标准，才能明确是否患有肌肉减少症并展开进一步的研究。在对肌肉减少症的研究之初，Baumgartner 等人采用 DXA 评估老年人群的肌肉质量并发现其与身高有着极大的相关性，创新性地使用四肢骨骼肌指数来评价肌肉减少症，即四肢骨骼肌指数 = 四肢骨骼肌质量(kg)/身高(cm)^2。具体诊断标准为，四肢骨骼肌指数低于同性别年轻人均值负两倍标准差。同时也有研究者采用四肢骨骼肌占体重的百分比评价四肢肌肉含量，将四肢骨骼肌百分比低于同性别 18~39 岁人群负一倍标准差诊断标准。这两种方法一直沿用至今，但是仍存在一些缺陷。

从 2010 年开始，学者逐渐把肌肉功能加入到肌肉减少症的诊断标准中。肌肉功能主要包括肌肉力量和身体运动表现。结果证实结合肌肉力量和身体运动表现的诊断指标会比单一的肌肉力量指标在临床相关结果预测上有更高的准确性。由此，现有的肌肉减少症诊断方法主要通过肌肉质量、肌肉力量、身体活动能力测试三个指标综合评价。

肌肉质量是肌肉减少症诊断标准中的重要指标，通常采用 DXA 或 BIA 测量得到的人体肌肉质量来反映。肌肉力量是衡量肌肉功能的重要指标,研究发现老年人的肌肉力量往往比肌肉质量的下降更为显著,尤其是肌肉的爆发力。身体运动功能主要用于反映机体整体的运动表现,通常采用日常生活活动或动作来评价身体的基础运动功能。目前有关肌肉减少症身体运动功能的测试方法有简易身体活动量表(SPPB)、日常步速测试、6 min 步行测试、起立-走计时测试等,其中步速是重要指标。全球不同国家和地区根据上述三项指标制定了各自的肌肉减少症诊断标准,在诊断流程上,不同的工作组表现出了一定的差异,但总体上都将身体运动功能作为诊断肌肉减少症越来越重要的指标。

(一)欧洲老年人肌肉减少症工作组(EWGSOP)诊断标准

EWGSOP 是由欧洲老年医学学会、欧洲临床营养与代谢学会、国际老年医学和老年医学协会欧洲地区及国际营养与衰老协会组成。它将肌肉减少症定义为一种以骨骼肌质量和力量进行性和广泛性丢失的综合征,并可能导致身体残疾、生活质量降低和死亡的不良后果。它建议把肌肉质量降低和肌肉功能下降御用肌肉减少症的诊断,其中单纯的骨骼肌质量减少为"肌肉减少症前期",同时伴有肌力或身体功能下降为"肌肉减少症",而同时伴有肌力和身体功能下降则为"严重肌肉减少症"。

符合以下两种情况可以诊断为肌肉减少症:①步速≤0.8 m/s,同时肌肉质量下降;②步速>0.8 m/s,肌肉质量和肌力同时下降。肌肉质量降低,DXA:男 SMI<7.26 kg/m²,女 SMI<5.5 kg/m²;BIA:男 SMI<8.87 kg/m²,女 SMI<6.42 kg/m²。肌肉力量采用握力来评价,握力男<30 kg,女<20 kg。

EWGSOP 在 2018 年对肌肉减少症的原始定义进行更正并发布了 EWGSOP 2018 版肌肉减少症共识,也就是 EWGSOP2。其研究发现肌肉力量的下降可能比肌肉质量降低在肌肉减少症中有着更重要的作用,强调了可以通过早期干预以预防、推迟甚至逆转肌肉减少症的发生。此外,它将肌肉减少症进一步分为急性和慢性,其中持续时间小于 6 个月的为急性肌肉减少症,多为急性疾病或损伤所导致;而持续时间大于 6 个月的则为慢性肌肉减少症,多为慢性疾病所导致。

EWGSOP2 具体标准为:肌力下降如同时满足骨骼肌质量减少标准,则可确诊为肌肉减少症;如同时合并有体力下降者则可进一步判定为严重肌肉减少症。它建议采取发现-评估-证实-肌肉减少症严重程度(F-A-C-S)流程用于临床实践和肌肉减少症的研究。一般使用 SARC-F 量表或 Ishii 评分来发现肌肉减少症,然后用握力或椅立计时测试来评估肌力情况,接着使用 CT、MRI、DXA 或 BIA 以证实肌肉减少症,最后可以根据 SPPB、步速、步行测试等来评价身体运动功能表现以对肌肉减少症的严重程度进一步分级。EWGSOP2 建议将步速≤0.8 m/s 作为严重肌肉减少症的指标。

(二)国际肌肉减少症会议工作组(IWGS)诊断标准

IWGS 在 2009 年召开的第一次会议上提出肌肉减少症的共识和定义,它将肌肉减少症定义为一种与年龄有关的骨骼肌质量和功能丧失的复杂综合征,并认为出现肌肉减少症的原因是多方面的。它特别强调了身体功能表现的下降,认为所有表现出身体机能、力量或整体健康状况下降的老年人都应考虑肌肉减少症,尤其对于长期卧床,无法自主从椅子上站立起立或步速<1 m/s 的对象应特别考虑肌肉减少症，并进一步身体成分评估以判断肌肉质量指数。

诊断标准中各项指标的阈值为（DXA）：男 SMI<7.23 kg/m²，女 SMI<5.67 kg/m²；步速≤1 m/s。

（三）亚洲肌肉减少症工作组（AWGS）诊断标准

亚洲肌肉减少症工作组在 2014 年为促进肌肉减少症研究在亚洲地区的发展，基于亚洲地区的相关数据和证据，建立了有关肌肉减少症的诊断共识。它将肌肉减少症定义为与年龄相关的骨骼肌质量的丢失，加上肌力降低或体能表现下降。AWGS 认同既往的研究，认为骨骼肌质量下降、肌力降低和身体功能下降是"严重肌肉减少症"。它建议除了对社区老年人进行肌肉减少症筛查外，还可以在某些临床条件下和医疗环境中评估肌肉减少症，这样可以促进肌肉减少症在临床实践中的筛查和研究的发展。

AWGS2014 诊断标准各项目阈值为：DXA，男 SMI<7.0 kg/m²，女 SMI<5.4 kg/m²；BIA，男 SMI<7.0 kg/m²，女 SMI<5.7 kg/m²；握力，男<26 kg，女<18 kg；步速≤0.8 m/s。

2019 年，亚洲肌肉减少症工作组在保留肌肉减少症定义的前提下，对共识作出了部分调整，AWGS2019 认为肌力和躯体功能下降均为肌肉减少症的重要因素，都对肌肉减少症的不良后果产生影响，只要两者其中一个出现水平下降，就认为是"可能肌肉减少症"，如果合并骨骼肌质量的减少且达到标准，就诊断为肌肉减少症。其中建议将"可能肌肉减少症"用于初级保健或社区健康，促进早期生活方式干预，提高对肌肉减少症的认知和预防。

AWGS2019 筛查步骤大致与 EWGSOP2 类似，不同的是在肌肉减少症的发现过程中，它将小腿围或 SARC-F 结合小腿围（SARC-calF）纳入进来。多项研究证实小腿围与骨骼肌质量的减少存在良好的正相关性。与单独使用 SARC-F 量表相比，SARC-calF 的灵敏度明显较高，且特异性较好。在肌肉减少症严重程度的评估阶段，AWGS2019 建议使用 SPPB、6 m 步速、5 次椅立计时测试来反映躯体功能表现。另外，研究提示当把步速的阈值提高到 1.0 m/s 时，对于肌肉减少症评估的可靠性也得到了提升。因此，AWGS2019 将步速阈值调整到 1.0 m/s。

AWGS2019 诊断标准为：DXA 法，男 SMI<7.0 kg/m²，女 SMI<5.4 kg/m²；BIA，男 SMI<7.0 kg/m²，女 SMI<5.7 kg/m²；握力，男<28 kg，女<18 kg；体能评估，步速<1.0 m/s 或 5 次椅立计时测试≥12 s 或 SPPB≤9 s。

（四）美国国立卫生研究院基金会（FNIH）肌肉减少症诊断标准

美国国立卫生研究院基金会（Foundation for the National Institutes of Health，FNIH）在 2012 年将肌肉减少症定义为老化过程中肌肉质量的变化，在不进行治疗的条件下，肌肉强度的下降会导致虚弱、残疾、跌倒风险增加和失去独立活动的能力。它认为肌肉减少症可能受遗传和表观遗传因素影响，而且合理的健康饮食和体力活动将有助于延缓肌肉减少症的进展和降低其严重程度。

FNIH 采用"低瘦组织"和"虚弱"对患者进行描述，并将肌肉减少症的等级范围进行了亚临床到虚弱的区分。与上述三种肌肉减少症标准不同，它使用四肢骨骼肌质量和根据

BMI 调整的四肢骨骼肌质量(四肢骨骼肌质量/BMI)标准来评价机体瘦组织质量,肌力使用握力来进行评估,步速则用于反映身体运动功能表现。

美国国立卫生研究院基金会诊断标准的各项阈值为:DXA 法,四肢骨骼肌质量/BMI,男<0.789,女<0.512;四肢骨骼肌质量,男<19.75 kg,女<15.02 kg;握力,男<26 kg,女<16 kg;躯体功能:步速<0.8 m/s。

(五)中华医学会骨质疏松和骨矿盐疾病学分会标准

中华医学会骨质疏松和骨矿盐疾病学分会在国外有关肌肉减少症标准及中国相关研究基础上于 2016 年提出了国内肌肉减少症共识。建议筛查和评估的步骤如下:①先进行步速测试,如步速≤0.8 m/s,则进一步进行肌肉质量测量;如步速>0.8 m/s,则进一步进行肌力(握力)评估;②若安静状态下优势手握力正常,男>25 kg,女>18 kg,则排除肌肉减少症;若握力低于正常水平,则需进一步测量肌肉质量;③若肌量正常,则排除肌肉减少症;若肌量下降,则诊断为肌肉减少症。这个过程中骨骼肌质量检测首选 DXA,也可根据实际情况选择 BIA、CT 或 MRI。其中骨骼肌质量诊断阈值为低于参照青年健康人峰值的-2SD。

(六)肌肉减少症、恶病质和消耗性疾病学会(SCWD)诊断标准

肌肉减少症、恶病质和消耗性疾病学会主要专注于肌肉减少症和恶病质的研究和防治,它将肌肉减少症定义为肌肉质量下降,伴随活动受限。它认为这是一个临床重要疾病,大多数老年人群应接受肌肉减少症的筛查。此外,还提出了"活动受限肌肉减少症"这一概念,指步速<1 m/s 或在 6 min 步行过程中步行距离<400 m,并且四肢骨骼肌质量/身高^2 校正值小于或等于同一民族 20~30 岁健康人群的平均值,以上则为 SCWD 肌肉减少症的诊断标准。不仅如此,SCWD 还提出了临床上重要的干预措施,步行 6 min 至少增加 50 m,或步行速度至少增加 0.1 m/s。

五、肌肉减少症的发病机制

肌肉减少症是一个与衰老相关的退行性疾病,可导致肌肉质量和肌肉功能的丧失,对老年人的活动能力产生负面影响。骨骼肌约占健康青年总体重的 40%。肌肉的减少在 30 岁以后开始发生,60 岁以后每年减少 2%,而且肌肉流失在年龄较大的时候似乎还会加快。肌肉减少症也会增加肥胖和糖尿病的易感性,仅凭一己之力便能降低整个个体的活动能力和独立生活能力,并增加死亡率。随着世界老年人口的迅速增加,肌肉减少症正在成为威胁全球公共卫生安全的疾病。肌肉减少症主要累及骨骼肌,但也可能对其他器官和组织造成损害。因此,了解肌肉丢失的机制和过程对制定预防、阻止或减少肌肉减少症的策略尤为重要。

(一)线粒体功能障碍

已有的大量研究表明,受损和功能失调的线粒体似乎是启动和促成肌肉减少症分子信

号通路的主要信号基础和中介。功能失调的线粒体增加了 ROS 的产生和 DNA 损伤。线粒体通透性通道的开放将会导致其内容物自由地释放到胞浆中，从而启动凋亡信号，消除即将功能失调的肌肉线粒体的蛋白质。泛素-蛋白酶体系统的破坏和丝裂原吞噬的抑制可导致功能障碍的线粒体无法移除。这会使得功能失调的线粒体积累，从而放大肌肉和神经细胞的凋亡信号及对肌肉细胞的破坏。通过干预去除功能失调或受损的线粒体，提高骨骼肌中健康线粒体的质量和数量，有望逆转或防止衰老过程中的肌肉减少。

(二)泛素-蛋白酶体系统(UPS)

目前有一些研究对 UPS 在肌肉减少症中的作用及线粒体在 UPS 中的作用进行了研究，但这些研究结果相互矛盾。例如，泛素、26S 蛋白体和多泛素化蛋白的水平增加，以及 MuRF1 和 MAFbx/Atrogin-1 的表达在后肢肌肉中更高，但其中的线粒体功能却是被减弱的。

在基础条件下，某些 UPS 的适当激活似乎对维持线粒体输入和健康很重要。然而衰老会导致 UPS 过度激活、线粒体生物合成减少、收缩蛋白降解增加和净蛋白平衡降低，这些共同作用将导致肌肉减少症。

(三)神经肌肉接头退变

神经肌肉接头（NMJ）是连接运动神经元与肌纤维的突触，肌纤维由兴奋性神经元支配，使神经肌肉系统发挥正常功能。由于目前肌肉减少症的定义主要是与年龄相关的肌肉功能下降，而 NMJ 的形态和生理破坏显著导致与年龄相关的肌肉力量下降，因此了解与年龄相关的 NMJ 退变变得越来越重要。

现已认识到，与年龄相关的肌肉功能丧失也可归因于神经系统因素。NMJ 的改变是肌肉减少症发病和进展的最有用的生物标志物。在研究肌肉减少症的病因和影响时，重点已从仅在骨骼肌系统内的问题转变为更全面和综合的神经肌肉系统内的破坏。

(四)肌肉干细胞在肌肉减少症中的作用

骨骼肌是体内最丰富的组织，具有显著的多样性和可塑性，负责运动、能量储存和新陈代谢。近几十年来，为了开发新疗法，人们对肌营养不良症进行了深入研究和表征。其中，杜氏肌营养不良症（DMD）是一种严重的肌营养不良症，其是由一种称为肌营养不良蛋白的蛋白质发生突变而导致进行性肌肉退化和肌肉无力，这种蛋白质可以稳定骨骼肌纤维的质膜。骨骼肌功能障碍还与多种因素疾病相关，包括癌症、关节炎、心力衰竭、糖尿病和衰老。骨骼肌萎缩是丧失独立性的重要因素，最终导致受影响个体住院，并与发病率和死亡率升高有关。根据世界卫生组织（WHO）的数据，到 2050 年，65 岁及以上的人口数量将达到 15 亿人，这使得与肌肉萎缩相关的疾病成为全球经济和社会负担。

(五)炎性因子与肌肉减少症

肌肉减少症是由肌纤维数量减少而导致的骨骼肌质量和力量的损失。合成代谢激素或其敏感性(性类固醇、胰岛素)下降，分解代谢激素(糖皮质激素)增加，抗炎和促炎细胞因子(以下简称炎症)活性失衡的都会对肌肉造成损害从而导致肌肉减少症。随着代谢综合征(MS)和心血管疾病(CVD)的发病率增高,人类肌肉减少症不利影响在老年人中变得越来越明显。有些炎性细胞因子来源于脂肪细胞和肌纤维(分别是 TNF-α 和 IL-6),肌肉-脂肪串扰表明脂肪因子和肌因子对肌肉减少症的发病起到相当大的作用。因此,破译炎症反应在肌肉减少症中的作用对改善人类健康具有极其重要的意义。

(六)肌纤维与脂肪细胞的相互作用

脂肪的积累与老年人骨骼肌质量和力量的加速丧失有关。越来越多的证据表明脂肪细胞是有害健康的致病因素。老年肥胖受试者的功能恶化、虚弱、发病率和死亡率呈上升趋势。虽然其分子机制与蛋白水解系统(如泛素-蛋白酶体、自噬-溶酶体和半胱天冬酶)的活性增加有关,但具体病因尚未明确。其诱因包括合成代谢刺激减少(GH/IGF-I、胰岛素、类固醇激素)、分解代谢增加(肌肉生长抑制素、激活素、骨形态发生蛋白)、低体力活动、营养不良和神经肌肉接头丢失。在老年个体中,大量证据表明免疫衰老是导致先天性和适应性免疫系统改变的原因。有研究证实,老年人中炎症介质[即 C 反应蛋白(CRP)、IL-6 和 TNF-α 受体Ⅱ]的血清水平显著升高。此外,在高龄受试者(85 岁以上)中,炎症标志物 CRP、IL-6、TNF-α 在虚弱中的重要性已被证实,中性粒细胞计数与虚弱测量阳性相关。此外,骨骼肌能表达更多的先天免疫受体(MyD88、NLRX1、NAIP、TLR4 和 NLR5),表明肌纤维对炎症小体形成中的信号 1 过敏。间接证明了炎症是由炎症小体驱动的,并且对炎症 IL-1β 的分泌至关重要。同时,在线粒体中有一种与心磷脂和线粒素复合的炎症小体,其中 ROS 广泛生成。这些观察结果清楚地表明了肌肉减少症、DAMP 和 PMP、炎症介质及老年个体线粒体畸变之间的联系。它可能继发于分泌炎性细胞因子和趋化因子的活衰老细胞(SeCs)的数量增加。SeCs 是 TGFβ 和 IL-1β 的主要来源,TGFβ 和 IL-1β 通过自分泌/旁分泌作用在骨骼肌细胞中诱导细胞周期蛋白依赖性激酶抑制剂 p16 和 p19、胰岛素样生长因子结合蛋白 2(IGFBP2)、基质金属蛋白酶-13(MMP-13)和纤溶酶原激活物抑制物-1(PAI-1)。基因工程去除 SeCs 可预防肌肉减少症,并将实验动物的肌肉质量恢复到非肌肉减少水平。

六、肌肉减少症的治疗

肌肉减少症的防治措施包括营养疗法、运动疗法和药物疗法。

(一)营养疗法

大多数老年人存在热量和蛋白质摄入不足,增加了老年人营养摄入不足的风险。饮食对肌肉减少症来说是一项重要且可改变的因素。50 岁以上的成年人中,大约有 1/3 的人没有达到蛋白质膳食推荐量(0.8 g/d)。有证据表明低蛋白质摄入量与肌肉质量下降有关。一般来说,老年人蛋白质摄入量每日 1.0~1.2 g/kg 可保持足够的蛋白质水平,有利于保证肌肉的质量。氨基酸的补充,特别是亮氨酸的补充有益于维持肌肉的合成和肌肉的质量。维生素 D 不足和缺乏在人群中普遍存在,患者往往表现为肌肉无力、活动困难等。老年人补充普通维生素 D 对增加肌肉强度、预防跌倒和骨折有重要意义。

(二)运动疗法

运动特别是阻力训练对预防肌肉减少症十分重要。阻力训练对神经肌肉系统、蛋白质和激素的合成有积极影响,当其功能异常时,肌肉减少。研究表明,阻力训练可促进老年人运动神经元和蛋白质合成(二者对肌肉质量的形成至关重要)。有氧运动(游泳、跑步和步行)也有助于防治肌肉减少症,研究证明有氧运动可增加蛋白质的合成,而蛋白质的合成是维持老年人肌肉质量和力量的关键所在。

(三)药物疗法

目前还没有以肌肉减少症为适应证的药物。维生素 D 在骨骼和肌肉新陈代谢中起着重要作用。活性维生素 D 可增加肌肉强度和减少跌倒风险。维生素 D 与骨骼肌中的维生素 D 受体结合,促进肌肉蛋白质合成,增强细胞膜对钙的吸收。维生素 D 摄入量较低的老年人脆弱风险较正常人群增加,虽然低水平的维生素 D 似乎与肌肉力量下降和身体不良表现有关,但补充维生素 D 对机体有益的证据尚存在争议。一些研究发现维生素 D 缺乏的人补充维生素 D 对身体功能、跌倒风险或生活质量没有益处。研究间差异可部分归因于维生素 D 剂量的差异。还有研究发现,妇女在补充维生素 D 后可获得更多益处。睾丸激素是由男性的睾丸间质细胞和女性的卵巢膜细胞分泌的。60 岁和 80 岁以上的男性大约有20% 和 50% 被归为性腺功能减退。睾酮的减少与肌肉力量减少、肌肉质量减少、骨矿物质密度降低及跌倒后骨折风险增加有关。研究显示睾酮可增加肌量和肌力,对男性和女性均有效。但也有研究发现,应用睾酮后肌肉力量或功能没有增加,瘦体重有所改善。但睾酮替代治疗可增加男性前列腺的大小。研究显示,前列腺癌与血液中游离睾酮浓度呈正相关,每增加 0.1 U 的游离睾酮,65 岁男性罹患前列腺癌的风险就会增加 1 倍。睾酮治疗的其他不良反应,如液体潴留、男性乳房发育、红细胞增多症和睡眠呼吸暂停综合征一起限制了其用于治疗肌肉减少症。迄今为止各种有希望的药物治疗都不能令人满意。有证据表明,血管紧张素转化酶抑制剂(ACEI)有益于改善身体功能,这可能是通过对肌肉的直接作用。其他药物如肌肉生长抑制素抗体、活化素 II 型受体配体捕获剂等可能改善肌量及瘦肉量,这些以肌肉为靶点的新型药物尚在研发中。

(董莉妮)

第四章

老年脊柱外科疾病的保守治疗

第一节　非手术治疗

　　老年人腰背痛的非手术治疗非常复杂，包括药物治疗、物理治疗、认知治疗、冥想和正念、运动治疗及补充和替代医学疗法。同时，对抑郁症等并存疾病的治疗同样重要。腰背痛和抑郁经常同时发生，并相互加剧。在老年人中，慢性腰背痛与孤立、功能障碍、行动不便、与健康相关的生活质量差、抑郁、焦虑及睡眠障碍有关。腰背痛的原因广泛，管理复杂，没有一个明确的解决方案。在许多情况下，患者的腰背痛可能不适合手术治疗，例如，无法确定特定的疼痛来源，手术和医疗并发症的风险超过了潜在的好处，或者患者不接受手术。本章将概述非手术治疗方案，还讨论了在照顾老年人时应该考虑的特殊情况。

一、药物治疗

　　使用药物治疗慢性腰背痛通常需要一段时间反复尝试和多次就诊。没有一种药物能持续适用于所有腰背痛的患者。急性腰背痛通常会随着时间的推移自行缓解。如果在过渡期间使用药物让疼痛得到缓解，则可以促进恢复并改善功能。老年人腰背痛的药物治疗因年龄相关的生理变化而变得复杂，导致药物吸收改变和肾脏排泄减少、感觉和认知障碍，甚至多药耐药。常用药物包括非甾体抗炎药（NSAIDs）、对乙酰氨基酚、5-羟色胺和去甲肾上腺素再摄取抑制剂（SNRIs）、三环类抗抑郁药（TCAs）、苯二氮䓬类药物、阿片类药物、骨骼肌松弛药、抗癫痫药物和皮质类固醇。在开处方时，应考虑到患者可能出现的内科合并症和与其他药物的相互作用。这在老龄人中尤其重要，因为在老年人中，多药是一个常见的问题，改变新陈代谢或疗效的合并症可能会随着患者年龄的增长而增加。为老年患者开处方时可使用美国老年医学会（AGS）制定的 Beers 标准，能为老年人用药提供临床决策所需的相关信息。

(一)对乙酰氨基酚

对乙酰氨基酚是治疗疼痛的常用药，对急性疼痛普遍有效，风险相对较低。然而，最近发现使用其治疗慢性腰背痛没有显著益处。尽管对乙酰氨基酚的使用非常广泛，但它的使用也存在风险，尤其是在老年人群中。在推荐服用对乙酰氨基酚之前，还应注意是否存在酗酒、肝脏病变和是否正在服用其他由肝脏代谢的药物。

(二)非甾体抗炎药

非甾体抗炎药（NSAIDs）是另一种在普通人群中常用的止痛药物。研究显示其对疼痛缓解非常明显，可作为急性腰背痛治疗的一线药物。但在老年人中使用非甾体抗炎药同样存在风险。例如，经肾脏代谢的其他药物可能与非甾体抗炎药相互作用，增加肾脏损害的风险。此外，定期使用非甾体抗炎药与严重上胃肠道疾病的风险增加相关。风险与剂量的增加相关，并且随着年龄的增长而增加。

(三)阿片类药物

阿片类药物也常用于止痛。其使用率近年来稳步上升，同时与阿片类药物过量相关的死亡人数也在上升。阿片类药物在适当的情况下可以有效地缓解疼痛，但没有证据支持使用阿片类药物治疗急性腰背痛。吗啡和氢吗啡酮等较强的阿片类药物可以在短期内缓解慢性腰背痛，但不应长期使用，也没有证据表明它们对功能恢复有任何积极影响。阿片类药物有许多潜在的不良反应，包括恶心、呕吐、便秘、嗜睡、口干、头晕和上瘾。这些风险在药物代谢率较低的老年人中会增加。此外，在慢性非癌症疼痛患者中使用长效阿片类药物已被证明会显著增加全因死亡率，增加过量致死的风险。

(四)骨骼肌松弛药

"骨骼肌松弛药"是一个非常宽泛的术语。对于急性腰背痛，使用这些药物的证据是混杂的，药物包括环苯扎平、替扎尼定、奥非那林和卡利索前列醇。环苯扎平和替扎尼定属于三环类抗抑郁药（TCA）。奥非那林是一种抗胆碱能药物。卡利索前列醇是一种中枢作用药物，代谢为甲丙氨酯，氨基甲酸酯类成瘾物质。有证据表明，普通类别的骨骼肌松弛药在短期疼痛缓解方面有好处。然而并没有充分的证据证明它对慢性腰背痛或功能恢复有好处。Beers标准强烈建议老年人不要使用骨骼肌松弛药，因其有抗胆碱能作用、镇静作用和增加骨折的风险。

(五)苯二氮䓬类药物

关于使用苯二氮䓬类药物治疗急性、慢性或神经根性腰背痛的证据有限且不一致。美国医师学会无法根据现有研究确定苯二氮䓬类药物对疼痛或功能的任何影响程度。此外，苯二氮䓬类药物与中枢神经系统不良反应的风险增加有关，包括嗜睡、疲劳和头晕。虽然Beers标准没有对苯二氮䓬类药物在腰背痛中的使用进行评论，但通常应该避免使用这种药物，除非在某些疾病中，如癫痫发作、广泛性焦虑症或酒精戒断。

（六）抗癫痫药物

没有强有力的证据证明抗癫痫药物如加巴喷丁和普瑞巴林能缓解急、慢性腰背痛或根性下肢痛。其反而与不良反应的风险有关，包括疲劳、口干、精神集中困难、记忆或视觉调节困难，以及失去平衡。当其与老年患者正在服用的其他药物相结合时，由于药物代谢缓慢，这些不良反应可能会加剧。

（七）抗抑郁药物

随着越来越多的研究支持抗抑郁药物在止痛方面的使用，抗抑郁药物越来越受欢迎。最常用于疼痛控制的抗抑郁药包括三环类抗抑郁药（TCAs）、5-羟色胺和去甲肾上腺素再摄取抑制剂（SNRI）及选择性5-羟色胺再摄取抑制剂（SSRI）类药物。针对腰背痛，度洛西汀已被发现在12周疗程后对治疗慢性腰背痛有一定益处。但使用度洛西汀也有风险，包括但不限于恶心、口干、疲劳、腹泻、多汗、头晕和便秘。如果患者已经在服用其他中枢作用的药物，在使用任何抗抑郁药物时也应谨慎。Beers 标准建议老年人谨慎使用，因为TCAs、SSRI 和 SNRI 可能导致或加剧不适当的抗利尿激素分泌失调综合征（SIADH）或低钠血症。

（八）糖皮质激素

使用激素的目的通常是减轻炎症反应而缓解腰背痛。作为一种口服制剂，它们比局部类固醇注射更容易管理，但现有的证据并不支持在成年人中使用糖皮质激素治疗急性或慢性腰背痛。此外，Beers 标准建议不要在有精神错乱风险的老年人中使用糖皮质激素，或者与非甾体抗炎药联合使用，因为它会增加胃肠道出血或消化性溃疡形成的风险。

二、物理治疗

物理疗法是腰背痛患者常用的治疗方法。以下物理治疗是一些常用的腰背痛治疗技术，包括运动控制练习、触发点治疗及 McKenzie 疗法。手法治疗是包括物理治疗师在内的各种从业者在腰背痛管理中使用的另一种技术，将在随后的部分中详细介绍。

（一）运动控制练习

运动控制练习理论基础是腰背痛患者的核心往往较弱，对脊柱的稳定性较差。通过稳定肌肉理论上可以增加对脊柱的支持，减少施加在脊柱上的压力，从而减轻疼痛。运动控制练习侧重于激活和控制躯干深部的肌肉。一旦建立了肌肉控制，练习的重点就是将功能性任务整合到肌肉激活中。运动控制练习与其他形式的运动不同，它是针对导致腰背痛的直接原因。运动控制练习需要进行培训以确保适当的表现。理疗师会使用一些方法来确保目标肌肉的激活，包括触诊、超声波成像和压力生物反馈，目的是教会患者如何隔离和收缩特定的肌肉和肌群，增强力量和耐力，最终将特定的肌肉收缩整合到功能任务中。

运动控制练习的效用和风险尚未得到广泛研究，特别是老年人。在推荐运动控制练习时，应考虑适用于大多数形式的运动的相同风险。在建议进行更密集的体力活动之前，应考虑患者的整体健康状况。对于普通成人来说，运动控制练习的证据是复杂的，但对慢性腰背痛的疗效已被证明比一般运动更有效。

（二）触发点治疗

触发点治疗，包括针灸，可以由包括医生、物理治疗师在内的各种从业人员施行。触发点被称为肌筋膜点，是产生疼痛的紧张肌肉的区域。在显微镜观察下，触发点在肌肉组织中具有可识别的形态变化。针灸是指使用针头插入医生确定的触发点区域。虽然医生也经常使用药物（局部麻醉剂和/或类固醇）进行触发点注射，但物理治疗师也越来越多地使用针刺进行治疗。

手法技术也可用于触发点治疗。最近的研究显示，使用手法触发点疗法能在改善慢性腰背痛的老年人的功能同时减轻疼痛。通过手法、针灸或其他技术作用于这些触发点的目的是减少病理性肌肉收缩、降低肌张力和减轻疼痛。随着这种干预措施的普及，支持针灸治疗慢性腰背痛的证据不断增加。2005 年的 Cochrane 文献综述表明，针灸疗法是治疗慢性腰背痛的有效辅助疗法。进一步的综述证据表明，针灸疗法对疼痛强度和功能障碍的即刻改善有显著的统计学意义，但在随访时没有统计学上的显著差异。针灸副作用的发生风险在老年患者和普通人群之间的差异很小，但也应该谨慎对待其出血风险，同时还需要考虑感染、组织损伤和对附近结构的伤害的风险。

（三）McKenzie 疗法

这项技术是由理疗师 McKenzie 于 1981 年开发的，根据患者在最初评估期间的疼痛反应对患者进行分类，用于观察和评估患者对各种重复运动的疼痛反应。

疼痛的集中性和方向性偏好是 McKenzie 疗法的关键。当患者的腰背痛从更外围的辐射转移到脊柱更中心的位置时，就会发生集中化。与不集中的腰背痛相比，集中的腰背痛具有更好的临床疗效。一旦医生确定了有利于患者疼痛集中的体位，他们就可以指导患者如何将这些活动纳入他们的日常生活中，以便减轻疼痛并降低疼痛复发的发生率。

与其他物理治疗技术相比，McKenzie 疗法的有效性已经得到了研究。尽管临床意义尚不清楚，已有研究发现其对急性腰背痛可能比被动治疗更有效。进一步的研究发现，McKenzie 疗法在短期疼痛和功能障碍方面比其他治疗方法如非甾体抗炎药、教育、强化运动、按摩等更有效。但大多数研究认为其在中长期结果中改善疼痛或慢性腰背痛的证据有限。

（四）水中物理治疗

数千年来，人们一直使用水来进行各种疾病的治疗并把这种传统延续至今。水被应用于各种疗法，每一种疗法的拥护者都广泛宣称其对健康有益，但往往未经科学验证。以水为基础的疗法常包括水疗、水中运动治疗、温泉疗法和浴疗法。水疗指的是在放松的氛围中应用其物理模式进行治疗，它可以是纯商业性的，在提供服务时可无专业人员的监督。温泉疗法可以基于陆地上的方式，如按摩和电疗，以及水上的形式，如巴伦疗法和漩涡浴。

温泉疗法通常是被动的。对温泉疗法的干预研究被证明是困难的。浴疗法是指将患者或肢体浸泡在天然热矿泉水中，这种矿泉被定义为至少 20°C，并含有超过 1g/L 的特定盐分浓度。本节介绍各种水中物理治疗，将涵盖其理论基础及相应的适应证和禁忌证。

水疗应用广泛，安全性能得到一定保障的活动，有着较大的生理作用，有助于缓解患者的症状。因水在密度、浮力和黏度方面与空气不同，具有不同的治疗价值。水的密度几乎是空气的 800 倍。物体底部所受压力取决于该物体的密度。海平面实际上是在地球大气层的"底部"，患者暴露在空气压力下。当患者进入水中时，无论是热水浴缸、游泳池还是海洋，水所施加的压力都会随着深度的增加而增加。水会影响心血管和肾脏系统。水的静水压力会压迫静脉，增加静脉回流并将血液推向中心，导致中心血量、心脏血量和心输出量的增加。静脉受压可以减少水肿。正常人在水疗中心的水中坐 2 h 后，尿量可增加一倍，心脏指数可增加 50%。尿量的增加不是由于肌酐清除率的增加，尽管肾脏活性激素的改变可能起作用。目前还不清楚静水压是否是所有这些系统性影响的主要机制。

水是一种黏性物质，对运动有阻力。水提供的阻力随着运动速度的增加而增加，所以当患者第一次开始在水中运动时，应采用较慢的速度。随着力量和耐力的提高，更快的运动可能会带来更大的挑战。由于流体力学，如果患者在连续运动中进行锻炼，肢体保持在水面以下，阻力就会达到最大。在运动过程中，可以根据患者的力量水平，通过部分浸泡和暂停来减少阻力。对于强壮的患者，可以增加水手套和手桨来增加肢体的阻力。由于水的黏性，在水中做动作本身就比在空气中做同样的动作要困难，这使得几乎所有在水中的动作都是阻力训练。在水中做阻力训练动作，对关节的压力较小，关节不像在陆地时那样受重力的影响。

在水中运动可通过多种机制减轻疼痛。水的自然浮力减轻了关节的负担并起着支撑身体的作用，因此维持平衡时所需激活和协调的肌肉较少。当直立于水中且水面达到颈部时，向上的浮力能抵消重力，因此身体所受重力大约是正常情况下的 10%。椎间盘、关节面和周围的关节结构没有负荷，可以进行功能性运动，如在压力较小的情况下行走。减少维持平衡的肌肉活动，可以更容易控制骨盆倾斜和腰椎弯曲。在脊柱弯曲和伸展的位置上，浮力对身体的支持意味着患者可以在脊柱受到较少压迫的情况下积极地进行重力状态下会产生疼痛的脊柱负荷运动。在尝试类似陆地上的运动前，可以先在水中以无痛的方式达到正常的运动范围。浮力的一个负面影响是水位超过 T8 椎体平面时会导致身体稳定性下降。如果患者难以保持脚踏在池底，可以选择较浅的水面。

在询问病史和进行体格检查时，医生应严格把握水疗的适应证和禁忌证。评估内容包括神经和肌肉骨骼系统，重点检查脊柱的运动范围、力量、感觉和步态。可采取渐进式难度的静态和动态锻炼以增加脊柱稳定性。其中包括靠着池壁坐着以保持脊柱中立的姿势、前后行走、仰卧起坐，旨在促进脊柱中立姿势、灵活性、调节和核心力量。

水疗的适应证与陆上疗法相似，最适合那些不宜完全在陆地上进行的项目。患者可能由于身体虚弱或本体感觉丧失而需要额外的支持，如果患者能够忍受一些陆上运动，则可以同时进行地面上的脊柱康复锻炼。水疗可减少疼痛，并改善步态、力量、耐力或协调能力。相比于陆地，水能提供一个挑战更少的模拟技能的环境，最终达到改善地面躯体功能和减轻疼痛程度的目的，因此水中的环境可以作为改善地面躯体功能的桥梁。使用任何形式的水浸泡都有一些禁忌证，包括家庭沐浴。这些禁忌主要有开放性伤口、发烧、严重的心脏病、肠道或膀胱失禁、开放性端口（如气管切开术、饲管或结肠造口术），以及导致水环境不安全的认知或功能障碍。

水疗对脊柱疾病患者的疼痛缓解和功能恢复有效性的高质量支持证据有限，主要为个案报道和基于外周关节炎研究的推断。最近一项荟萃分析对水疗法减轻疼痛的作用提出了质疑。霍尔等人对18个数据库进行了详尽的搜索，寻找水疗法在治疗神经系统或肌肉骨骼疾病疼痛方面的研究，他们将从793项研究中筛选出19项有着充分质量和数据的研究。纳入的研究中有三项是关于慢性腰痛的，而其余的是关于类风湿性关节炎、骨关节炎、纤维肌痛和多发性硬化症。他们发现与陆地疗法相比，水疗总体上并无额外的缓解疼痛效果。当与没有任何治疗相比，水疗法能提供少量的疼痛缓解作用。这些结果并不能否定水具有缓解疼痛的可能性。陆上疗法和水疗的止痛效果可能是一样的，但其机制可能不同。对于不能忍受陆上疗法的人来说，水疗是寻求止痛效果的一种手段。

水疗是一种替代性的物理治疗方式，当陆地上的运动面临很大的挑战性时，就可以采用这种方式。在水中进行锻炼时，对力量、平衡和协调的要求较低。浮力可以减少关节的阻力，使运动的痛苦减少。尽管有这些理论上的优势，但文献在水中运动可以减少疼痛和改善地面躯体功能的证据有限，特别是随机对照试验。然而对于特殊人群，如有周围关节合并症、严重水肿和退行性疾病的人，当陆地上的运动无法忍受时，水疗是有用的。

三、疼痛相关精神心理疾病的治疗

（一）慢性腰背痛与抑郁症

在成年人中，包括老年患者在内，抑郁症与慢性致残性腰背痛之间的关系已经确定。在老年患者中，由于与衰老过程相关的生理和心理变化，这种联系变得越来越复杂。针对社区老年人群的研究发现，抑郁症状的存在是发生致残性腰背痛的一个强大而独立的风险因素，抑郁会加重慢性腰背痛。这是一种双向关系，慢性疼痛也会增加患抑郁症的风险。

在老年人群中，抑郁症与慢性疼痛，特别是慢性非特异性腰背痛之间的关系有几种理论。抑郁的老年人不太可能自发地向医生报告其抑郁症状，而是通过集中于躯体症状来传达情绪困扰，并由于背部或关节疼痛而感到无助或虚弱。另一种理论是，老年患者与疼痛有关的功能障碍可能是由疼痛而驱动的。由于衰老过程的共病，包括认知和身体损害，对阈值以上疼痛刺激的敏感性增加，药代动力学和药效学改变，以及社会孤立增加，有效应对持续性疼痛的能力减弱。抑郁症患者和慢性腰背痛患者之间的心理存在相似之处，包括心理灵活性降低、自我效能降低、随后习得性无助。对老年人群中抑郁症和慢性腰背痛的神经化学和神经形态的研究也阐明了这种生物学水平上的关系。已有研究提出，抑郁症引起的5-羟色胺能或去甲肾上腺素能神经化学改变有可能增加患者对疼痛刺激的敏感性，使患者更容易出现慢性疼痛。大脑中几个调节情绪的区域也处理疼痛，包括背外侧前额叶皮质、前扣带回皮质、中脑导水管周围灰质、岛叶皮质和下丘脑。研究表明，患有慢性腰背痛的老年人与无疼痛的人在大脑形态上有差异，他们左半球顶后皮质灰质体积减小和左半球中扣带白质体积减小。

因此，筛查患有慢性腰背痛的老年患者是否患有抑郁症十分重要。当患者没有抑郁症的诊断和自发的抑郁症状时，患者健康问卷-2(PHQ-2)是最为常用和有效的筛查工具。对于 PHQ-2 筛查阳性的患者及那些已被诊断为抑郁症或自发报告抑郁症状的患者应接受患者健康问卷-9(PHQ-9)或 15 个条目的老年抑郁量表测试。对有临床意义的抑郁症应采取积极的后续行动，筛查包括焦虑、认知障碍、创伤后应激障碍和酒精或其他物质滥用在内的精神疾病。将老年抑郁症和慢性腰背痛作为相关疾病一起治疗的目的是鼓励采取全面的评估和治疗，以避免在这一人群中过度使用阿片类药物。

(二)恐惧回避信念和疼痛灾难化

在中老年腰背痛患者中，恐惧回避信念和疼痛灾难化都与持续性疼痛和功能障碍有关。自 1983 年 Letham 等人提出与慢性疼痛有关的恐惧回避模型以来，人们对它进行了广泛的研究，他们的理论认为，恐惧回避信念可能加重了不良疼痛行为的发展和随后的疼痛体验，包括慢性疼痛和功能障碍增加。有研究表明这些信念与自我报告的功能障碍和整体身体健康独立相关。即使在控制了其他可能导致功能障碍的因素，身体活动的恐惧回避信念也与自我报告的和观察到的功能障碍显著相关。值得注意的是，心理因素包括恐惧回避信念，可能比疼痛及其相关损害更能预测慢性腰背痛老年人的功能障碍。可以通过减轻疼痛、一般的条件反射和有氧运动来改善恐惧回避信念。

疼痛灾难化也被发现可以预测手术和非手术患者的疼痛。疼痛灾难化被描述为与疼痛相关的一种夸大的负面"心理定势"，与疼痛强度和功能障碍加重有关。它从理论上解释了老年患者恐惧回避信念和腰背痛相关功能障碍增加之间的关系。研究发现，术前疼痛灾难化是腰椎融合术后疼痛强度和止痛剂使用的独特预测因子。疼痛灾难化预测腰椎术后腰背痛强度和功能障碍。建议使用三环抗抑郁药和认知行为疗法等干预措施治疗疼痛灾难化。

(三)认知行为疗法

认知行为疗法是治疗慢性疼痛的常用治疗方法。认知行为疗法旨在通过教授患者挑战不良适应思想和信念的方法，减少不良适应行为，增加适应行为，并提高疼痛管理的自我效能，从而减少与疼痛相关的心理困扰和功能障碍。认知行为疗法还可以包括疼痛教育和辅助技术指导，如渐进性肌肉放松。认知行为疗法已被证明对治疗抑郁症和慢性腰背痛有临床益处，具体技术包括活动调搏、积极应对和解决问题的技能、放松技术及配偶/照顾者的参与。

(四)认知功能疗法

认知功能疗法是一种治疗疼痛相关行为的方法，它鼓励患者从认知上重新定义疼痛体验，并在功能上正常化触发疼痛的动作和姿势，阻止疼痛行为。认知功能疗法的目的是解决慢性疼痛的多个维度，包括恐惧回避行为和疼痛灾难化。这种干预是以行为为基础的，以特定的身体行为为目标，如疼痛行为、加重姿势和活动、肌肉保护，同时处理相关的心理社会和/或认知行为。研究表明，认知功能疗法有希望减少慢性非特异腰背痛成年患者的功能障碍。

（五）正念冥想和基于正念的减压

冥想已有 5000 多年的历史。它侧重于大脑、大脑、身体和行为之间的相互作用，旨在帮助练习者将注意力集中，以此作为一种更好地了解自己和周围环境的方式。冥想有很多种形式，可以分为两类：正念冥想和集中冥想。正念冥想将注意力集中在呼吸上，以提高对当下的意识，而集中冥想则是通过专注于一个特定的单词或短语来提高整体的注意力。大多数冥想有四个共同点：安静的地点、特定的舒适姿势、注意力的集中和开放的态度。正念冥想是通过对身体感觉、思想和感觉的非评判观察，将日常活动，如坐和走，转变为冥想。Jon Kabat-Zinn 于 1979 年在马萨诸塞大学医学中心开创了基于正念的减压计划，增加独立的观察和对体验的接受，包括不舒服的情绪和身体感觉。目前基于正念的减压已经被用于治疗各种疾病和疾病的临床试验，包括慢性疼痛。一些神经成像研究试图阐明正念冥想的机制。发现长期冥想的人前额叶皮质和右前脑岛的皮质厚度增加。大脑的前额皮质和枕颞区随着年龄的增长呈现典型的下降，但 40~50 岁的长期冥想者更有可能保持其皮质厚度。针对 65 岁或以上患有慢性腰背痛的社区居住成年人比较基于正念的减压与健康教育的研究表明，基于正念的减压可改善短期功能和长期疼痛。其他研究表明，基于正念的减压在改善疼痛和功能限制方面与认知行为疗法同样有效，一般患者可能更易获得基于正念的减压。

四、补充疗法

根据美国国家补充和综合健康中心（NCCIH）的定义，补充疗法包括在主流现代医学或传统医学之外的卫生保健方法，也有人称之为"另类医学"和"综合医学"，这两个词经常互换使用，但实际上有不同的含义。补充疗法通常但并非总是属于自然产品（如草药和补充剂）或身心练习（如瑜伽、针灸、放松技术和运动疗法）。当常规治疗不成功时，患者越来越多地采用辅助性治疗。美国退休人员协会（AARP）和国家补充和综合健康中心在 2010 年进行过一项调查，调查 50 岁及以上的美国人是否与其医疗保健提供者讨论使用补充疗法，发现超过一半（53%）的受访者报告使用过补充疗法，而只有略多于一半的受访者报告曾与其医疗保健提供者讨论他们使用补充疗法的情况。这突显了询问患者使用补充疗法的重要性，以评估潜在的风险或禁忌证，以及促进关于疼痛信念、管理目标和期望的对话。而我国传统医学非常发达和普及，使用补充疗法的患者比例可能更多。

（一）针灸

针灸是传统医学的重要组成部分，在我国已有 5000 多年的历史。经典著作《黄帝内经》被认为是最早的针灸文献，分为《素问》和《灵枢》两部分。后者被认为是针灸应用的指南，它所阐述的原则至今仍然指导着实践。针灸在 18 世纪由传教士传入欧洲，并在 1774 年出版的法国外科史中被提及。在北美，公众和专业人士对针灸的广泛认识始于 1971 年。

自那以后，美国对补充和替代医学的使用大幅增加。针灸是治疗骨关节症状最常用的补充和替代医学方法，尤其是在治疗腰背部和颈部疼痛，包括由椎间盘突出或椎管狭窄引起的神经根症状。尽管针灸得到了广泛的应用，但在英文出版物的循证临床研究中，大多数作者使用的是"西方风格的针灸"，对针灸的有效性的结论并不一致。在西方，诊断后采用压痛、局部和远端穴位相结合的个体化针灸治疗。这与中医根据经络理论制定个性化诊疗的方法有所不同。

针灸是将细针插入不同的穴位以缓解疼痛或其他治疗目的的过程。根据中医的理论，穴位是"气"和"血"在整个身体表面运输的地方。经络系统以经络连接大多数穴位，调节人体内脏和肌肉骨骼系统的功能。经络系统可将能量输送到身体的每一个部位，以保持生理功能的平衡。健康被认为是一种阴阳平衡的状态。任何生物，包括人类，当能量被阻塞或停滞在经络上不能顺畅流动时，会导致整个身体的不和谐甚至患有疾病。身体不和谐的病因通常被归类为内在病理性过度，如悲伤、愤怒或恐惧，以及外部侵袭，如寒冷、炎热或潮湿。针灸可以恢复生命能量的流动，使人体达到一种新的平衡状态。尽管针灸在许多临床疾病中的应用已经有了很长的历史，但其背后的机制还没有得到充分的解释。

针灸针（图4-1）分为五个部分：针尖、针身、针根、针柄和针尾。针的针尖和针身是插入患者穴位的部分。针的手柄和尾巴是医生用来操作针的部分。针的根部连接针身和针柄。常用的针是不锈钢制成的，人们常把针灸称为"无痛针"。针灸针尖虽然很小，但却是钝的。与相同规格的普通针尖相比，针灸针尖切割组织的机会更小。

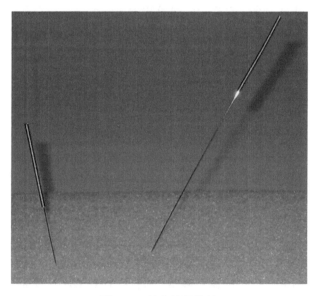

图4-1　针灸使用的针

根据穴位位置的不同，患者可以采取仰卧、俯卧、卧位或坐姿。卧位通常是首选体位，因为有些患者可能因针刺而晕倒。常见的插入针的方法有四种：指压插入、捏针插入、捏皮插入和紧实皮肤插入。插入部位的皮肤用酒精消毒。针的插入角度可以垂直、倾斜或水平于皮肤表面，深度各不相同，这取决于穴位的位置、医疗条件和患者的一般健康状况。

指压插入：一般在使用短针时采用。在插入前，医生用辅助手的一个指尖(导指)轻轻按压穴位，然后将针沿着引导手指的边缘插入穴位中。

捏针插入：当穴位很深并且使用长针时，就会使用这种技术。一旦确定穴位，辅助手的拇指和食指用无菌纱布或无菌棉球握住针的远端，优势手握住针柄，然后用双手插入针。

捏皮插入：当插入部位的皮肤和肌肉很薄，或者插入点靠近重要器官如肺或眼球时，就会使用这种技术。一旦确定了穴位，就可以用辅助手的拇指和食指捏住或拿起皮肤和肌肉。然后，用优势手将针插入挤压的皮肤。

紧实皮肤插入：这项技术是在穴位上方的皮肤松弛时使用的。一旦确定了穴位，就用拇指和食指拉伸和收紧穴位上的皮肤，用优势手将针插入。

在中医中，针灸治疗的效果在很大程度上取决于针刺后对针的刺激手段。有两种基本的刺激针的方法：手动刺激和电刺激。

有各种技术可以手动操作针头以达到预期的效果，这些技术已经由针灸医生在几千年的时间里开发出来了。这些技术按针效分为补益(治疗虚证)、镇静(治疗虚实)或中性。在补法中，插入后使针的角度在特定经络上的能量流动方向，然后缓慢地推进针，在针前进时以缓慢而牢固的顺时针旋转，不能穿透太深。针可以连续操作，也可以不动。拔针时应迅速取出针头，并用手指盖住插入点的皮肤，并按顺时针方向按摩。镇静则相反，针与经络上能量流动的方向成角，通过快速逆时针旋转快速而深入地插入。拔出时应缓慢抽出针头，不能接触针头表面。治疗的持续时间通常为20~40 min。也可以使用电极连接到针上，负极导线连接到开始电子流的针上，而正极导线连接到电流指向的针上。低频脉冲(2~8 Hz)被认为具有滋补效果，可使用更高频率的脉冲(70~150 Hz)作用于疼痛区域周围的点，特别是肌肉骨骼疼痛。

自20世纪50年代末以来，我国在中医基础科学和临床成果方面获得了相当数量的政府资助研究。自20世纪70年代初以来，越来越多的关于针灸的研究发表在英文文献中，涉及基础科学和临床科学的许多学科。针灸可能是医学上对其止痛作用研究最深入的物理方法。

电刺激所观察到的镇痛事件与内源性阿片肽系统的活动有关。动物研究还表明，针刺的镇痛作用可能是由脑脊液中释放的物质介导的。高频电刺激和低频电刺激对大鼠均有镇痛作用，但不同频率的电刺激对内啡肽释放的影响不同。动物实验表明，针刺的镇痛作用可以被认为是哺乳动物世界中的一种普遍现象。正电子发射断层成像(PET)和功能磁共振成像(fMRI)等神经成像工具的发展，将针刺对人脑活动影响的研究提高到了一个新的水平。使用正电子发射断层成像的研究表明，慢性疼痛患者在接受针灸治疗后丘脑的不对称性有所减少。有研究报道了特定穴位与功能磁共振成像上的视觉皮质激活之间的关系。这些强大的新工具为对这种古老疗法进行新的科学研究创造了可能性。已经有大量队列研究报道了针灸治疗脊柱相关疼痛的有效性，特别是颈部和腰背痛。由于缺乏真正的假针灸技术，设计一项双盲研究是困难的。只有几项随机对照研究报告称，针灸在治疗腰背痛方面比对照组或安慰剂更有效；在对照组中，使用药物或包括理疗在内的常规护理。而其他一些研究显示，与对照组或安慰剂相比，针灸的效果并不更好。大规模的研究多采用西式针灸。然而在大型队列研究中，大多数随机和对照研究集中在非特异性颈部和腰背痛上，然而这些研究的目标是治疗疼痛，而不是可能的疼痛诱因或脊柱的病理变化。最近的一项研究表明，与安慰剂相比，针灸在慢性腰背痛患者中可以长期缓解疼痛。研究认为针灸似乎不是一种适合神经性疼痛的治疗方式，而适用于慢性伤害性腰痛。在针灸治疗过程中可能会发生不良事件，如昏厥、血肿、气胸和包括脊髓在内的神经组织损伤，其他报道的事件包括针刺、弯曲的针或留在体内的折断的针。尽管针灸在治疗脊髓相关性疼痛方面的有效性在英文出版物中仍存在争议，但美国医师学会和美国疼痛协会的临床实践指南支持使用针灸。

(二)其他与针灸和经络系统有关的技术

除了常用的体针和针刺手法外，还有耳针(耳针)、头针、手针、三面针放血法、七星针(刷针)轻敲等。艾灸、刮痧、拔火罐也是综合针灸疗法中使用的技巧。最常用的技术之一被称为推拿。在治疗肌肉骨骼疾病，特别是与脊柱相关的疼痛时，推拿被视为与针灸同等重要的方法。推拿涉及经络穴位的深层组织，也包括关节、肌肉和肌腱。推拿的目标是恢复经络和生物力学对齐的能量流动和平衡。鉴于各种原因，推拿在西方社会被称为"穴位按压"，并被归类为与医疗相关性有限的按摩疗法。

(三)经络理论在脊柱相关疼痛中的应用

中医的诊疗是以经络系统和与经络系统相关的脏腑系统的理论网络为基础的，脏腑的名称被视为具有特定功能的子系统的名称，而不是实际的解剖实体。例如，中医中的脾代表了身体中的一个功能亚单位，以促进营养物质的消化和通过经络运输到身体的其他部位，而不是西医中被称为脾的实际器官。内脏子系统包括肺、心包、心脏、大肠、三焦、小肠、膀胱、胆、胃、脾、肾和肝。这十二个主要经络是人体结构和功能的主要分支，它由四肢的三对阴阳经脉组成。

手部的三条阴经从胸部开始，沿着手臂的内侧和掌侧传播到手部。手部的三条阳经从手部开始，沿着手臂的外侧和背侧向头部传播。足的三条阴经从脚开始，沿着腿的前侧和内侧传播到躯干。足的三条阳经从面部开始，沿着身体向下传播，沿着腿的外侧和后方到达脚部。人体中线上有两条经脉，分别与躯干前后矢状面相对应：位于人体后表面的经络称为督脉，位于躯干前表面的经络称为任脉，这两条经络几乎与所有疾病相关。

在前述框架的基础上，临床医生分析临床信息，以对特定的医疗条件进行中医诊断，并确定适当的治疗要点。例如，腰椎间盘突出症在某一脊柱节段的症状和体征可被认为是督脉(背部中线)、足少阴胆经(腿外侧)、足太阴膀胱经(腿后)或足少阴肾经(腿内侧)的病变。中医诊断可分为督脉血瘀证、胆经湿热实盛证、膀胱经风寒湿证、肾阴虚证。

此外，中医的核心原则是将特定的医学状况视为全身在一定水平上失衡的特定表现，而不仅仅是特定解剖部位或器官的紊乱。以腰椎间盘突出症与肾阴虚证一致所致的神经根炎为例，所用的穴位通常并不局限于足少阴肾经上的穴位。其他具有增强肾经能量的协同经络的观点也将被考虑。例如，足太阴的脾经穴位用来增强消化系统，以补充足够的营养来纠正肾阴虚。此外，针灸治疗，就像中医的其他组成部分一样，是高度个性化的。在随访过程中，治疗方法会根据患者的预后动态调整。在经络脏腑系统的指导下，采用推拿、艾灸、中药等方法也可提高疗效。

(四)华佗夹脊穴

一组常用于治疗脊柱相关疾病的穴位是沿脊柱每根椎骨的穴位，位于两侧中线略外侧的位置，称为华佗夹脊穴。华佗是中国古代著名的医家之一，被认为是中国古代外科之父。这些穴位不仅在脊柱相关疼痛的治疗中很重要，而且在其他内脏疾病的治疗中也经常使用。尽管华佗夹脊穴在临床上有广泛的应用，但历史上只有几本书记录了相关内容。它是指位于第一胸椎至第五腰椎之间的穴位。曾经有人提出，华佗夹脊穴是沿脊柱的小关节，包括颈椎区域。靶点通常对应于参与病理过程的椎骨和神经根的水平。假设的机制是，刺激华佗夹脊穴位不仅影响神经根，还影响脊柱旁肌肉和交感神经节链。

(五)按摩

按摩疗法是基于身体结构(主要是脊椎的结构)与神经系统协调的关系直接影响健康。按摩对中年人功能和缓解腰背痛具有治疗和恢复作用。按摩对老年人也是有益的，对自我健康状况有保护作用。脊椎手法疗法与家庭锻炼相结合也被证明比单独锻炼更能减少中期疼痛。由于脊柱按摩涉及身体力量的应用，因此存在创伤的潜在风险，特别是对于特别容易受伤的患者和/或手法缺乏精确者。风险包括动脉夹层、脊髓病、骨折、椎间盘突出、马尾神经综合征和血肿形成。中年人群不良事件发生率为 0.05/10000000 ~ 1.46/10000000，在 65 岁以上人群中则为 40/100000。对于长期使用抗凝治疗或凝血障碍、有主动脉瘤或夹层病史或强直性脊柱炎的患者，应极其谨慎。考虑到椎基底动脉卒中的风险增加，小脑前动脉闭塞或狭窄是颈椎按摩的禁忌证。

(六)整脊疗法

整脊疗法是一种包含许多不同技术的治疗方式，治疗师使用手动按压来操纵和活动身体的肌肉和其他软组织。整脊疗法在治疗腰背痛中的有效性很难确定，这主要是由于治疗缺乏标准化，整脊疗法的异质性和从业者获得的培训的多样性。流行的方式包括瑞典按摩，它使用各种技巧来促进放松；肌筋膜释放，它利用剪切压缩或拉伸和皮肤滚动，目的是松弛粘连的筋膜和肌肉。临床证据支持在成人患者中使用整脊疗法在短期内缓解急性、亚急性和慢性腰背痛的疼痛，但尚未确定能否长期缓解疼痛或改善功能。最常见的不良事件包括肌肉酸痛、疼痛增加和僵硬。严重不良事件很少见。值得注意的是，在老龄化人口中尚未有关于不良事件的数据。证据表明整脊疗法至少可以暂时降低血压。还有人认为，触摸的情感价值及其对情绪的影响可能对患有疼痛、焦虑和/或抑郁的患者有益。

五、基于运动的干预措施

运动或体力活动被推荐作为慢性非特异性腰背痛的一线治疗。在推荐具体的锻炼计划或体力活动之前，必须考虑患者的合并症及患者能够安全地做什么。运动或体力活动已被证明可以改善背部力量、灵活性和活动范围，并导致情绪的整体改善。据报道，对于急性和亚急性腰背痛，运动和不运动或常规护理对疼痛的影响不一致。而对慢性腰背痛而言，锻炼比不锻炼更能缓解疼痛。

（一）一般锻炼建议

美国运动医学院建议所有成年人都活跃起来，每周进行 150 min 的中等强度体力活动。如果患者因为疾病而不能进行，仍然应该尽可能地进行身体活动。对于久坐的人来说，肌肉强化和平衡运动往往需要在有氧训练之前进行。越来越多的证据表明，即使是经常达到推荐的体力活动标准的人，久坐也是有害的。运动通常分为四大类：心肺或有氧运动、力量与阻力训练、灵活性运动和平衡性运动。

（二）心肺或有氧运动

心肺或有氧运动是指在较长一段时间内以较高的心率进行的体力活动。没有发现有氧运动比其他形式的运动对腰背痛有显著的治疗作用。众所周知，有氧运动对一般健康有许多好处，包括许多适合老年患者的不同活动，包括步行、跑步、骑自行车、游泳。有高水平的证据建议老年人每周进行五天或五天以上中等强度的有氧运动至少 30 min，或每周三天或三天以上进行至少 20 min 的剧烈运动。这项运动可以在一次连续进行，也可以在一天中间隔 10 min 进行。

启动和维持锻炼是有风险的。对于患有严重膝关节炎的人来说，跑步可能很困难，但他们可以轻快地行走，不会对膝盖造成压力。如果担心平衡，骑自行车可能不是最好的选择，但固定自行车可以消除摔倒的担忧。游泳或水上有氧运动在锻炼时不会对关节造成严重拉伤，在老年人中尤其受欢迎。有证据表明，与单独进行物理治疗相比，增加深水跑步在减轻腰背痛方面具有更好的效果。当不习惯体育锻炼的患者开始锻炼时，常见的问题包括肌肉酸痛、肌肉骨骼损伤和磨损。

（三）力量与阻力训练

有证据表明，腰背痛在没有特定可识别的病理情况下，可能与躯干和四肢的肌肉虚弱和容易疲劳有关。当比较上面列出的大类运动时，力量和阻力训练对改善腰背痛的效果最大。针对多个肌肉群的锻炼被证明对减轻腰背痛的效果最大。然而，关于使用力量和阻力训练来管理老年人腰背痛的具体数据有限。

力量和阻力训练是一个非常宽泛的术语，包括举重、体重练习、松紧带练习和许多其他活动。患者开始日常锻炼时理疗师很有帮助，特别是力量和阻力训练。力量和阻力训练除了有可能改善腰背痛之外，还可以改善健康结果，包括血压、胰岛素敏感性和整体身体状况。

（四）瑜伽

瑜伽是一门结合身体和精神的运动，起源于古印度。瑜伽一词源于梵语，意思是"控制"或"团结"，通过结合身体、思想和精神，以普遍的意识达到和谐和平衡。其现在的意义则多与一种运动形式相关联，是人们以一系列的体式（姿势）来学习控制身体和心灵的技巧。

瑜伽的五项原则是实现目标的基础：适当的运动（体位法），适当的呼吸（调息法），适当的放松，适当的饮食，冥想（禅定）。适当的锻炼是通过体位法或姿势来实现的，体位法或姿势可以拉伸和调整肌肉和韧带，增加脊柱和关节的灵活性，并通过运动缓解身体紧张。适当的放松可以缓解肌肉紧张，节省能量，调节身心功能。通过使用肺的最大吸气量来增加氧气的摄取。瑜伽呼吸锻炼了对生命力的控制，这反过来又增加了能量水平并集中注意力。适当的饮食，适度的消费，可以滋养身体和心灵。积极的思考和冥想促进和平的心灵，同时放松身体。

瑜伽被美国国立卫生研究院归类为一种医学的补充和替代形式。瑜伽有许多有据可查的好处，包括提高柔韧性和运动范围、改善姿势、增加力量、减轻疼痛、改善平衡和协调性。脊柱老化的患者可受益于瑜伽，因为它促进全方位的运动，有助于恢复柔韧性，并改善肌肉和关节周围的循环。瑜伽疗法还通过释放 β-内啡肽创造幸福感，缓解慢性肌肉紧张和压力，并通过负重练习预防骨质疏松症。

瑜伽强调站立姿势，以发展力量、稳定性、耐力、注意力和身体平衡。脊柱深层肌肉异常会导致姿势和功能的失衡。瑜伽治疗脊柱退行性改变的目标包括教会患者正确发力，纠正潜在的内部故障，并通过健康的姿势和运动模式预防疼痛的复发。根据瑜伽哲学，一个人的年龄取决于脊柱的柔韧性，而不是寿命。瑜伽通过赋予脊柱柔韧性、紧致皮肤、消除身体紧张和加强腹部肌肉阻止脊柱衰老。

世界各地有许多不同类型的瑜伽。哈达瑜伽是西方大多数人最熟知的瑜伽种类且被广泛应用于保持身心健康。脊柱衰老的患者应关注以下哈达瑜伽的类型：艾扬格瑜伽、阿斯汤加瑜伽、比克拉姆瑜伽和维尼瑜伽。艾扬格瑜伽非常注重细节，并通过使用垫子、长凳、积木或带子等道具精确地关注身体排列。它专注于身体的结构调整，通过使用道具发展姿势来帮助缺乏灵活性或支撑受伤的人，从而使身体的结构对齐。阿斯汤加瑜伽允许个人进行专业化的瑜伽动作，在流动的练习中连接呼吸和运动。这种形式的瑜伽专注于强大的流动动作，增加灵活性、平衡性和注意力，使脊柱得到康复。比克拉姆瑜伽是在非常温暖的环境中进行的，它保持身体的热量，通过让组织伸展，使脊柱更加灵活。室温平均为40℃，但不一定适合有严重心脏病的人。维尼瑜伽使呼吸与一系列渐进的姿势同步，从而产生强烈的内部热量和大量的出汗，从而清除毒素并改善肌腱、组织和肌肉的灵活性。

有限的科学研究检验了瑜伽疗法对腰痛和脊柱衰老患者的好处。Vidyasagar 等人的一项研究考察了哈达瑜伽疗法对非特异性腰痛患者的影响。结果显示，在完成 9 周的瑜伽治疗后，大多数受试者均获得疼痛的缓解，但该研究缺乏长期的跟踪和对疼痛状态的评估。Williams 等人的另一项研究考察了为期 16 周艾扬格瑜伽治疗的慢性腰痛患者。结果显示，患者的疼痛和功能障碍减少，止痛药用量减少。Tekur 等人考察了短期强化瑜伽疗法与物理运动疗法对慢性腰痛患者的影响。结果显示，7 天的强化瑜伽疗法在屈曲、伸展和横向旋转方面比物理疗法更能提高脊柱的柔韧性。Sherman 等人将 12 周的家庭瑜伽疗法与 12 周的家庭锻炼计划和教育疗法进行了比较。研究结果显示，在 3~6 个月内，瑜伽比传统的运动或教育疗法在改善慢性腰痛患者的功能和疼痛方面更有效。Greendale 等人研究发现，脊柱上部过度弯曲的老年妇女可能从练习瑜伽中受益。针对背部的特定瑜伽姿势似乎有助于矫正脊柱曲度并恢复脊柱后凸患者的身体功能。

瑜伽的脊柱锻炼试图纠正头部、脊柱、胸腔和骨盆的功能障碍。改变腿部位置可以改变脊柱不同水平的运动；腿部弯曲可针对胸腔区域，而腿部伸展时可针对腰部。正确的姿势和适当的呼吸可以增强脊柱的稳定性。瑜伽锻炼要求通过完全激活横膈膜的吸气来放松肋骨。这将激活深层的脊柱稳定结构，包括腹壁（核心训练）、膈肌、多裂肌和骨盆肌肉，这将增加腹部压力，同时减少椎间盘和脊柱的轴向压力。以瑜伽为基础的脊柱锻炼的目标是恢复正常的运动功能。有一些练习可以用于加强和拉伸脊柱，正确地学习这些姿势是很重要的，因为糟糕的技术可能会导致受伤。

正如我们现在所知道的，有许多因素影响着脊柱的退行性改变并与之相关。除了正常的老化、高 BMI、高 LDLc，职业性举重和体育活动都与脊柱的退行性疾病有关。这些因素可以通过瑜伽得到控制或减轻，从而遏制脊柱进行性衰老。除了椎间盘退变，其他因素也会影响脊柱衰老的整体过程。腰椎小关节炎、骨量减少、骨质疏松症在脊柱衰老中起着一定的作用。尽管目前尚无任何方式能阻止这些变化的发生，但改善患者的生活质量也是非常重要的。已经证明瑜伽不仅对衰老的脊柱有积极影响，而且对情绪方面也有积极作用。疼痛循环是一个双重反馈回路：当一个人经历疼痛时，他或她的情绪/抑郁症就会恶化，最后他可能会经历更多的疼痛症状。这个循环一直持续到可以被打破为止。瑜伽是可以用来实现这一目标的一种手段。尽管还需进一步研究，但似乎有迹象表明，瑜伽干预对抑郁症有潜在的益处。

瑜伽采用三头并进的方法来有效缓解脊柱衰老患者背部疼痛，包括瑜伽疗法、呼吸和放松。瑜伽疗法的原则包括深层拉伸姿势，拉伸和放松脊柱肌肉组织，增强支撑脊柱肌肉的核心力量。瑜伽疗法的姿势还可以纠正脊柱结构的不规则性并增加椎体的灵活性。对衰老脊柱有益的瑜伽姿势包括：Trikona Asana（三角式），Tada Asana（山式），Eka Pada Asana（单腿式），Bala Asana（儿童式），Bhujanga Asana（眼镜蛇式），Parivrtta Parshvakona Asana（半旋转腹式）。呼吸控制技术可以消除由不规则呼吸模式对脊柱和背部造成的额外压力。冥想和放松不仅可以消除肌肉的紧张和压力，还可以在心理层面上与疼痛作斗争，从而减轻背痛。

如果在适当的指导下练习，瑜伽可以以多种不同的方式使脊柱衰老患者受益。然而，在没有正确理解基本原理的情况下，患者运用各种瑜伽姿势实际上弊大于利。有人担心，如果没有经验丰富的老师的指导，初学者将无法在某些姿势中获得正确的脊柱和肌肉组织的锻炼。被诊断为重度椎管狭窄的患者应避免脊柱过度伸展，例如在瑜伽中腰背部弯曲。严重的颈椎病患者应避免在瑜伽中做头倒立和肩倒立。在瑜伽训练前咨询医生是非常重要的，还应该咨询瑜伽专家（yogi），学习正确的技术和对衰老脊柱相关禁忌证进行了解。瑜伽疗法的动作在本质上是流动的。如果一个人出现疼痛，必须非常小心，这不是正常瑜伽周期的一部分。

（五）太极拳

"太极"本身是中国道家哲学中的一个概念，阴阳虽然是两种对立的"至高无上的终极"力量，但却相互渗透，相互调和，成为一个统一的宇宙。太极拳以太极命名，因为它的动作是基于阴阳太极的哲学，以一种防御系统为特色，利用袭击者的力量来抵御攻击。太极主要有五种风格：陈式、阳式、吴式、吴式、孙式。虽然每种风格的速度和动作形式不同，但练习任何风格的太极拳都需要相似的基本原理，包括：①注意力集中，内部静止和快速反应；②深呼吸技巧，以增强其有氧成分；③强大的腿部支撑和良好的平衡，以在运动中保持恒定的体重转移；④正确的姿势和脊柱与放松的肌肉保持稳定，而非不必要的肌肉紧张；⑤灵活的躯干(腰椎)，协调所有身体部位，以优雅地进行动作。太极拳建立的内在能量，不仅给人们在战斗中所需的力量，还给予了健康和长寿。后者是太极拳在世界上广泛传播的主要原因，许多参与者因为它对健康的好处被吸引。出于健康原因，这种动作可以缓慢而有意识地进行，因此老年人可以很好地耐受。与其他类型的运动相比，太极拳比瑜伽涉及更多的负重和力量训练，比其他有氧运动涉及更广泛的协调动作。即使在低冲击力的太极拳中，也强调正确的姿势和脊柱对齐及适当的肌肉放松。这些特点使太极成为治疗慢性腰背痛的好方法。尽管在文献中没有发现使用太极治疗脊柱疾病的随机对照临床试验，但已经观察到临床上的好处，包括增强核心肌肉，增加运动功能范围，减轻疼痛水平，改善生活质量。即使是简化的太极拳练习，研究也表明，老年人的平衡能力有所改善，跌倒的恐惧减少，跌倒的风险降低。与其他形式的运动一样，太极拳还可以降低血压，改善心力衰竭，使血脂和血糖水平正常化，并对绝经后妇女的骨密度产生积极影响。在老年人群中，与年龄和体型匹配的久坐对照组相比，太极拳练习者的摄氧量更高，灵活性更强，体脂比例更低。

由于太极拳有不同的层次，从老年人常用的太极拳到格斗武术家的太极拳，对脊柱疾病患者的建议必须个性化。基本的太极拳形式可以被不活跃或平衡或协调性不好的老年人很好地耐受。这些形式侧重于较小的身体力量和良好的姿势，有助于改善平衡和协调。中等水平的太极拳可以改善核心肌肉力量、心血管耐力和肺功能。在患者发展出良好的平衡和协调能力及强大的核心肌肉力量之前，不推荐使用太极拳的格斗级别，这种形式只能在太极拳大师的指导下进行，并在医生的密切监督下进行，因为其中一些形式可能会导致运动相关的伤害。

(六)从气功到能量疗法

气功是能量疗法的一种形式，能量疗法是为了医疗目的而使用和/或操纵生物能量或"气"场的疗法。能量疗法的概念是基于这样一种理论，即人体有气血流动的模式，这种流动模式的破坏可能会导致功能障碍和紊乱。没有人能观察到气本身，但它被声称能够在身体周围移动，并保卫身体的某些区域。例如，在气功的表演中，练习者通过将气朝那个区域移动来抵抗尖锐的武器，如穿透的矛尖。当有"堵塞"时，气也会被察觉到。临床上的一个例子就是当患者出现"血液循环不良"的症状，典型的症状是手指和脚趾发冷、麻木，神经功能、血流、维生素水平和内分泌病理的常规医学测试都是正常的。在中医中，这样的患者有气滞的问题，因此能量不能流向远端肢体。能量疗法的原理是恢复正常的气机或人体生物能量场，用于疾病预防或治疗。

除了气功，其他主要类型的能量疗法包括灵气(日本)、Breema(美国)和治疗性触摸

（美国），但其疗效受到质疑。例如，在治疗性触摸中，医生将手放在离患者几英尺远的地方，声称他们可以感觉到人体发出的能量场，并检测到某些干扰模式；然而在一项临床研究中，他们只能正确地检测44%（低于偶然性）。尽管这说明了对其生物能源基础的能量疗法的某些怀疑，但我们并不否认他们的临床效果，因为效果可能是通过其他方式实现的。基于能量疗法已用于老年人慢性腰背痛的肌筋膜缓解、疼痛缓解和应对，以及改善抑郁。目前尚不清楚这种疗法是否真正以生物能源为基础。临床应用应根据个人情况慎重进行。一些形式的能量疗法，如气功，在没有指导的情况下不建议自己练习。

六、心身疗法

心身疗法使用精神的力量来对身体做出积极的改变，从而改善健康。这种力量的实践可以追溯到古代佛教哲学和实践，但使用这种力量治愈疾病是最近的事情，方法多种多样。

普拉提是约瑟夫·普拉提在20世纪20年代发展起来的一种运动形式，由一套在垫子（没有特殊器械）或专门设备上进行的动态力量和柔韧性练习组成。普拉提方法基于六个原则——集中、控制、中心、流动、精确和呼吸，其旨在改善核心稳定性、身体意识和姿势。对关注中年腰背痛患者的现有随机对照试验的系统回顾发现，普拉提在短期内改善疼痛、功能障碍、功能和对恢复的整体影响方面比最小干预更有效，中期随访时疼痛强度和功能障碍结果更好。这种益处在普拉提与普通锻炼的比较中没有表现出来。支持在老年人群中使用普拉提治疗腰背痛的数据很少。然而，数据确实支持使用普拉提来增加绝经后骨质疏松症妇女的骨密度、体能和生活质量，不良事件的风险最小。

七、并发症及预防

与上述脊柱疼痛治疗方案相关的潜在风险通常很小。然而，所有的干预措施都有潜在的并发症。当考虑到各种药物对老年人造成的风险时，应该参考美国老年学会关于老年人潜在不适当用药的标准。阿片类药物具有独特的风险，特别是在治疗慢性非癌症疼痛时，已被证明会增加死亡率。在向经过适当选择的患者提供物理治疗时，其风险最小。只要患者的合并症不妨碍，运动干预的风险也很低。因此，了解患者的病史对选择适当的治疗方法并将风险降至最低至关重要。

对于自我护理方案没有改善的患者，临床医生应该考虑增加具有已被证实的益处的非药物治疗；对于急性腰背痛可使用手法治疗；对于慢性或亚急性腰背痛可使用强化的跨学科康复、运动疗法、针灸、按摩疗法、脊柱手法、瑜伽、认知行为疗法，或渐进性放松（弱建议，中等质量的证据）。

目前已有多种药物、物理治疗方式和运动技术用于治疗老年腰背痛患者。使用前应权衡这些治疗的风险和益处，并采用个体化的方法。没有一种方法适合所有患者，大多数治疗的循证医学证据仍然很少，特别是老年人。

（董莉妮）

第二节　介入治疗

除上文所述的一系列非手术治疗外，介入治疗作为有创性方法，能以较小的创伤达到止痛的效果。随着老龄化人口的增长，其治疗使用率预计会相应增加。本节将对老龄化人口中遇到的常见病、介入性疼痛治疗选择及其有效的、个性化的治疗建议进行介绍。

一、腰椎管狭窄症

腰椎管狭窄症(LSS)临床表现为神经源性跛行症状。LSS通常是临床诊断，而非影像学诊断。大多数情况下，患有非特异性、轴性、机械性慢性下腰痛的患者会被误诊为LSS(尽管他们既没有行走距离的限制，也没有腿部跛行的症状)。患者通常会描述"间歇性""迟钝或疼痛"的临床症状，仅在站立或行走时始于臀部/腿部，随着患者站立和行走而恶化，称为疼痛的"跛行特征"。最重要的是，改变身体的姿势如身体前倾、坐着或躺着几秒到几分钟后，患者的疼痛会迅速缓解。疼痛的主观性质可能有不同的描述：疼痛、抽筋、灼热，或者只是"严重的"肢体疲劳性。其症状有时很难与外周动脉疾病(PAD)的症状相鉴别。此外，必须注意区分神经源性跛行和血管性跛行。患者通常注意到症状在坐后不久缓解，或在行走时腰椎前屈(购物车标志)。跛行的病理生理学尚未完全被了解，但反复的神经管内神经根的缺血性刺激的机制是被大多数学者所认可的，电生理结果也支持这一假说。对于腰椎管狭窄症，评估步行距离是检查的必要部分。反射可能会减弱，但大多数病例都存在可变局灶性神经功能障碍。在老年人群中，让患者长时间地处于腰椎伸展位置可能很困难，但可能有助于再现"跛行"的症状。

介入治疗的选择包括椎板间或经椎间孔硬膜外注射类固醇。研究表明，硬膜外类固醇注射对神经源性跛行患者进行短期至中期治疗可以改善功能、步行距离和疼痛。有64%被认为适合手术的患者在硬膜外注射1年后症状主观改善，疼痛和残疾的数字疼痛评分都也有所好转。单独注射麻醉剂的反应与皮质类固醇和麻醉剂的组合相比，效果没有显著差异。

神经源性跛行患者可推荐屈曲训练方案。尽管所有患者都应该鼓励积极的生活方式和有氧调节，但没有一致的证据表明，具体的康复计划能有效完全消除症状复发。前瞻性横断面研究发现，随机分配到非手术组的患者有近70%选择在5年内进行手术干预以缓解跛行症状。向硬膜外间隙输送药物采用经椎间孔或椎板间入路仍存在争议。但在治疗的耐受性方面没有明显的区别。

二、脊柱关节突关节病

关节突关节病在老龄化人口中无处不在。中轴性背痛的患病率略高于普通人群，关节突关节被认为是中轴性背痛的一种非常常见的原因。70%~80%的人在成年期会遭受颈部或背部疼痛的"显著发作"。早在 1911 年，Goldthwaitt 就描述了关节突关节介导的疼痛，估计高达 45% 的脊柱慢性疼痛是由关节突关节引起的。关节突关节病变的直接原因是遗传因素，而非压力/负荷暴露。研究证实，职业性脊柱负荷量与脊椎疼痛强度和影像学表现之间没有因果联系。在短期和长期随访中，较"活跃"的双胞胎(推定脊柱负荷较大)发生致残性脊柱疼痛的风险较低。

脊柱关节突关节病的患者往往会出现轴性背部或颈部疼痛，这种疼痛随着长时间的静止姿势而加剧，在改变姿势或负重(站立、坐着等)时可能会加剧。与腰椎一样，随着年龄的增长，颈椎病非常常见，在大量无症状的患者中可以表现出影像学改变。在慢性颈痛人群中，颈椎关节突关节疼痛的患病率估计为 49%~61%。表现形式通常包括枕区、陷窝或近端肩部的疼痛。疼痛通常被描述为深部钝痛，随着运动而增加，不伴有明显的局灶性神经功能缺陷。诊断必须结合临床表现和影像学检查。

正如腰椎锻炼和治疗中所看到的那样，注重姿势、柔韧性和力量是治疗关节突关节痛的主要方法。颈椎关节突关节痛的介入治疗可以通过关节腔内注射(关节囊内)或阻断颈椎后内侧支神经来进行。由于 C1 神经根出头侧至枢椎(C1)，颈椎的后内侧支与其各自的水平相关(C3 和 C4 内侧支支配 C3-C4 关节突关节)。射频消融(RFA)治疗关节突关节病导致的颈椎疼痛已显示出良好的结果。

三、骶髂关节痛

与上述关节突关节一样，骶髂关节(SIJ)也是腰痛、臀痛和近端腿痛的来源。然而，人们对 SIJ 疼痛的病因、流行病学和诊断标准仍存在争议。SIJ 的传入神经复杂，骶髓神经的外侧支和腹侧支都有参与。目前，关节内给药是最受欢迎的诊断方法。诊断骶髂关节疼痛的"金标准"仍然是关节内注射。该手术的特异度在文献中差异很大(40%~100%)。良好的物理治疗干预措施旨在延长/拉伸髂腰肌，延长内收肌，并加强臀肌和脊柱旁肌。在文献中，射频消融 SIJ 的结果好坏参半，可能是因为不完全了解骶髂关节的神经支配，没有使用治疗脊柱关节突关节的频率进行射频消融。

四、矢状面失衡

老年患者通常对后凸畸形的出现特别敏感。外观的改变可能不伴疼痛，但可能是患者就诊的常见原因。注意：脊柱后凸和成人退行性脊柱侧凸是不同于青少年特发性脊柱侧凸的疾病。强调伸肌力量和耐力的体育训练和身体健康仍是保持患者功能的核心。完美的平衡不如保持独立生活能力重要。当退行性脊柱侧弯导致椎间孔狭窄时，使用选择性(经椎间孔)神经阻滞和微创椎间孔切开术比大型多节段畸形矫形手术更安全。矢状面失衡的治疗需要物理治疗师、外科医生和介入专家合作，以在对患者造成较少伤害的情况下获得最大的功能。

五、技术说明

（一）硬膜外阻滞

硬膜外阻滞（epidural block，EB）是缓解脊柱疾病引起疼痛的常用方法。硬膜外阻滞的入路包括椎板间入路、经椎间孔（或选择性神经根）入路、导管引导入路和骶骨入路。阻滞的禁忌证包括凝血功能障碍、局部或全身感染、无法控制的糖尿病或青光眼、低血容量和生命体征不稳定。对于阻滞方案和阻滞间隔的选择没有充分的研究，目前的指南建议重复阻滞适用于症状复发，但对于初次阻滞后没有明显（通常定义为>50%短期缓解）改善的患者不应考虑重复阻滞。同样，一个人在一定时间内（如1年）可能进行的最大阻滞次数也没有得到充分的研究，各种指南和专家共识建议在一年中不应考虑超过4次阻滞，重复阻滞应至少间隔一至两周。Riew等人发现，当患者疼痛超过15个月后，需要4次腰椎经椎间孔阻滞才能优化治疗效果。

硬膜外阻滞的并发症包括任何侵入性操作能带来的并发症（局部组织创伤、挫伤、疼痛、感染）、对脊髓组织的创伤、药物或类固醇相关的副作用，以及在透视期间与X线暴露相关的并发症。轻微并发症包括硬脊膜穿破后的"脊髓性头痛"、疼痛加重、血糖水平或血压升高、交感神经介导的症状如潮红或血管迷走性反应和急性失眠，但发生率不高。据报道，在X线透视引导下进行阻滞的总体并发症发生率低于10%，颈椎并发症发生率接近17%，骶骨入路的并发症发生率为15.6%，而胸椎的发生率为20.5%。在透视和有经验的介入医师的情况下，严重的并发症是罕见的，其中包括中枢神经系统梗死（引起截瘫、四肢瘫痪或中风综合征）、血肿压迫神经或脊髓、中枢神经感染及化脓性脑膜炎等，但经椎间孔入路，尤其是在颈椎节段，严重并发症的发生率会较高。EB效果不佳的预测因素包括：教育程度低、失业状态、吸烟、慢性或持续性疼痛、高药物使用率、之前尝试治疗的次数多、疼痛不随活动或咳嗽而增加、心理障碍和非根性症状。

1. 椎板间入路

椎板间入路注射通常是安全的。但即使在没有手术史的患者中，也必须考虑解剖方面的差异。这些注射的靶点是硬膜外间隙（脂肪垫），在T1序列的矢状位和轴位成像上可以看到。虽然这个间隙通常存在于腰椎的每个节段，但它不存在或非常小的情况也并不少见。对有椎板切除史的患者，最好避免使用这个入路。在颈椎，黄韧带（在进行注射时经常用来提供触觉反馈）与C7-T1间隙不连续。此外，硬膜外脂肪垫在移动头部时也不常见。出于这些原因，在C7-T1节段以上进行椎板间硬膜外麻醉并不

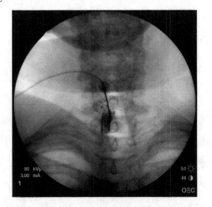

图4-2 颈椎板间硬膜外阻滞

常用。注射时仅用3 mL的溶液就可以覆盖整个硬膜外间隙。颈椎板间阻滞是将药物输送到硬膜外间隙的首选方法，其核心技术类似于腰椎硬膜外阻滞（图4-2）。

对于颈部或腰部硬膜外类固醇注射，患者处于俯卧位，并在透视下观察目标水平。通常，X线C臂的增强器应稍微向一侧倾斜，以避免穿过棘间韧带。穿刺针放置在与光束成一直线的位置，并小心地朝向中线。最好在针靠近黄韧带之前拍摄侧位或对侧斜位以便参考深度。从这个角度看，当针尖位于棘突和椎板的汇合处时，针尖将靠近硬膜外间隙和黄韧带。针头穿破黄韧带时会有落空感。注射后对比剂应在侧位或对侧位沿硬膜外间隙向头部扩散。

2. 经椎间孔入路

经椎间孔硬膜外阻滞是另一种进入硬膜外间隙的给药方法，研究表明它能将更多的药物输送到腹侧硬膜外间隙。这项技术通常要将针尖放在出口神经根上方的椎间孔处。实施时要小心，因为严重的孔狭窄或先前的融合手术可能会使其在技术上具有挑战性或使其无法进行。注射需要拍腰椎斜位X线片，把针放在"狗下巴"的下面。穿刺针在朝向靶点前进的过程中，拍正位和侧位有助于准确定位（图4-3、图4-4）。在正位片上，应避免将针尖放置在椎弓根内侧，否则有刺伤硬脑膜的危险。侧位片可显示深度并确保针尖位于椎间孔内。一旦穿刺针放置满意，就可以注入对比剂，对比剂应沿着出口神经的方向流动，并通过椎弓根的上方进入硬膜外间隙。最近，颈椎经椎间孔入路的安全性受到了质疑，因为有多个病例报道称，颈椎经椎间孔硬膜外阻滞后发生了灾难性的神经损伤。出于这个原因，不建议在颈椎采用这种入路。

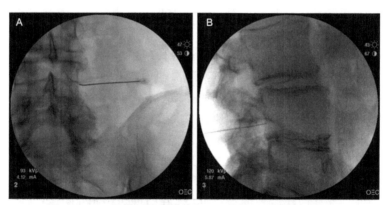

图4-3　L4经椎间孔硬膜外阻，正位片（A）和侧位片（B）

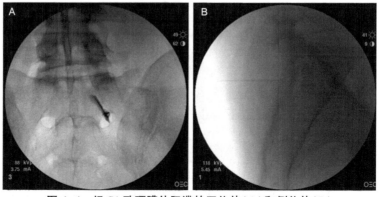

图4-4　经S1孔硬膜外阻滞的正位片（A）和侧位片（B）

3. 关节突关节注射

大约 20% 的腰痛可归因于腰椎关节突关节，颈椎和胸椎的疼痛比例可能更高，这些关节会像身体的任何关节一样出现关节炎和潜在的疼痛，因此关节突关节阻滞可能对老年人更有效。一项对澳大利亚老年非损伤性慢性腰痛患者的研究中，30% 的患者在关节突关节注射安慰剂后至少获得了 90% 的缓解。

在过去的 40 年里，我们对关节突关节的神经支配及其作为疼痛源有了较多的研究，即使是牵涉性腿痛和腘绳肌的紧绷也可能与关节突关节疼痛有关。颈椎关节突关节可引起头部、颈部和肩部疼痛，而胸椎关节突关节可引起背部疼痛并伴有神经症状，这一发现也让介入治疗缓解疼痛的方法得到了发展。

然而，由于没有可靠的现病史、体格检查或影像学来有效地确定关节突源性疼痛，因此对关节突介导的疼痛下诊断是困难和有争议的。有研究用 SPECT（single photon emission CT）来确定关节突源性疼痛，从而评估关节突关节阻滞的疗效，尽管得出了一些积极的结果，但由于有限的可用性和费用，SPECT 并没有被常规使用。

关节突关节阻滞的并发症与 EB 所能引起的并发症相似，其发生率也在逐年降低，对于关节突关节阻滞的效果不同研究有着不同的结果。后内侧支起源于脊神经背支，从上到下支配关节。由于 C8 神经在颈椎中的存在，胸腰椎关节水平与其各自的内侧支无关（例如，L3 和 L4 内侧支支配 L4-L5 关节突关节）。Bogduk 等人的研究表明诊断性后内侧支阻滞是诊断关节突关节疼痛的唯一有效方法，正确实施后内侧支切开术是治疗关节突关节疼痛的唯一有效治疗方法。短期和长期缓解分别被定义为阻滞持续时间大于 6 周或大于 3 个月。值得注意的是，通过阻滞实现长期缓解通常需要多次阻滞。例如，对颈椎关节痛在一年中平均阻滞 3.5 次，每次阻滞的平均有效时间约为 3.5 个月，无论是否使用类固醇，内侧支阻滞都能取得很好的疗效。关节内关节突关节注射（IAF）包括用针刺破关节囊，在关节内使用少量麻醉药物。关节面内注射技术要求非常高，但没有可靠的证据证实其比坚持后内侧支阻滞更有效。单个关节内关节面（IAF）阻滞的诊断价值始终显示出较高的假阳性率，这是因为关节突关节附近有多个潜在的伤害源（疼痛发生器）。由于这种诊断的不准确性，人们使用所谓的"双阻滞"法提高诊断的准确性。该技术需要使用低注射，并在两次单独的治疗期间（在时间上分开）使用造影剂。"双阻滞"模式已被证明能极大地提高诊断的准确性并提供了更好的疗效。如果患者使用上述方法在疼痛评分和功能方面有明显改善，他们也可接受射频消融（RFA）。仔细操作和坚持"双阻滞"法可获得较好的结果，60% 的患者在 12 个月后疼痛至少缓解 90%，87% 的患者在相同的时间间隔内至少缓解 60%。

4. 关节突关节射频消融术

射频消融可以在脊柱的所有节段进行，但最常见的是腰椎和颈椎，为简洁起见，下面将仅在这些节段进行讨论。在颈椎以下，每个关节接受来自头侧椎水平的一半感觉神经支配（L3 和 L4 内侧支支配 L4-L5 关节）。

腰椎

经典的方法包括将针头尽可能平行置于后内侧支上，以便对神经进行最大程度的消融（图 4-5）。使用这种方法时，从下到上的角度穿刺使针尖指向上关节突和横突之间的汇合处。应注意不要滑过目标而滑向离开的脊神经。消融 L5 背侧支的针的位置略有不同，置针的靶点是上关节突和骶骨翼的交界处。

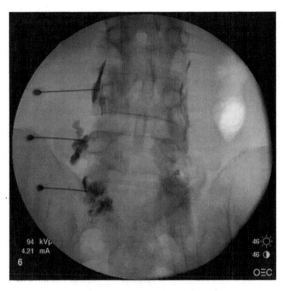

图 4-5 后内侧分支阻滞的 X 线正位片

正位上可确定穿刺针停留在上关节突和横突的交界处。侧位片上穿刺针应该停留在上关节突中点附近，而不是在椎间孔内。一旦穿刺针处于正确的位置，嘱患者运动下肢，以确保脊神经没被刺入。在位置安全后，便可以开始射频消融。

颈椎

颈椎的后内侧支比腰椎的变异更多。X 线正位片上穿刺针应接触到侧块侧缘或其上的骨。如果针尖位于骨性结构的内侧，穿刺针则可能过于靠前或靠后。侧位片上，穿刺针应靠近侧块的中点。穿刺针不应该太靠前，因为可能触及椎动脉或脊神经。同样，一旦穿刺针处于正确的位置，应嘱患者运动。虽然通常没有腰椎那么剧烈，但应该可以看到针随着肌肉收缩而轻微移动。不应观察到对手臂的运动刺激。在确保适当和安全的放置后，可以开始射频消融。

骶髂关节（SIJ）

由于后方关节具有不同的解剖结构，骶髂关节（SIJ）注射可能是要求更高的操作。当观察骨盆的正位 X 线时，可见骶髂关节的前部（X 线片上的外侧）和后部（X 线片上的内侧），关节的下部会重叠。在大多数情况下，只要将影像增强器置于倾斜的位置，在 SIJ 内寻找一个"高透光区"，并清晰地划分骨性标志，就可以成功地穿刺。穿刺针放置在与光束排成一行的位置并进入关节，有时需要进行微小的调整才能进入间隙。侧位片应显示穿刺针位于后骶骨的腹侧，如果针不在骶骨骨膜外，则不在关节内。在这一过程中的主要风险是穿刺针通过关节间隙从腹侧（或下方）进入骨盆腔。

六、获益与风险

选择适当的患者进行阻滞的风险相对较低，恢复时间很短且能减少每日止痛药/多药的使用。注射也应与适当的物理治疗方案相结合，以保持持久的益处。

通过使用多视角透视始终精确定位穿刺针的位置，可以最大限度地减少介入治疗的严重并发症。最常见的术中并发症是血管迷走神经反应，在多项研究中报告的比例为 1% ~ 2%。轻微并发症如局部疼痛增加和颈部注射头痛的病例不到 6%。值得庆幸的是，灾难性的并发症很少见。硬膜外注射比关节突关节或 SIJ 注射略微增加了硬膜破裂、脑脊液漏或神经损伤的风险。对超过 43000 个关节突关节块的研究没有发现硬膜穿刺点或脑脊液漏。椎板间入路硬膜破裂更常见，但在腰椎和颈椎的所有硬膜外入路中，硬膜破裂的发生率仍经常低于 1%。尽管罕见，但脊髓损伤或因将颗粒类固醇注射到 Adamkiewicz（胸腰椎）动脉或颈髓供血血管的病例促使人们在手术中取消深度镇静，并强烈建议在硬膜外注射时使用非颗粒类固醇。进行颈椎注射时，应在造影后等待 30 ~ 60 s 后才开始注射利多卡因。如果类固醇经血管进入大脑，患者可能会抱怨口周麻木/金属味，或者会导致癫痫发作。硬膜外血肿或感染也是一个令人担忧的问题，但据报道，临床上有意义的硬膜外血肿估计低至 1/1900001。最后，颈椎射频消融术后出现了头部下垂综合征（颈椎后凸）的病例报道。虽然很难获得真正的发病率，但这种并发症导致需要手术稳定。应避免对多个节段进行阻滞，同时避免侧阻滞以降低风险。

七、并发症及预防

仅靠影像学不能对老年脊柱疾病做出诊断。与年龄相关的脊柱生理性变化是普遍存在的，它在疼痛和非疼痛患者中发生率相同。从 20 世纪 80 年代开始的多项研究表明，无症状的影像学椎管狭窄、椎间盘突出、终板改变、骨折和关节炎/脊椎病改变的发生率很高。在老年人中如果使用影响学作为主要诊断工具通常会导致不必要的、高风险和昂贵的治疗，会给患者和提供者带来意想不到的挫折。

这并不是完全否定影像检查，而是鼓励医生应仔细采集病史和进行体格检查，而不是假设影像检查结果是诊断老年脊柱外科疾病的"金标准"。应教育老年患者了解症状和影像学表现的关系，以减轻患者在听说他们的脊柱出现影像学退变后的普遍担忧。当讨论生理性衰老与病理性变化时，医生可以建议使用循序渐进、积极的治疗方法，以解决症状并阻止其进展。功能正常的成年人常保持着大量的生理储备，这些储备可在一定程度上代偿影像学上出现的退变。医生更应该将这些影像学改变称为"年龄相关性改变"，而不是脊柱退行性病变。

八、小结

总而言之，随着老龄化人口呈几何级数增长，今天的老年患者有着与前几代人不同的功能目标。我们应该充分尊重他们活跃的需求，努力保护他们的功能。年龄较大的患者可能需要更多的个人时间，并且对结果和风险承受能力都有不同的期望。对于仍然活跃的老年患者，介入治疗可以在一段时间内允许其获得更多的功能恢复和更长的步行距离。在进行介入治疗的同时，也应结合物理治疗。为患者创造现实的、共同的功能目标仍然是为患者选择适当干预措施的关键。针对患者制定个性化的治疗应是所有脊柱外科医生的努力方向。

（肖晟）

第三节　外固定

老年患者脊柱骨折的患病率有所增加。标准的骨折治疗方案并不总是适用于老年人群，因为他们往往存在大量的合并症，骨质量也较差。使用外固定时需要考虑骨折类型、装置的生物力学特性及患者独特的解剖、医学和认知状态。最重要的是应确定治疗目标，以及限制并发症和相关风险。由于老化脊柱的冠状面和矢状面的变化，老年人的外固定治疗存在局限性。因为老年骨折的每个病例都需要个体化设计，治疗方案几乎不可能推广到人群中。

在老年患者中使用外固定可能是固定一个或多个脊柱运动节段的有效方法。使用外固定的原因包括：骨折处理、韧带或肌肉软组织损伤、术后短期活动受限，以及通过减轻损伤区域的活动和支撑软组织来减轻疼痛。了解每种外固定的生物力学原理是第一步。目前可用的外固定不能适应老化脊柱中发生的冠状面和矢状面的退行性变化。对于老年患者，使用外固定需考虑的因素很多，而不仅仅是基于骨折的类型。老年人很难忍受长时间的不动，在某些情况下不固定反而可能是最好的选择，因此使用前对潜在并发症的评估很重要。此外，还应评估皮肤情况，以确定患者特定的软组织特征是否耐受。当作出使用外固定的决定时，还应确定治疗的目标和终点。

一、流行病学

老年人颈椎骨折的发生率比任何其他年龄段都要高。对65~75岁的"年轻老人"而言，骨折的主要与机动车事故有关，而75岁以上的高龄老年人受伤则多是由从站立或坐着的位置跌倒造成的。C2是最常见的损伤节段，会增加死亡率。在老年人群中，胸腰椎骨质疏松性压缩性骨折也是非常常见的，而且是造成老年人残疾、疼痛和社会负担的重大来源。

二、生物力学

脊柱外固定的目标是固定特定的脊柱节段或区域。其机制是将力量转移到受影响的脊柱节段，停止或尝试减少损伤水平上的运动。但由于与脊柱相关的动力学因素及患者特

173

有的变量，完全固定是不可能实现的。有人总结了外固定的五个主要功能，包括作为动觉提醒、增加表面接触、提供三点固定、提供终点制动，以及增加组织压力。

作为一种动觉提醒，外固定在应用时会限制受损区域的运动，起到持续的触觉刺激作用。这种持续的刺激产生一种与脊柱病理直接相关的习得感觉。理论上，外固定可能还会促使人们有意识地避免造成损伤的高风险行为或活动。但太紧的外固定可能会导致不适或疼痛增加，或因太重、疼痛而无法佩戴，就会影响依从性从而导致治疗失败。

增加表面接触是通过外固定与身体表面接触的面积来测量的。这种接触会产生一种力作用于软组织及下面的骨骼和肌肉。当接触表面积足够大时，在任何一点施加的力都较小，对运动的控制就比较好。外固定的前后部分应紧密贴合身体并加以固定以防止移动。缺乏安全的贴合会导致生物力学故障并造成与异常运动或摩擦相关的皮肤损伤。许多老年患者由于已经存在组织灌注率低，营养不良或健康状况不佳的情况，因此减少任何一个点的压力都能使皮肤损伤的可能性降低。但是，当外固定接触的软组织过厚时，如肥胖或水肿者，外固定的效果将会降低。外固定内表面分开的软组织厚度与固定效果成反比。

三点固定是长骨骨折中的治疗原则。为了让骨折断端停止运动，需要在其上、下方的关节处进行固定。然而这在脊柱中并不容易实现，因为脊柱节段是可以活动的，而且颈、胸和腰椎的曲度并不一致，只能通过在腹侧提供两个点的压力来停止运动。第一个点在病变节段上方，第二个点在病变节段下方，第三个点在骨折部位的中部背侧或该节段的旋转轴附近。在选择外固定时，背侧的固定点需位于骨折脊柱节段的旋转轴的中心或附近。此外，外固定支具的长度对稳定性也有影响。长的外固定能提供更长的力臂，能提供更好的固定，抵抗运动、平移和旋转所需的力较小。换句话说，当外固定的两个腹侧固定点距离适当时，背侧固定点在中间，停止脊柱运动所需的力较小，能提供更强的抗弯能力，从而使总体故障率降低。

外固定的另一个功能是终点制动。为实现这一目标，外固定应通过控制近端和远端的运动来阻止中间的运动。因为脊柱有太多的活动节段，这是很难达到的，特别是在颈枕和腰椎骶骨区域。由于解剖结构和周围的重要结构，标准的外固定无法阻止头部和骨盆的运动。Halo 固定现为颈椎固定的最佳方法，因为头端终点的制动是通过头针固定实现的。然而即使使用 halo 固定，其终点制动也是有限的，由此导致的颈椎异常运动称为"蛇行效应"。使用腰椎外固定是无法实现骨盆制动的，除非控制了腰骶交界处和两侧髋部运动。为了在腰椎骨折中进行充分的终点制动，需要在不稳定节段远端至少固定 4 个椎体。但大多数情况下，腰椎并没有足够的节段或距离来提供这种程度的固定。

最后，外固定还可以增加脊柱周围组织的压力。当外固定在胸部和腹部牢固地收紧时，它会迫使体内的软组织和液体压缩。躯干就像一个充满液体的圆柱体，当被压缩时，可以将软组织转化为承重结构。使用紧贴腰椎的外固定还可以降低椎间盘内的压力。与其他方法相比，以增加组织压力的方式来限制运动的作用是有限的，并且只能可能使用在有空腔器官的躯干中。

三、常见应用范围

上颈椎是老年脊柱中活动度最大、受损伤影响最大的部位。由于老化，颈椎中下段往往出现僵硬甚至融合。因此，可活动的上颈椎此时更容易受伤。C2 骨折如齿状突、侧块或 Hangman 骨折可以使用外固定进行保守治疗。Jefferson 骨折和其他涉及 C1 的损伤通常也被认为是稳定的。下颈椎损伤需要单独评估，治疗时还必须考虑关节和韧带结构的稳定性。此外，弥漫性特发性骨质增生症（DISH）和骨质疏松症等并发症还增加了骨折不稳定的风险。在胸椎和腰椎，骨质疏松性压缩性骨折非常常见，只有上终板压缩的胸腰椎骨折一般被归类为稳定性骨折，通常采用过伸外固定支具治疗，以防止屈曲，从而减轻骨折节段前柱的负荷。外固定还可以提供夹板效应，减轻疼痛和肌肉痉挛。根据神经功能状况，外固定也可用于部分爆裂性骨折或者 Chance 骨折。

四、外固定的分类

脊柱外固定是按其固定的区域分类的。它们可以仅覆盖一个区域，也可以包括多个区域。一般分为颈枕外固定、颈椎外固定、颈胸段外固定、胸椎外固定、胸腰椎外固定和腰椎外固定。也可以使用不同外固定的组合。

（一）颈椎支具

颈椎支具的设计是通过四个固定点，两个头端和两个尾端固定点来控制运动。头端固定点位于下巴前方和枕骨后方。尾端固定点则在胸骨、锁骨前面和上胸椎的棘突，通常在 T3 后方。由于接触面积少，力常常局限在固定点，有可能会导致皮肤损伤。在选择支具之前，应对患者的皮肤和软组织状况进行彻底检查。由于固定点的压力和运动的限制，颈椎支具可以很好地起到动觉提醒的作用。标准颈椎支具不能实现颅-颈或颈-胸交界处的终点制动。下颌骨在固定中起重要作用。在远端，由于手臂或肩膀的任何运动都会引起锁骨的活动，因此他们的终点制动作用有限。颈椎支具不能通过压缩颈部组织来增加软组织压力，否则将导致与血管结构、呼吸道和食管狭窄相关的并发症。硬质颈托在限制前屈和后伸作用最好。但由于对下颌骨的控制小，它在限制旋转和侧屈方面的作用很差。

（二）软质颈托

软质颈托在生物力学上提供的运动阻力很小，因此在骨折治疗中的作用有限。软质支具能提供足够的表面接触，但不能提供足够的三点固定或终点制动。软质颈托可以作为动觉提醒，其质量小，舒适且易于使用。对于颈部短粗、后凸或粗壮、前后部软组织过多的患者通常是不错的选择。

（三）颈胸支具

颈胸支具（CTO）在下巴/下颌和枕骨提供头部固定，在胸骨和胸椎棘突/肋骨提供尾部固定。有些支具还提供了头带，可以更好的进行终点制动。CTO 有足够的表面接触，但可压缩性有限。与颈托相比，其矢状面的运动控制更好，对侧屈也有更好的限制。然而，由于施加的限制更多，该装置较难佩戴，导致患者的不适感和依从性下降。

（四）头环-背心

头环-背心（halo-vest）被认为具有良好的终点制动及在屈伸、侧屈和旋转方面的出色固定能力。有人认为，头环-背心对上颈椎或颈胸交界处的骨折的固定作用最强。由于其缺乏对颈椎中段肌肉的限制，可能导致不必要的屈曲和伸展而出现不稳定，这种不稳定被描述为"蛇行效应"。从理论上讲，人们对老年人蛇行效应的担忧可能有点过度。这种与年龄相关的因素还有可能防止异常的蛇行运动。

（五）胸腰骶椎支具

不同于柔软的颈椎和腰椎，胸椎是僵硬的。因此，活动控制需要集中在交界处。根据胸椎不稳的位置，应固定最近的交界处。T6 以上的损伤应使用颈胸支具固定。对于 T6 以下的损伤，推荐使用胸腰骶椎支具（TLSO）。TLSO 在胸骨前方和胸腰椎棘突后方提供头端固定点。为骨盆和骶骨提供尾端固定点。TLSO 的表面接触和可压缩性很好，但终点制动作用较小。因为支具有更长的力臂，可以在大多数情况下实现三点固定。

（六）胸腰椎过伸支具

这种支具的目标是减小脊柱前柱的负荷，通常用于治疗常见的骨质疏松性压缩性骨折。使用三点固定，即胸骨和骨盆腹侧和胸椎棘突背侧在骨折部位或附近产生一种过伸的力量。典型的过伸支具限制 T10-L2 间的屈伸运动效果最好。若骨折位于 T8 以上，则应调整胸腹板的位置，使其在胸骨上以增加固定长度。胸腰椎过伸支具表面接触和可压缩性是有限的，但其长度通常很长，可提供足够的力臂。由于压力增加和有限的表面接触，这种支具可能会造成固定点的皮肤损伤。

（七）腰骶支具

腰骶支具（LSO）是为了控制从 L3 到骶骨的运动，能为 L3-L4 提供最好的固定，但对 L4-L5 和 L5-S1 的固定非常有限。LSO 被设计成尾部固定在骨盆前部和骶骨后部。终点制动在腰-骶交界处是具有挑战性的。由于骨盆轮廓的关系，点固定变得困难，下肢和臀部的运动对固定效果也有影响。在腰椎，由于在腹侧没有胸骨和肋骨，第 10、11 和 12 根肋骨仅能提供有限的头侧固定。尽管如此，腰骶支具还是对活动有很大的限制，可能会导致患者的依从性下降。可压缩性强和接触面积大是 LSO 的优势，软组织压缩可能是其稳定的重要部分。TLSO 和 LSO 支具虽然不足以稳定腰椎的个别节段，但可通过改变患者的活动来限制整体运动。患者活动的相应变化被认为是其固定的最重要作用机制。当支具合适时，还可以通过限制肌肉活动发挥缓解疼痛的作用。

（八）腰围

考虑到腰椎刚性外固定的局限性，腰围能提供一定的可压缩性和肌肉限制以减轻疼痛。它不像 LSO 那样可提供严格的提醒，但它确实提供了一个动觉提醒以减少躯干运动。这种支具价格最低，重量轻，易于应用。尽管可能不适合所有老年人，但可以根据患者病理和经济水平来综合考虑。

（九）个性化定制支具

定制支具可以由矫形师从模制塑料中定制成型。其特殊的设计可以更好地适应不同的身体形状，以最大限度地增加总的表面接触面积。复杂或多发性脊柱骨折最好使用定制支具。骨质疏松或三柱爆裂性骨折可能需要额外的固定点。定制的支具成本较高，而且通常很重，灵活性很小，这限制了它在老年患者中的应用。

五、外固定的获益与风险

外固定的目的是停止或最大限度地减少骨折部位的运动，以保证愈合最佳。其他优点包括减轻疼痛，并减少可能导致二次伤害的高风险行为。长期佩戴支具可能会增加周围组织中骨骼肌萎缩的风险。使用外固定的最大风险是神经功能下降。使用外固定前需要经常与患者和/或其家属进行沟通，以便在发生变化时能够快速识别。使用支具的另一个风险是治疗失败，表现为骨不连或骨折愈合不良。老年人由于骨骼质量较差，或先前已存在影响骨骼愈合的合并症，这会使外固定治疗失败的风险有所提高。

（一）颈椎外固定

颈椎退变的特征之一是正常的颈椎前凸丢失变为后凸。因为缺乏与颈椎伸直相关的终点制动和点固定，外固定变得困难。由于患者独特的解剖结构，标准的支具不能适应每个老年人的颈椎曲度。与矫形师合作，使用定制化的支具可为老年患者提供最佳的治疗。

当正确应用支具时，它会迫使颈椎轻微后伸。由于老年人颈椎僵硬和融合，中下颈椎的运动较少。在应用支具时，由于远端节段是不活动的，所施加的伸展力可能作用在可移动的骨折部位。这就会增加骨折碎片之间的移位，加重损伤。因此，佩戴支具后应行站立X 线片检查以确认骨折复位的情况。

与颈椎支具相关的另一个问题是患者的视线改变限制了他们对周围环境的观察。失去本体感觉的老年患者往往依靠视觉线索来保持平衡。佩戴支具后，其俯视脚部的能力下降，可能会导致摔倒和安全问题。前庭和躯体感觉功能的其他缺陷会使垂直知觉和平衡变得复杂。因此很多时候患者需要使用助行器或其他辅助设备。但随着时间的推移，患者又可能会对设备产生依赖，使其成为永久的辅助设备。有些人为了看清地面，把身体前倾到助行器上，这又反过来加重了胸椎和腰椎的后凸畸形。对需要使用助行器的患者，要教会其正确使用助行器，如保持直立姿势，以减少与平衡和视力改变相关的跌倒。

颈部和耳朵外侧基底部的皮肤损伤是另一个需要考虑的问题。由于患者感觉功能下降，很多时候没注意到来自支具的压力损伤。及早摘除颈托可以降低并发症。有数据显示，颈托固定超过 24 h 的 ICU 患者中，有 6.8% 的患者出现与压力相关的损伤，摘除颈托会减少呼吸机的使用和 ICU 住院天数，降低谵妄和肺炎的发生率。与压力相关的皮肤损伤每天增加 66%。感染和败血症的风险也因皮肤损伤和体液积聚而增加。减少压力相关并发症可以通过去除支具来实现。应根据骨折类型和患者的情况判断是否有必要继续使用颈托。可在仰卧或仰卧 50° 或以下时移除支具。仰卧时取下支具可以改善组织灌注度，避免潜在的损伤。如果支具不能移除，枕头靠背和枕部也是一个很好的选择方案。它能为枕骨和棘突提供缓冲，有助于缓解皮肤损伤，但代价是降低支具的有效性。此外，允许患者在没有支具的情况下洗澡可改善组织活力，降低感染的风险，还有助于减少其他颈椎运动节段的肌肉僵硬。在选择颈托治疗时，吞咽困难会导致严重的并发症。正常吞咽需要颈部轻微屈曲，对于许多上了年纪的成年人来说，收紧下巴是促进食管运动所必需的。由于强制伸展会使咽部变窄，故使用颈托可能会使窒息和吸入风险增加。吞咽困难会导致脱水、营养不良，增加跌倒的风险，并导致骨骼愈合不良。如果可以，应允许患者在用餐时摘除颈托；也可以对标准的颈椎支具进行调整，通过去除固定胸骨点的垫片来减少伸展程度；也可以通过与矫形师合作来定制个性化支具。

（二）颈胸外固定

CTO 的应用更具挑战性，该装置会使独立生活的患者转变为依赖他人照顾的人，独居的老年人可能需要家庭支持或护理人员来帮助进行日常支具管理。其他具体问题包括前面提到的颈椎支具风险及胸腔受压。有胸部疾病的老年患者对支具的耐受性很差，并面临肺活量下降的风险。此外，那些患有 COPD 的人因为已经改变了身体习惯，使得支具的应用变得困难。相关的桶状胸会影响固定，并使紧密贴合变得无法实现。

（三）头环背心

虽然有人支持在老年患者中使用头环背心，但也有人认为其并发症超过了其潜在的好处，且认为 65 岁至 70 岁的患者会有更高的并发症发生率。有研究发现，老年患者使用头环背心出现严重并发症和死亡的概率高于年轻人。虽然并发症的发生率可能与创伤性或非创伤性疾病的过程有关，但也不能排除头环背心是诱因之一。最常见的并发症包括呼吸窘迫、吞咽困难、心肺衰竭。此外，有许多学者认为头环背心和颈椎支具在骨折愈合率方面没有显著差异。在选择外固定时，需要考虑的因素应该包括对患者步行能力的影响，生活安排的任何潜在变化及相关风险获益的评估。

对于合并矢状面失衡的患者，头在骨盆前方，应用头环背心也会增加脚上的应力，使装置后部难以安装。普遍的吞咽困难会增加营养不良和误吸的可能。肺部疾病可能会增加患者呼吸衰竭的风险。糖尿病和自身免疫性疾病会增加皮肤损伤和/或感染的风险。最后，骨密度数据可以帮助预测与颅钉有关的并发症，如钉道松动、移位，甚至硬脑膜穿透的可能性。

（四）胸腰椎外固定和腰骶外固定

TLSO 支具难以佩戴的原因有很多，与身体习惯和老年人常见的脊柱后凸和脊柱侧弯有关。因为软组织可移动，故胸骨固定点很难保持不动，特别是当患者从仰卧位变为坐姿或直立姿势时。患者可能会抱怨胸骨部分压得很紧，导致颈部结构受压。为了防止皮肤受损，可在支具下面穿一件棉质衬衫，这既能吸收汗水，又能将摩擦降至最低。如果患者有组织水肿或肥胖，那么固定效果会下降。胸围丰满的人或身材不成比例的人很难找到合适的支具。

在 TLSO 中实现了组织压缩从而改善了制动效果；但对于老年人而言，需要谨慎确定压缩程度，因为它可能会影响呼吸和肺活量。其限制腹部运动故会影响胃肠道的运动。此外，许多患有退行性脊柱侧弯或后凸畸形的老年人可能无法耐受支具的压力，而且 TLSO 支具由于笨重，许多老年患者难以操作和正确使用。

长期使用 TLSO 或 LSO 的老年人群的一个担忧是腰腿痛的增加。这可能是缺乏终点制动的结果，即腰椎中部的力被卸载，然后在交界处增加。在这种情况下，由于负荷增加，疼痛会出现在 L5-S1 区域和骶骨关节上。这种疼痛与脊柱水平骨折无关，很可能是长期使用支具导致椎旁肌群退化及僵硬程度增加造成的。

在老年人中，使用 TLSO 或 LSO 可以导致不良步态的进展，尤其是其存在后凸和矢状位失衡时。由于脊柱不稳定，许多老年人需要前倾躯干并弯曲膝盖，以获得最佳的头部位置。当使用 LSO 时，这种自适应姿势会改变，从而影响平衡并增加摔倒的风险。

六、结果和证据

（一）颈椎外固定

大多数评估颈椎外固定治疗效果的研究集中在齿状突骨折。在这群人中，关于使用支具的愈合率和骨不连的报道不一致，确定骨折是否愈合的标准也不一致，大多数作者认为手术治疗愈合的机会最大；然而，在对手术临床结果进行分析后，发现术后并发症的发病率出人意料地高。

DHall 等人（2017 年）报告，在住院初期，对 80 多岁的老年人进行 C2 骨折的手术治疗会增加术后并发症发生率。Molinari 等发现保守治疗的骨折愈合率低于手术组，移位较少的骨折和内固定治疗的患者的并发症较少、死亡率较低。Hubregts 等（2017 年）回顾了 105 名患者，比较了手术和保守治疗 Ⅱ 或 Ⅲ 型齿状突骨折的结果。他们的影像学结果没有差异，大多数患者都能达到骨性愈合。由于数据限制，临床结果与骨折愈合（愈合或稳定）之间的相关性尚不清楚。骨折脱位/成角或多处骨折的存在并没有对治疗方案产生负面影响，更健康的患者更有可能实现骨融合。

（二）胸腰椎外固定

大量的文献表明，胸腰椎支具并不能改善骨质疏松性压缩骨折的结果或促进骨折愈合。Hoshino 等（2013 年）回顾了 362 例骨质疏松压缩性骨折，患者平均年龄为 76.3 岁。

所有患者都接受保守治疗，通过多因素 Logistic 回归分析，发现保守治疗方案之间没有显著差异，包括支具类型、住院时间、损伤后双膦酸盐的使用和止痛要求；然而，在中柱损伤的患者中疼痛持续存在，因此研究无法证明或否定支具是否有益。Kim 等（2014 年）通过一项前瞻性随机研究得出结论：在没有支具的情况下，骨质疏松压缩性骨折患者的 Oswestry 残疾指数评分并不低于佩戴软质或硬质支具者。许多其他研究也得出了类似的结论，这表明骨质疏松性压缩骨折并不总是需要使用支具。还需要进一步的研究来确定支具在所有骨质疏松性压缩骨折中的作用。

文献中也讨论了支具治疗胸腰椎爆裂性骨折的价值，对于年龄较小的没有神经损害的爆裂性骨折，使用或不使用外固定的结果类似。Bailey 等（2014 年）回顾了 47 名 60 岁以上的神经稳定性 T11-L3 爆裂性骨折患者，使用支具和不使用外固定的效果相当。在患者满意度或住院时间方面没有统计学差异。由于老年人疾病的表现存在巨大差异，该结论还需要额外的证据支持。

七、小结

使用外固定治疗老年人的脊柱疾病并不是没有风险的。因为每个患者都有其独有的特征，每个病例都需要单独分析。外固定的选择应考虑损伤和骨折类型，以及患者的身体习惯、健康状况和认知状态。研究表明，我们目前的外固定设计在生物力学上不能充分提供理论上所需的固定效果。外固定设计的局限性和老年个体解剖结构的变化使得通用的骨折治疗方案难以实现。研究表明，不用外固定也可能是一种合理的选择。因此，需要继续进行研究以解决老年患者特定的外固定问题，并使用对其影响最小的外固定。

（徐玫丽）

第五章

老年脊柱外科疾病的手术治疗

第一节　围手术期处理

在过去的几十年里，老年人脊柱外科疾病的患病率不断增加，且需要手术干预的疾病从简单的退行性椎管狭窄发展到脊柱畸形等复杂疾病。同时，老年人也是接受腰椎手术的患者中人数增长最快的群体，甚至在接受颈椎手术的患者中也出现了类似的趋势。

与年轻患者相比，65 岁以上的老年患者接受脊柱外科手术治疗的预后往往更差，并发症的发生率也更高。但是需要注意，有些术后的并发症可能不是手术带来的，因为其往往有一些合并症，而合并症的处理不属于本书的讨论范畴，故不在此赘述。

一、手术抉择

恢复患者和外科医生所预期的功能是脊柱手术获得成功的必要条件。老龄化期望（expectations regarding aging，ERA）是指老年人对实现和维持躯体及精神功能的期望水平。通常需要基于术前身体活动水平和认知功能状态，来帮助患者更好地确定手术目标，并帮助患者更好地了解任何干预计划后的预期恢复过程和最终结果。很多学者都在研究哪些老年患者术后会得到积极的结果，而哪些会有不良的结果。在预后良好的患者中，积极的 ERA 似乎是最重要的因素之一。躯体活动水平仍然是决定手术结果最重要因素之一。术前躯体活动水平越高的患者，其 ERA 越高，预后也越好。此外，大量文献表明，躯体活动水平作为一个独立变量，与慢性衰弱疾病（如心血管疾病、糖尿病、癌症、高血压、肥胖、抑郁和骨质疏松症）发生率显著降低相关。强烈的 ERA 会影响躯体活动水平，这反而会增加脊柱手术成功的概率。由于这些原因，在讨论老年人群进行脊柱手术时，ERA 可能是术前最重要的变量之一。

脊柱外科医生的职责包括告知老年患者所有可选择的治疗方案，然后根据其个性化的需要制订手术方案。在告知过程中，确定老年患者的 ERA 至关重要。将 ERA 作为"积极与消极"的整体概念来衡量，可以使外科医生更准确地引导患者并获得好的疗效。简而言之，无论脊柱手术做得如何优秀，ERA 消极的患者都很难获得满意的结果。但 ERA 是一个"可修改"的变量，这意味着对 ERA 消极的患者并不一定需要拒绝手术。脊柱外科医生可以引导这些患者改变他们的期望值，鼓励进行身体活动改变消极的认知，从而改善患者的 ERA。上述方法与全面的术前医学评估和优化相结合，就能提高老年人群脊柱外科手术的成功率。

（文捷）

二、个性化手术方案的制定

对于任何患有脊柱疾病的患者来说，与患者共同决策并制定个性化的手术方法对手术成功至关重要。老年人不仅受年龄的影响，还受到功能状态和 ERA 的影响。生理年龄是指患者的整体健康状况和身体活动水平。例如，如果一个 85 岁的老人每周能以竞技水平打 5 d 乒乓球，其治疗的目标年龄应视为 65 岁；而患有多种合并症，不爱运动且 ERA 消极的 65 岁患者，其生理年龄可能是 85 岁。患者的生理年龄、当前和预期的功能状态及术后目标，往往会影响手术治疗的方案。

评估患有脊柱疾病的老年人时应首先详细询问病史并进行仔细的体格检查，以确定患者的疼痛部位和疼痛来源；另外还要确定疼痛是否与神经源性跛行、单侧特异性神经根痛、矢状面不平衡引起的腰痛、机械性腰痛或上述症状的任一组合一致。其次是要确定他们的躯体活动水平和功能损害的程度。在作出这些评估后，脊柱外科医生应严格评估影像学结果。外科医生在治疗老年脊柱疾病患者时必须转变心态，要以微创最少的手术最大程度地减轻患者的疼痛。

最容易被过度治疗的常见疾病是由退行性腰椎滑脱和腰椎管狭窄所导致的矢状面失平衡。近年的研究多支持对轻度腰椎滑脱患者仅进行椎管减压。这与治疗年轻患者的方案区别并不大。当然，如果滑脱术后出现进展则有可能需要再次手术。但大部分老年患者容易合并腰椎小关节增生，腰椎出现动力性不稳定的概率较低，滑脱的进展可能性微乎其微。

此外，许多中重度中央型椎管狭窄、侧隐窝和椎间孔狭窄的老年人会通过减少腰椎前凸和增加躯干的前屈来减轻神经受压症状。这可能会表现为明显的脊柱矢状面失平衡。是否需要进行畸形矫正应谨慎考虑，因为很可能只要行减压手术就足以解决问题。如何区分患者的腰痛是由于代偿性脊柱前凸减少以缓解神经压迫引起的，还是由于病理改变所致的真正脊柱畸形引起的，首选方法是在压迫最严重的节段行经椎间孔硬膜外类固醇注射并观察其疗效。如果患者报告注射后腰背痛能短期缓解，那么单纯的减压手术即可获得良好的效果；相反，如果注射后不能改善症状，则需要进行畸形矫正手术。当然，这些手术也必须根据患者的整体健康状况、功能状态和 ERA 进行个性化定制。

患有退行性脊柱侧凸的老年人也可以采取同样的方法。通常需要评估患者的冠状面和矢状面平衡。如前所述，外科医生必须在结合患者整体健康状况、功能状态和 ERA 的背景下仔细阅读影像学检查结果。对这些患者而言，矢状面的轻微失衡通常是可以接受的。

不建议将矢状面畸形完全矫正，这样反而容易导致近端固定节段交界区的后凸或失败（PJK）。仔细阅读 X 线片的正位片对评估椎体是否存在旋转半脱位和侧向半脱位至关重要，因为这些改变在侧位片中并不明显。这些病理改变通常是由单侧神经根症状引起的，疼痛可以出现在凹侧（神经根受压迫），也可以出现在凸侧（神经根受牵张）。此外，出现在 L4-5 或 L5-S1 的小的侧凸往往可能是由于疼痛导致的。针对性地采用 ESI 有助于梳理出患者疼痛的来源。尽管有可能存在多节段退行性脊柱侧凸，但在确定病因后，局部减压和融合也可以获得较好的效果。

（文捷）

三、老年患者的术前准备

老年患者术前的老年综合评估（CGA）应由不同学科的人共同参与。应注意询问患者的个人既往病史。病史可以由内科医生、麻醉医生、参与围手术期管理的医生或脊柱外科医生询问。通过病史询问，应了解患者的合并症对患者预后和器官功能的影响，以及这些合并症对创伤、麻醉和手术的影响。此外，还需要评估患者的各类电解质水平、心功能、呼吸系统、肝功能、肾功能、胃肠功能以及血压、血糖情况。老年患者围手术期常见的电解质紊乱包括低钠血症、低钾血症及低钙血症，为此在围手术期需要很好地控制水、电解质和酸碱平衡。

（一）纠正低钠血症

血清钠浓度小于 135 mmol/L 称为低钠血症。诱发低钠血症的原因包括长期低钠饮食、应用排钠利尿剂、呕吐、腹泻等。轻度低钠血症的临床表现是恶心呕吐、食欲不振、四肢乏力等。如果血清钠浓度低于 125 mmol/L，则容易并发脑水肿，出现头疼嗜睡、肌肉疼痛、痉挛、进食后喷射样呕吐、神经系统症状和共济失调、容易摔倒、坠床。如果脑水肿进一步加重就会出现脑疝、呼吸衰竭、昏迷甚至死亡。口服补钠是轻度低钠血症患者的首选治疗方法。重度低钠血症应尽快提高血钠浓度，防止症状进一步加重。静脉补钠的剂量切忌过大、速度切忌过快，否则有发生脑桥脱髓鞘的危险。静脉滴注 3%~5% 氯化钠注射液进行补钠时，每分钟以 40~60 滴为宜，避免在短时间内输入大量的液体而引起心力衰竭，保证在 6~12 h 内血清钠浓度达到 130 mmol/L。对患者及其家属进行宣传教育，纠正错误的摄盐观点，通过合理安排患者的饮食保证钠盐的摄入。

钠补充量的计算方法：血清钠浓度正常值为 135~145 mmol/L，正常成人每日需要氯化钠 4~5 g，相当于等渗盐水 500 mL。需要补充的钠量（mmol）= [血清钠浓度正常值（mmol/L）- 血清钠浓度测得值（mmol/L）]×体重（kg）×0.5（老年女性为 0.45）。计算所得的量当日先补给一半，第二日再补给一半，以免发生水中毒。

（二）纠正低钾血症

血清钾浓度小于 3.5 mmol/L 称为低钾血症，其症状取决于低钾发生的速度、程度和细胞内外钾浓度异常。慢性低钾血症者症状轻微或无症状，急性低钾血症发生迅速且症状往往很重，甚至有生命危险。低钾血症的症状主要表现在骨骼肌、消化系统、中枢神经系统和循环系统等，当血清钾浓度低于 3 mmol/L 时，骨骼肌症状表现为疲乏、软弱和乏力。当血清钾浓度低于 2.5 mmol/L 时，出现全身性肌无力、肢体软瘫、腱反射减弱或消失，甚至出现膈肌麻痹、呼吸肌麻痹，导致呼吸及吞咽困难。消化系统表现为恶心、呕吐、厌食、腹胀、便秘甚至肠麻痹等。中枢神经系统表现为反应迟钝、定向力障碍、嗜睡或昏迷。循环系统表现为早期心肌应激性增强，出现心动过速，重度低钾可以出现多源性期前收缩或室性心动过速，严重的可能出现心室扑动、心室颤动而导致心脏骤停。由于钾离子对血管的刺激很大，可引起疼痛、血管损伤，故在静脉补钾时应选择直且粗的静脉血管，并使用静脉留置针，同时输液过程应加强巡视以防止药液外渗。口服补钾可以降低患者输液的不适感，但应注意患者有无胃肠道刺激反应；同时叮嘱其多食易吸收的食物，鼓励其多吃新鲜蔬菜、水果，多摄取富含钾的饮食(如柳橙、香蕉等)。

钾补充量的计算方法：血清钾正常值为 3.5~5.5 mmol/L，成人每天需钾盐 3~4 g。需要补充的钾量(mmol)=[血清钾浓度正常值(mmol/L)−血清钾浓度测得值(mmol/L)]×体重(kg)×0.3+尿排钾量(每排 100 mL 尿补钾 1~2 mmol)。补钾方式和浓度的管理：一般采用口服钾，成人预防剂量为每天口服 3.0 g 氯化钾缓释片(1 g/次，3 次/d)，也可口服枸橼酸钾以减轻胃肠道反应(1 g 枸橼酸钾含钾 4.5 mmol)。静脉用药方式是常用浓度为 5% 葡萄糖液配成 0.3% 的含钾液静脉滴注，速度不宜太快(一般慢于 1.5 g/h)，见尿补钾(尿量多于 30 mL/h 时才可补钾)，不可静脉推注。补钾量视病情而定，作为预防通常成人需补充氯化钾 3~4 g/d，作为治疗则予 4~6 g/d 或更多。

(三)纠正低钙血症

血清钙浓度低于 2.2 mmol/L 称为低钙血症。低钙血症一般是由肾脏疾病引起的，如在慢性肾功能不全的时候，容易出现低血钙、高血磷。另外要注意是否存在甲状旁腺疾病，如甲状旁腺功能减退症，通常是由于自身免疫因素或遗传因素所引起的。低血钙的症状主要是神经肌肉兴奋性增加。低钙血症是一种血清钙离子水平降低，导致组织结构和功能异常，而引发相应症状的代谢性疾病。低血钙的临床表现涉及肌肉、感觉神经末梢、中枢神经系统。可以表现为肌肉痉挛、手足搐搦，还会出现全身肌肉疼痛或全身的癫痫发作。感觉上可以表现异常，常常出现手脚、口唇、舌头觉得麻木甚至刺痛。神经系统异常导致患者出现抑郁、焦虑、嗜睡。也可以表现在皮肤、指甲，表现为皮肤干燥甚至脱屑，指甲变脆、头发变粗糙。患者需要补充大剂量的钙元素及维生素 D，否则过低的血清钙浓度容易导致人体出现骨代谢紊乱，破骨细胞增多和钙质的异常沉积，甚至出现生命危险。另外，低血钙患者在饮食上要多进食富含钙的食物，像瘦肉、鱼、虾、鸡蛋、牛奶等。

(四)预防脑卒中

脑卒中是围手术期高龄患者严重的并发症之一。在 65 岁以上患者中，非心脏、颈动脉、神经科手术后的隐匿性脑卒中的发生率为 7%。诊断高龄患者脊柱相关疾病时不仅要注意与脑血管疾病相鉴别，还应在术前对患者在围手术期发生脑卒中的风险进行充分评估。患者围手术期脑卒中的危险因素主要包括心房颤动、既往脑卒中或短暂性脑缺血发作、女性、年龄大于 62 岁、合并心血管疾病、肾脏疾病、糖尿病和 COPD。入院后应充分了解其相关病史和日常用药情况，推荐使用改良弗明汉卒中量表（FSP）进行卒中风险评估，改良 FSP 积分能够反映卒中发病风险的整体趋势，对于指导拟行高龄脊柱手术患者的预防决策具有非常重要的意义。对于急性缺血性脑卒中后的患者，应将择期手术延迟至少 3 个月（如有可能最多延迟 9 个月）；高血压及术中血压下降是围手术期脑卒中的独立危险因素。对于围手术期有脑卒中风险者，推荐住院期间血压应维持在术前平静状态血压基线水平至+20%；如需使用 β 受体阻滞剂，推荐选择性 β 受体阻滞剂如艾司洛尔或拉贝洛尔，避免使用美托洛尔，因其可能增加围手术期脑卒中的风险。对于心房颤动、人工心脏瓣膜等血栓高风险者应进行适当的抗凝治疗，但应充分权衡抗凝、脑卒中和手术的利弊关系，若患者术前国际标准化比值（INR）在 1.8～2.1 可不停用口服抗凝药，若手术创伤较大则在停用华法林后应使用肝素替代治疗，并在术后早期应用肝素以缩短中断抗凝治疗的时间。对于服用抗血小板药物者，阿司匹林作为一级预防用药时建议术前停用至少 7 d；作为二级预防用药时是否需要停药仍有争议，应对出血和卒中的风险进行权衡后再决定是否停药，可请麻醉科、心内科医师一同会诊评估。建议入院后对高龄患者行常规颅内血管超声、颈动脉超声检查，必要时行头颅 CT、MRI 或脑电图检查。由麻醉科医师使用 FSP 评估患者围手术期发生脑卒中的风险，对于 FSP 评估结论为高风险者，应请神经内科及麻醉科医师共同制定围手术期的相关干预方案。

（五）预防心功能不全

老年人心肺功能储备明显降低。由于心肌供氧受限，左心舒张功能不全，加之疼痛等应激反应会进一步加重心肌氧的供需失衡和心肌缺血，严重的可发生心功能不全甚至脑血管意外。术前通过相关的心血管功能检查结果及日常生活中的运动负荷能力，对心功能代偿情况进行正确的评估极为重要。术前应全面询问现病史、既往史，并进行相关的体格检查，同时通过相应的检查来观察患者心功能，评估患者的耐受情况及手术的危险因素。超声心动图是临床广泛应用的评价心脏功能的手段，但不仅用于评价左心室射血分数（LVEF），还应该观察左心室几何形态和结构的改变、室壁的情况、左心室舒张功能以及评价肺动脉收缩压。因为心律不齐引起的某些心功能不全（如房颤）其 LVEF 是正常的，因为其所导致的心功能不全是由于心房功能丧失和房室舒缩不协调所引起的，并非心排出量减少所致。对于心肺功能较差的患者，可能由于心脏前负荷过多，超出心脏代偿能力，而发生充血性心力衰竭，导致心功能障碍，但是，术中进行液体最优化管理可以降低术后并发症的发生率及病死率，所以有人提倡个体化目标导向液体治疗。对于心功能障碍的治疗除给予恰当的液体治疗外，还应包括强心、利尿、扩血管、控制液体进出量等常规治疗。对确定为高危的患者，可以选择择期手术或推迟手术。适当进行术前治疗可改善患者的心功能状况，以更好应对手术创伤及麻醉的不良反应。

（六）评估呼吸系统

对于所有老年患者均需要正确评估其呼吸功能，包括吸烟史、意识、年龄、基础疾病、呼吸道是否有分泌物及胸部影像检查等内容，同时还要注意胸廓运动情况，如发现患者呼吸频率、节律异常，听诊双肺有啰音及呼吸音不对称等情况时需要及时处理，做到及时发现、及时治疗以降低围手术期呼吸系统并发症的发生率。慢性阻塞性肺疾病（COPD）可显著增加围手术期呼吸系统并发症的发生率，且发生率与 COPD 的严重程度相关。严重的 COPD 患者围手术期呼吸系统并发症发生率为 23%，轻中度患者的为 4%~10%。哮喘本身并非围手术期呼吸系统并发症的重要危险因素，但是否有效控制哮喘与围手术期呼吸系统并发症发生率密切相关。肺功能测定是评估患者能否耐受手术的重要措施，其对预测围手术期呼吸系统并发症风险的作用尚待确定，但有助于诊断 COPD 等疾病，可以间接帮助减少围手术期呼吸系统并发症的发生率。胸片是临床常见的肺部检查方法，然而美国内科医师学会指出术前胸片对于预测围手术期呼吸系统并发症风险的作用有限，只建议对那些年龄超过 50 岁、存在基础心肺疾病、将接受高风险手术的患者进行术前胸片检查。高龄患者体力差，往往咳嗽无力，痰液黏稠不易咳出，护理人员应鼓励患者做深呼吸、主动咳嗽，若患者心肺功能良好则让其尽可能多饮水（每日饮 2000 mL），另外入院时即可开始进行雾化干预。术前行常规血气分析、肺功能检查，由老年内科医师用 STOP-Bang 问卷筛查患者是否存在阻塞性睡眠呼吸暂停低通气综合征（OSAHS），及使用 Arozullah 肺部风险指数评估患者围手术期呼吸衰竭的风险。对于 STOP-Bang 评估结论为 OSAHS 高风险者，应建议麻醉科医生术中采用低潮气量（6~8 mL/kg）、中度呼气末正压（PEEP）为 5~8 cm H_2O（1 cm H_2O = 0.098 kPa）、吸入气中的氧浓度分数（FiO_2）小于 60%、吸呼比为 1∶2.5~1∶2[慢性阻塞性肺疾病（COPD）患者可调整吸呼比为 1∶3~1∶4]的肺保护性通气策略来帮助患者术后快速康复。对于 Arozullah 评分大于 40 分的患者，由老年内科医生在术前积极开展患者教育，指导其戒烟、进行呼吸锻炼、学习呼吸控制及咳嗽技巧等，同时应注意患者的心理状态，缓解患者的焦虑、紧张情绪，提高患者对术前锻炼的依从性。运动功能尚可者，可在医师指导下进行爬楼梯训练。此外，术前预防性给予吸入性糖皮质激素和支气管舒张剂，有助于降低术中支气管痉挛的发生率；对于有哮喘发作史者，建议术中准备短效 β-2 受体激动剂等喷雾剂药物，于麻醉前、拔除气管插管后使用；有重度吸烟史或中重度肺气肿者，围手术期预防性应用抗生素则有助于减少相关并发症。

（七）评估肝功能

入院时需要了解患者的既往史，排除肝脏疾病，术前全面评估患者的肝功能，合理选择手术方案，尽量缩短手术时间，降低手术感染风险。目前大量研究表明，肝功能异常将会增加患者被感染的发生率，因此，在围手术期应增加对肝功能异常的关注，加强监护，早诊断，以控制病情发展；积极防治并发症以降低预防感染的发生率。肝功能异常的患者肝脏解毒能力相对较差，且长时间的毒素累积将使其他器官的功能受到影响。伴有肝硬化和肾功能异常的患者，需要慎用含钠液体。肝功能异常容易出现糖原分解减少和糖异生作用障碍，可出现低血糖，严重者可出现休克或昏迷；但是输入过多葡萄糖又会导致高血糖和高胰岛素血症。另外，长期高血糖会加重肝细胞损伤，使靶组织对胰岛素的敏感性下降，这将会影响患者抗感染能力和切口愈合能力。因此，应严密监测血糖水平。为减少碳水化合物负荷，可用脂肪乳剂提供部分能量，但是过量输注脂肪乳可抑制单核-吞噬细胞系统功能，同时过量的脂肪和葡萄糖均会导致肝脏脂肪变性。目前，一般认为肝功能异常患者葡萄糖输注量应少于 150 g/d，脂肪乳的应用勿超过 1 g/(kg·d)，总量不超过供应热量的 40%，同时尽可能 24 h 持续缓慢输注，其中中长链乳剂是比较合适的选择。肝功能异常时常合并凝血功能紊乱，从而导致血小板减少、纤维蛋白原水平降低、多种凝血因子缺乏、凝血活化和纤溶活性增强等。因此，给肝功能异常者输注新鲜冷冻血浆（fresh frozen plasma，FFP）用于补充凝血因子是最合适的，但有时需要联合输注凝血因子浓缩物和血小板。

高龄患者肝脏合成蛋白质的能力降低，药物代谢能力下降。对于合并慢性肝病的高龄患者，影响手术的问题主要是凝血机制异常和白蛋白水平低下，应严格执行中大型手术术前低蛋白的纠正标准。肝功能损害程度可采用改良 Child-Pugh 分级标准加以评定。该分级标准已在国内外被广泛应用，能够较好预测肝功能损伤患者的术后风险。其评定内容包括肝性脑病、腹水、凝血酶原时间、总胆红素、血清白蛋白。评分分为三个层次，分别记 1 分、2 分和 3 分，然后将 5 个指标的分数相加，总分 15 分。对于肝功能损害的患者，应注意围手术期的营养支持和凝血功能障碍的处理。危重患者蛋白质的需要量约为每日 1.5 g/kg，而严重肝功能不全者应限制蛋白质摄入量为每日 1.0 g/kg，以防止氨的过度生成。此外，肝功能不全者的血糖调控能力变差，应严密监测其血糖水平，肝功能不全患者葡萄糖输入量应少于 180 g/d，可用脂肪乳剂提供部分能量以减少碳水化合物负荷。建议脂肪乳的每日用量控制在 1 g/kg 以内，总量不超过供应热量的 40%，尽可能 24 h 持续缓慢输注。同时推荐补充脂溶性维生素、维生素 C 及微量元素。在血小板计数小于 20×10^9/L 时禁忌手术；血小板计数在 $20 \times 10^9 \sim 50 \times 10^9$/L 时一般不宜手术，若必须手术应在当日手术前补充血小板，在围手术期酌情给予对症止血处理；血小板计数在 $51 \times 10^9 \sim 80 \times 10^9$/L 时可接受中、小手术，如行大手术应补充血小板；血小板计数小于 80×10^9/L 的患者不宜接受硬膜外麻醉；血小板计数大于 80×10^9/L 时，一般无须特殊术前准备。此外，注射维生素 K 和当日手术前补充输注新鲜冰冻血浆有助于改善患者的凝血功能。推荐术前由老年内科医师采用改良 Child-Pugh 评估患者肝功能，对于评分大于 10 分者，请消化内科及老年内科医师共同制定具体干预方案并根据术前优化结果重新评估手术风险。

（八）评估肾功能

入院时需要评估患者是否有低血压、少尿、高血肌酐、频繁服用升压药及高胆红素血症史等。血肌酐水平是提示预后的最有效指标，术前血肌酐浓度大于 44 μmol/L 说明手术存在危险，血肌酐浓度大于 177 μmol/L 提示术后发生急性肾衰竭（acute renal failure，ARF）的可能性大，血肌酐浓度大于 265 μmol/L 则术后死亡的可能性大。患者出现少尿、血肌酐、尿素氮进行性升高，首先应考虑肾前性原因，血压、中心静脉压、尿比重及尿钠等的监测有利于诊断。肾功能轻度损害或中度损害患者对手术的耐受性影响不大，但术前应补充血容量、纠正水电解质和酸碱平衡失调，且应避免使用氨基糖苷类等肾毒性药物，肾功能改善后的患者多能耐受一般手术。重度肾功能损害患者术前应及时进行透析治疗，待血细胞比容为 30% 以上，血浆蛋白浓度为 60 g/L 以上，BUN 浓度小于 17.85 mmol/L，肌酐浓度小于 442.0 μmo/L，血清钾浓度小于 4.5 mmol/L 时方可手术。若因循环容量不足导致肾灌注减少，排出的尿浓缩，比重大于 1.020，尿血浆渗透压升高（大于 600 mmol/L），尿钠浓度减少（小于 20 mmol/L），则可通过快速输液恢复循环血量。因肾性损害引起的少尿，尿呈低张性（大于 400 mmol/L），尿比重小于 1.010，尿钠含量增高（大于 40 mmol/L）时，则应严格控制液体量。在没有证明血容量补足之前，不宜盲目使用利尿剂，否则有可能进一步加剧血容量不足，从而使肾功能恶化。如果在快速补液后尿量仍不见增加，可试用血管扩张药以解除肾血管痉挛。肾功能不良者术前 2~3 d 应给予扩容，术前 1 d、术中及术后用呋塞米利尿，维持尿量在 2000~3000 mL/d。若为少尿期则应控制水出入量平衡，心功能不全者注意中心静脉压及肺动脉楔入压，必要时行血液滤过。推荐使用 CKD-EPI 评估患者肾功能，对于 4 期及以上患者，请肾内科、老年内科及药剂科共同制定相关干预方案，若患者出现高钾血症、代谢性酸中毒、尿毒症性心包炎、明显氮质血症和血流动力学不稳定等情况，应暂停手术治疗并转到肾内科治疗。

（九）评估胃肠功能

入院时医护人员应与患者建立良好的医护患关系。医护人员取得患者的信任，可以消除患者的紧张与焦虑情绪，避免因精神、心理因素刺激而引起便秘，同时向患者及其家属介绍便秘对人体的危害以引起患者对便秘的重视。按照中医"治未病"的理念，从入院开始由责任护一按照评估、计划、实施、评价的程序来护理患者，并通过培养患者养成定时排便的习惯以及通过饮食指导、物理干预等手段解决患者的便秘问题。围手术期行早期肠内营养、服用胃动力药物、中药灌肠等优化综合治疗措施能够有效促进术后胃肠功能恢复，加速患者康复。低钾血症会使肌细胞兴奋性下降，失去正常舒、缩功能，继而使胃肠蠕动减慢。因此，术后早期注意补钾不仅有利于防止低钾血症，而且对促进胃肠功能的恢复具有重要意义。在低镁血症状态下胃内平滑肌内钙离子浓度很高，平滑肌收缩加强、患者胃内压增加从而出现呕吐症状，低镁血症的消化系统症状还可以表现为厌食、恶心、咽下困难等。患者有效的早期活动可促进胃肠蠕动，加快新陈代谢，改善胃肠胀气，促进营养及药物吸收，缩短肛门排气时间，增进食欲，促进胃肠功能恢复。相关研究表明，患者内环境中前白蛋白、转铁蛋白和血浆白蛋白水平的明显升高，胃泌素水平的明显升高，可缩短肛门首次排气时间，并且围手术期的处理能够影响患者术后胃肠功能的恢复。术后早期进食可因食物对口腔、咽、食管、胃的机械刺激，使迷走神经兴奋，使胃肠反射性蠕动增强，可刺激胃肠道释放激素，通过体液调节增强小肠蠕动，促进胃肠功能恢复；另外经口进食过程中还包括视觉、嗅觉、味觉对大脑皮质的刺激，这可引起条件反射导致胃肠兴奋。咀嚼可以促使胃肠道兴奋而激发相应的反射行为，增加胃肠蠕动及消化液的分泌，促进术后胃肠功能恢复，并且有研究表明术后咀嚼口香糖对胃肠功能恢复是有效的。

（十）控制血压

对于新入院患者，应正确测量和记录血压，并对高血压的程度做出判断，并询问其高血压病史及近期有无并发症、服药情况等。对入院时有紧张、焦虑等不良情绪的患者，应积极开展心理护理，在常规降压治疗的基础上，合理使用氟哌噻吨美利曲辛等抗焦虑的药物治疗，夜间可以给予艾司唑仑以改善患者的睡眠。在控制血压的同时也要对与高血压并存的疾病和生理紊乱进行治疗与纠正。出院时应让患者及其家属了解高血压相关知识，适当控制钠盐摄入，注意平时起居等生活习惯，注重劳逸结合，合理安排生活，定期测量血压。术前建议将高龄患者血压控制在 140/90 mmHg(1 mmHg = 0.133 kPa)以内，合并糖尿病的患者血压应降至 130/80 mmHg 以下，对于血压控制不良者建议行动态血压监测，并根据患者血压控制情况及时调整用药。

围手术期血压控制原则：①术前继续服用 β 受体阻滞剂和钙通道阻断剂，停用血管紧张素转化酶抑制剂及血管紧张素受体阻滞剂。②血压控制目标：一般认为患者年龄 ≥60岁，血压控制在 150/90 mmHg 以下；患者年龄<60 岁，血压控制在 140/90 mmHg 以下；糖尿病和慢性肾病患者，血压控制在 130/90 mmHg 以下。③目前尚无延期手术的高血压阈值，原则上轻中度高血压(不高于 180/110 mmHg)不影响手术进行，术中血压波动幅度不超过基础血压的 30%。④对严重高血压合并威胁生命的靶器官损害的，应在短时间内采取措施改善的脏器功能，如高血压合并左心衰，高血压合并不稳定心绞痛或变异型心绞痛，合并少尿型肾衰竭，合并严重低钾血症(小于 2.9 mmol/L)。⑤对于进入手术室后血压仍高于 180/110 mmHg 的择期手术患者，建议推迟手术。若患者有择期手术需要，应在征得其家属同意的情况下手术。

(十一) 控制血糖

首先应明确糖尿病诊断，尤其是无糖尿病病史的患者，要常规检测其清晨空腹血糖。当患者有血糖异常或多饮、多食、多尿和消瘦等糖尿病症状时，必须进行口服葡萄糖耐量试验(OGTT)以明确诊断，同时每天监测血糖波动情况。血糖波动较大的口服降糖药患者，应及早改用皮下注射短效胰岛素的方法控制血糖。常规注射胰岛素的患者，则应根据血糖情况调整胰岛素用量。对血糖控制较好的患者，无论胃肠功能是否正常，都推荐手术前 3 d(至少提前 2 d)开始停用口服降糖药物和中长效胰岛素，改用短效胰岛素皮下注射控制血糖，以免手术过程中出现较大的血糖波动。

术后早期由于麻醉、手术创伤未完全恢复，加之疼痛等因素很容易导致患者出现血糖波动，同时由于麻醉药的残留效应和止痛药的应用，容易掩盖低血糖症状，所以术后早期密切监测血糖十分重要。术前血糖波动大者可每 2 h 监测 1 次，对于血糖较平稳者可每 4 ~ 6 h 监测 1 次，尽量将血糖控制在 8.0 ~ 12.0 mmol/L。对于空腹血糖大于 10.0 mmol/L 或随机血糖大于 13.9 mmol/L 或术前糖化血红蛋白大于 9.0 mmol/L 者应推迟手术。酮症酸中毒、高渗昏迷属于手术禁忌，但对于急性心肌梗死、脑出血或脑梗死急性期患者应适当放宽控制目标。有效地控制血糖并不等同于血糖必须降至正常范围，血糖波动过大或低血糖有可能比高血糖具有更大的危害性，故血糖稳定才是最重要的。

围手术期血糖管理原则：①糖化血红蛋白(HbA1c)可反映采血前 3 个月的平均血糖水平，可用于手术前筛查糖尿病和评价血糖控制效果，对既往无糖尿病病史者，如果其年龄 ≥45 岁或体重指数(BMD ≥25 kg/m)，同时合并高血压、高血脂、心血管疾病、糖尿病家族史等高危因素者，推荐术前筛查 HbA1c。HbA1c 大于 6.5% 即可诊断为糖尿病。既往已有明确糖尿病病史的患者，HbA1c ≤7% 提示血糖控制满意，围手术期风险较低；HbA1c> 8.5% 建议考虑推迟择期手术；单纯应激性高血糖者 HbA1c 正常，注意贫血、近期输血等因素可能干扰 HbA1c 测量的准确性。②术前控制餐前血糖≤780 mmol/L，餐后血糖≤10.0 mmol/L。对于术前血糖长期显著增高者，可适当放宽术前血糖目标上限至空腹血糖≤10.0 mmol/L，随机或餐后 2 h 血糖≤12.0 mmol/L，注意围手术期血糖不宜下降过快。③入院前长期用胰岛素治疗者，方案多为控制基础血糖的中长效胰岛素联合控制餐后血糖的短效胰岛素皮下注射。须接受长时间大手术治疗者，手术日换用持续静脉泵注短效胰岛素来控制血糖。接受短时间小手术治疗者，手术当日可保留中长效胰岛素控制血糖，剂量不变或减少 1/3~1/2，但应停用餐前短效胰岛素。④术前避免不必要的长时间禁食，糖尿病患者择期手术应安排在当日第一台进行，禁食期间注意血糖监测，必要时输注含糖液体。⑤围手术期血糖监测频率：正常饮食的患者监测空腹血糖、三餐后血糖和睡前血糖，避免出现低血糖，如血糖≤3.9 mmol/L 时则每 5~15 min 监测一次，直至低血糖得到纠正。

（十二）预防血栓栓塞

通过病史采集、体格检查、特殊检查及术前实验室凝血功能检查，可发现患者是否存在可能增加围手术期出血及血栓发生风险的相关疾病。根据外科住院患者大出血并发症危险因素评估表确定患者是否有高出血风险。最终结合其血栓及出血风险选择机械和/或药物的预防措施，并依病情发展情况及时更改调整。预防静脉血栓栓塞主要分为基础预防、物理预防和药物预防。建议：围手术期适度补液，避免血液浓缩；规范手术操作，减少手术操作造成的静脉内膜损伤；术中开始应用间歇充气加压装置或梯度压力弹力袜；术后进行早期宣教，注意抬高患肢及功能锻炼。物理预防主要包括足底静脉泵、间歇充气加压装置和梯度压力弹力袜等。物理预防适用于静脉血栓低风险及合并凝血异常疾病、有高危出血风险者，但患者出血风险降低后，建议与药物预防联合应用。药物预防则应充分权衡患者的血栓和出血风险利弊，合理选择抗凝药物。对于严重肾损害患者，不应使用低分子肝素、磺达肝癸钠、利伐沙班、阿哌沙班等，可选择应用普通肝素。对于佩戴心脏起搏器、患冠心病需长期服用氯吡格雷或阿司匹林者，术前 7 d 停用氯吡格雷，术前 5 d 停用阿司匹林，停药期间桥接应用低分子肝素；行椎管内操作（手术、穿刺、硬膜外置管拔除等）前 12 h、后 2~4 h，应避免使用抗凝药物以降低出血风险；术后恢复抗凝药物的使用取决于手术出血的风险，低出血风险者手术后 24 h 即可恢复给药，而高出血风险者视情况在手术后 48~72 h 恢复给药。推荐高龄患者入院后常规查实验室凝血功能、D-二聚体检测及下肢血管彩超，对于高危患者请血管外科及麻醉科医师协助诊疗。

（程珊璧）

四、老年脊柱外科患者的麻醉要点

高龄患者术前访视与评估对安全实施麻醉手术至关重要，其目的是客观评价高龄患者对麻醉手术的耐受力及其风险，同时对患者的术前准备提出建议，以求尽可能提高患者对麻醉、手术的耐受力，降低围手术期并发症和死亡风险。除上述多学科评估内容外，推荐根据美国麻醉医师协会（American Society of Anesthesiologists，ASA）分级、是否存在可疑困难气道及椎管内相关评估更全面地了解患者情况。根据 ASA 分级可初步预测围手术期死亡率：ASA 为Ⅰ级围手术期死亡率为 0~0.08%，Ⅱ级为 0.2%~0.4%，Ⅲ级为 1.8%~4.3%，Ⅳ级为 7.8%~23%，Ⅴ级为 9.4%~50.7%。气道情况评估推荐用多个指标综合分析，指标主要包括：改良的 Mallampati 分级——Ⅲ~Ⅳ级提示困难气道；张口度，最大张口时上下门齿间距离小于 3 cm 或小于检查者两横指时无法置入喉镜，导致喉镜显露困难；甲颏距离，患者处于头完全伸展位时甲状软骨切迹上缘至下颌尖端的距离小于 6 cm 或小于检查者三横指的宽度，提示气管插管可能困难；颞颌关节活动，若患者上下门齿不能对齐，插管可能困难；头颈部活动度，下巴不能接触胸骨或不能伸颈提示气管插管困难；喉镜显露分级，Ⅲ~Ⅳ级提示插管困难。椎管内相关评估则包括患者意愿、配合度、凝血功能、术前抗凝药物服用情况、中枢神经系统病变、心脏疾病、脊柱疾病、穿刺部位情况等方面，它们可辅助决策患者是否适合椎管内麻醉的方式。推荐高龄患者入院后由麻醉科医师进行麻醉术前评估并对多学科评估结论进行汇总，综合评价患者手术风险，并给予脊柱外科医师指导。

就像麻醉科医师需要理解老年脊柱外科治疗中患者衰弱的重要性一样，脊柱外科医生同样需要理解麻醉是如何影响患者术后转归的。麻醉方案的制定需要根据患者的年龄及合并症情况，并通过改善术后镇痛，促进功能锻炼和饮食恢复，改善认知功能，来促进老年脊柱外科患者术后的康复。理想的状况是，患者在术后即刻可以坐起，能够进行清晰的交流，正常饮食，没有疼痛，不需要吸氧、输液和导尿（所有这些措施均会妨碍活动）。虽然很难同时实现以上所有的目标，但是麻醉管理应促进尽可能多的目标得以实现。

老年患者对全身麻醉的心血管影响更加敏感（负性心率和外周血管扩张作用）。和腰麻相比，全身麻醉时发生低血压更为常见，降低术中使用的吸入和静脉麻醉药的总量能够降低低血压的发生率；此外，和年轻的患者相比，在行术前复合使用外周神经阻滞的时候，老年患者所需的麻醉药维持剂量更低。

为了尽可能地减少术中低血压的发生比例而不引起术中知晓，在全麻维持中可以用麻醉深度监测（比如 BIS 指数和熵指数），这种方式已被广泛推荐在老年患者全身麻醉中使用；或者使用 Lerou 列线图根据年龄调整吸入麻醉药的剂量，使用微量泵输注程序根据年龄调整全静脉麻醉时药物的使用剂量。

（李丹）

五、老年患者术后谵妄的防治

术前精神心理负担越重，术后睡眠质量越差，越易诱发谵妄，谵妄又进一步加重睡眠障碍，形成恶性循环。积极治疗患者的酸碱失衡和电解质紊乱、低氧血症、心脑血管疾病、肺部疾病以及采取有效的止痛措施可以降低谵妄的发生率。合理选择营养支持治疗，维持水、电解质和各营养素的平衡，对于预防谵妄至关重要。多数老年人胆碱能缺乏，在术前使用东莨菪碱可导致患者遗忘症状变得更严重，术后更易发生谵妄躁动。

术中维持充足氧供，避免低体温、低血压、低氧血症状态以及选择合适麻醉方式可以降低谵妄的发生率。有研究表明，术中尽量不用或减少阿托品等中枢性抗胆碱能药物的使用，以及用葡萄糖吡咯等外周性胆碱能拮抗剂代替阿托品能有效减少术后谵妄的发生率。有研究证实，患者自控的硬膜外止痛泵相较于持续硬膜外止痛泵能更有效预防谵妄，如中、重度谵妄的发生率可由 75% 和 50% 降至 35.7% 和 14.3%。

术后通过加强监护、积极有效地止痛、保证患者睡眠充足、积极治疗各种并发症以及合理使用活血药物改善脑血液循环，可以降低谵妄的发生率。术后疼痛控制不佳者术后发生谵妄的概率将会增加 9 倍，合理控制术后疼痛将会降低谵妄的发生率，但使用阿片类药物会增加谵妄的发生率。口服阿片类药物镇痛较静脉途径给药更能降低谵妄发生率，但用盐酸哌替啶控制术后疼痛，明显增加谵妄发生概率。口服小剂量氟哌啶醇(0.5 mg，3 次/d)或奥氮平(5 mg，1 次/晚)能降低术后谵妄的发生率、严重程度，缩短持续时间。苯二氮䓬类药物对中枢神经系统具有潜在的影响，从而增加了谵妄的发生率，但其却是酒精戒断性谵妄的一线治疗药物。

定期对相关医护人员进行谵妄知识及老年常见病的培训，将患者的宣传教育落实到责任组；在患者入院时即对患者的一般情况、特殊情况及主要临床症状等进行全面评估，并让患者尽快熟悉医院环境，消除陌生感、紧张感，从而建立良好的关系，同时通过介绍合理饮食、功能锻炼、心理放松等知识增加患者康复自觉性；对患者治疗过程中出现的不良情况及时进行评估与治疗，以降低并发症、促进康复，从而形成谵妄防治的"认知—评估—干预再评估决策"的过程。

（李丹）

附：

高龄脊柱手术患者围手术期多学科评估中国专家共识
中华医学会麻醉学分会老年人麻醉学组
北京医学会骨科分会老年学组　国家老年疾病临床医学研究中心

2021 年第七次人口普查数据显示，60 岁以上老年人口已占我国总人口的 18.7%。随着生活水平和医疗水平的提高，我国人口老龄化的程度还将持续加深，需要接受手术治疗的高龄脊柱患者也越来越多。本共识依据世界卫生组织对高龄患者定义，将年龄大于 75 岁人群定义为高龄人群。高龄人群具有其特殊性，主要体现在器官及生理机能的严重衰退；此外，高龄患者普遍存在多种合并症，伴随的多重用药同样会对机体造成潜在损害。高龄患者脊柱手术风险和并发症的发生率较高，严重影响术后转归。但随着医疗水平和慢性病管理的进步，合并慢性病的高龄患者预期寿命显著延长，年龄不应再成为手术禁忌证。对于脊柱疾病严重、保守治疗无效的患者，手术仍然是解决根本问题的有效方法。但这需要术前对高龄患者进行综合、准确的评估，并制定个体化综合治疗方案以最大限度降低手术风险。为了规范高龄脊柱择期手术患者围手术期多学科评估临床路径，国家老年疾病临床医学研究中心高龄外科专家组、北京医学会骨科学分会老年学组、中华医学会麻醉学分会老年人麻醉学组专家以循证医学为依据,经过多学科专家组在多年临床经验基础上,以循证医学为证据,通过多次讨论、投票,制定了《高龄脊柱手术患者围手术期多学科评估中国专家共识》供脊柱外科及相关学科人员参考。

一、入院宣教

患者对于多学科团队(multidisciplinary team,MDT)诊疗措施的依从性是影响预后的重要因素,部分患者可能会对 MDT 措施的必要性存在疑问,入院宣教是提高患者 MDT 依从性的重要措施。宣教主要分为两部分,一是进行脊柱专科宣教,向患者宣教围手术期注意事项、疼痛知识、心理疏导、术前 预防并发症及术后康复训练方法,通过宣教让其了解所患疾病的病因、病情、手术目的和方案、术后常见并发症防治及高龄患者手术风险;二是向患者宣教围手术期及出院后多学科评估的流程及必要性,以获得患者及其家属的理解和配合并通过宣教提高其参与 MDT 的积极性。

推荐意见 1:宣教工作从患者入院后开始,由骨科医师及护士团队宣教高龄脊柱手术 MDT 模式。

二、脊柱专科评估

拟行脊柱退行性疾病开放手术的患者多有脊髓、神经受压引发的肢体疼痛、麻木、无力以及肌肉萎缩和感觉障碍等表现,绝大多数患者病程长、生活质量低,甚至并存心理问题。手术目的是解除脊髓、神经压迫、重建脊柱稳定性,为患者脊髓、神经功能恢复创造条件。术前脊柱专科评估包括影像学、腰腿痛及功能、骨密度和康复评估等。

术前首先要对患者手术节段进行精确诊断,务必确保患者临床表现和影像学结果相符。影像学检查应包括脊柱全长正侧位、过伸过屈位及左右侧 Bending 位 X 线片,测量脊柱矢状面、冠状位参数和矢状面骨盆参数,评估椎体在动力位的稳定性、退行性侧弯柔韧性和邻近节段的代偿能力,再通过 CT 三维重建和 MRI 检查进一步评价骨性结构形态、软组织及神经组织情况。同时应结合实验室、肌电图检查等排除感染、肿瘤或运动神经元等其他神经系统病变。

此外,高龄患者骨质疏松发病率较高,国内研究显示,70 岁以上女性的骨质疏松发病率为 26.48%,而男性为 16.83%,骨质疏松的存在可能会增加脊柱内固定失败的风险。因此术前需要进行检查以综合评估、制定患者的手术方案,推荐使用双能 X 线吸收法(dual X-ray absorptiometry,DXA)测定骨密度,骨密度绝对值小于 80 mg/cm^3 为骨质疏松,也可利用血清 25-羟维生素 D 浓度测定作为替代方法。若患者存在骨质疏松,推荐根据《中国老年骨质疏松症诊疗指南》(2023)进行抗骨质疏松治疗,并在脊柱内固定手术中采取提高螺钉稳定性的方案,如骨水泥强化或使用椎弓根膨胀螺钉等增强技术。

除了骨科医师的客观评价外,还需要对患者的主观感受和功能情况进行评估。推荐使用视觉模拟评分(visual analogue scale,VAS)、SF-36 生活质量调查表评估患者腰背痛情况及生活质量。对颈椎病患者可通过日本骨科学会（Japanese Orthopaedics Association，JOA）17 分法及颈部功能障碍指数（neck disability index，NDI）评估；对腰椎疾病患者可使用 29 分法及 Oswestry 残疾指数（Oswestry disability index，ODI）评估；对于合并退行性侧凸患者，推荐使用脊柱侧凸研究学会 22 项病人问卷表（Scoliosis Research Society-22，SRS-22）进行相关评估。

推荐意见 2：脊柱专科医师结合高龄患者症状、体征、术前常规检查、多学科评估结果以及患者及其家属手术意愿制定手术方案。并与 MDT 讨论制定分阶段、个体化的康复方案以加速患者术后康复。

三、骨质疏松评估

高龄患者骨质疏松发病率较高，骨质疏松可能增加脊柱手术内固定失败风险。因此术前需要进行检查以综合评估、制定患者的手术方案，推荐对年龄 ≥75 岁的高龄住院患者直接用 DXA 测定骨密度，DXA 测量部位包括腰椎及两侧股骨近端，采用的评价指标为 T 值，T 值 ≥-1.0 SD 为正常，-2.0 SD 大于 T 值大于 -1.0 SD 为骨量减少，-2.5 SD≥T 值为骨质疏松，-2.5 SD≥T 值且合并脆性骨折为严重骨质疏松。若无使用 DXA 测定骨密度的相应条件，推荐使用定量 CT（quantitative computed tomography，QCT）测定骨密度，以评估高龄患者骨质疏松情况。QCT 大于 120 mg/cm^3 为正常，120 mg/cm^3≥QCT≥80 mg/cm^3 为骨量减少，QCT 小于 80 mg/cm^3 为骨质疏松。

影像学检查主要用于明确患者是否存在骨质疏松，是否仍需进一步完善骨转换标志物（bone turnover marker，BTM）的检测以明确全身骨骼代谢的动态情况。推荐对高龄患者行 BTM 含量检测，其内容主要包括血清甲状旁腺素、维生素 D、骨钙素、I 型胶原 N-端前肽、I 型胶原 C-末端肽交联等。原发性骨质疏松症患者的 BTM 水平常为正常或轻度升高，其明显升高时须排除高转换型继发性骨质疏松症、原发性甲状旁腺功能亢进症、畸形性骨炎或恶性肿瘤骨转移等疾病的可能性。

对于伴有骨质疏松、骨量降低或骨折高风险的高龄患者，术前应充分评估其活动能力、跌倒风险和营养状态，术中加用骨水泥、骨水泥螺钉等提高稳定性。推荐围手术期尽早补充钙剂和活性维生素 D（如骨化三醇），术后定期检测血清 25-羟维生素 D 和血钙水平以评估补充效果；建议术后在补充钙剂和活性维生素 D 的基础上，联合使用抗骨质疏松药物（如阿仑膦酸钠），并定期嘱患者复查以评估病情。

推荐意见 3：高龄脊柱患者术前应行常规检查测定骨密度，以辅助制订术中手术计划。对于骨质疏松患者建议术后补充钙剂、维生素 D 以及联合应用抗骨质疏松药物，患者应定期检测血清 25-羟维生素 D 和血钙水平以评估疗效。

四、功能评估

1. 活动能力评估：高龄患者的功能状态与其自理能力和生活质量直接相关。越来越多的证据表明功能障碍与术后预后不良有关，术前对高龄患者日常活动能力进行评估有助于充分了解其功能状态,减少功能障碍造成的围手术期不良事件。日常生活活动能力(activities of daily living,ADL)量表和工具性日常生活活动(instrumental activities of daily living,IADL)量表均可反映高龄患者日常生活质量,适合用于其术前功能评估,并对患者围手术期再手术率、术后死亡率、跌倒等不良事件的发生有较好的预测能力;术前合理使用量表评估患者功能情况有助于提高患者术后生活质量,如存在功能受限情况应指导患者进行术前肌肉力量训练,术后早期下地活动等。

推荐意见4:由老年内科医师使用ADL和IADL量表对高龄患者进行活动能力评估,对于ADL评分低于70分、IADL评分低于5分的患者,由老年内科医师指导其做术前预康复及术后早期康复锻炼。

2. 认知功能评估:术前及术后出现从中度认知障碍到阿尔茨海默病和严重痴呆是导致高龄患者术后发生不良事件的重要危险因素,不良事件包括住院时间延长、费用增加及出院后生活质量受损等。评估认知功能应仔细收集患者术前认知状态资料,明确患者术前认知水平基线,尽早进行认知功能的评估,避免病情发展及药物使用导致评估结果不准确。简易智力状态检查量表(mini-mental state examination,MMSE)的内容包括定向力、记忆力、注意力和计算力、回忆能力及语言能力。蒙特利尔认知评估量表(Montreal cognitive assessment,MoCA)内容则包含视空间与执行功能、命名、记忆、注意、语言、抽象、延迟回忆及定向评估。术前进行MMSE和MoCA评估可较好地预测患者围手术期是否出现认知障碍及术后长期的认知、功能转归甚至死亡率,协助规划治疗方案,患者存在认知障碍时请专科医师开展进一步评估。

推荐意见5:使用MMSE和MoCA作为评估手段,对于MoCA评估结论存在轻度认知障碍及MMSE评估结论为痴呆的患者,术前询问病史应请熟悉患者病情的家属在场积极配合,术后建议患者到神经内科诊疗以辅助其康复。

3. 抑郁及焦虑评估:高龄脊柱疾病患者常伴随慢性疼痛、合并多种慢性内科疾病、存在难以解释的躯体症状或近期有明显的心理社会应激事件,这些容易影响患者心理健康,导致预后不良。Zung氏焦虑自评量表(self-anxiety scale,SAS)和抑郁自评量表(self-depression scale,SDS)均采用4级评分,主要评定项目所定义症状的出现频度,进而反映患者的心理状况和病程发展,二者同时应用更具较好的信度效度,这些量表对高龄患者心理焦虑或抑郁程度的预测有较好的特异度和灵敏度,若患者存在心理问题,应及时进行相关专科干预。

推荐意见6:使用Zung氏焦虑及抑郁自评量表进行焦虑及抑郁状态的评估,对于筛查出有精神问题者,术前应请神经内科或精神科医师协助诊疗,且应在病情得到控制后再行手术治疗。

4. 术后谵妄风险评估:高龄、生理功能储备减少、合并多种内科疾病、摄入减少、认知功能障碍、多种药物应用、酗酒为术后谵妄的易感因素。目前评估高龄患者围手术期谵妄风险的指标主要包括:存在共病及多重用药、服用精神药物、认知功能损害或痴呆、未有效控制的疼痛、抑郁或其他较为严重的精神状态异常、饮酒、严重合并症、肾功能不全、贫血、营养状态差、不能活动、听力及视力受损、脱水或电解质异常、存在尿潴留或便秘的风险或放置尿管、睡眠功能紊乱或睡眠剥夺等15项,若存在前5项指标中的2项及以上则为高风险；其余风险相关因素存在 5 项以上则为高风险；若存在前 5 项中任意 1 项或 1 项以上则为中风险；其余风险相关因素存在 3~5 项则为中风险；其余风险相关因素存在 1~2 项则为低风险。

推荐意见 7：术前常规由麻醉科医生行术后谵妄风险评估，对于评估结论为术后谵妄高风险者，围手术期应密切观察其精神及心理状态，必要时可请心理科、神经内科医生每日共同查房，提高早期诊断率并及时干预。术中注意减少出血，术后持续低流量吸氧 6 h。对于术后疑似发生谵妄者，应结合头部 CT 检查以区别颅内病变、精神疾病发作。

5. 衰弱评估：衰弱反映了高龄患者生理储备能力下降和多系统功能损伤，与接受脊柱手术的老年患者长时间住院、术后谵妄、术后并发症、更长的认知及功能恢复时间等有关。用于骨科术前评估衰弱的工具较多，主张采用 Fried 衰弱评估方法，其评估内容包括不明原因体重下降、疲乏、握力下降、行走速度下降、躯体活动减少（体力活动减少），具有上述 2 条及以内的患者可视为衰弱前期，出现 2 条以上则定义为衰弱。

此外，肌少症作为衰弱前期的症状同样影响高龄患者手术预后。术前主要通过测定肌力（握力测定）和肌功能（日常步行速度测定）筛查肌少症，推荐使用 CT 测量 L3/4 椎体平面椎旁肌横断面积和骨骼肌指数（skeletal muscle index，SMI）来进行评估。SMI 最佳阈值主要有两种标准：最早由 Prado 等提出，SMI 临界值男性为 52.4 cm^2/m^2，女性为 38.5 cm^2/m^2，已被广泛用于评估癌症患者骨骼肌减少症与术后结果的关系；另一种较常采用的肌少症诊断阈值范围为女性 $\leqslant 39.5 \sim 42.1$ cm^2/m^2，男性 $\leqslant 42.2 \sim 43.0$ cm^2/m^2 [体质指数（BMI）小于 25 kg/m^2] 或 $\leqslant 55.4$ cm^2/m^2（BMI $\geqslant 25$ kg/m^2）。

推荐意见 8：由老年内科医师使用 Fried 标准进行衰弱评估，对于评估结论为衰弱的高龄患者，接受择期脊柱手术前应充分考虑手术利弊，评估相关风险，并制定相关术前、术后运动及营养干预方案。对于活动能力尚可者可通过骑脚踏车、做老年操等实现抗阻运动和有氧耐力运动的训练。对于肝肾功能正常的高龄患者，衰弱患者合并肌少症时每日推荐摄入蛋白质 1.2 g/kg，当血清 25-羟维生素 D 水平小于 100 nmol/L 时可补充维生素 D3800 U/d。

五、器官功能评估

1. 心内科相关评估：结合美国心脏病学会（American College of Cardiology，ACC）及美国心脏协会（American Heart Association，AHH），欧洲心脏病学会（European Society of Cardiology，ESC）和欧洲麻醉学会（European Society of Anesthesiology，ESA）发布的非心脏手术围手术期心血管评估管理指南，推荐高龄患者入院后，首先，评估其手术紧迫性，对于需要急诊手术者应根据具体情况决定治疗方案，无须做进一步的心脏评估，但可通过会诊决定围手术期相关药物治疗以及术后心脏事件的监测及干预。其次，评估患者活动性心脏病情况，如存在活动性心脏病应请麻醉科、心内科医师共同会诊决定是否需要延期手术或在最佳药物治疗后开展手术。推荐通过代谢当量（metabolic equivalent of task，MET）进一步评估患者心肺功能储备情况，MET 大于 4 可开展手术，MET $\leqslant 4$ 或无法确定则应进一步使用改良心脏风险指数（revised cardiac risk index，RCRI）评估围手术期主要心脏不良事件风险。RCRI 小于 2 的患者术后心脏事件风险在 0.9% 之内，可接受手术；RCRI $\geqslant 2$ 的患者术后心脏事件风险为 7%～11%，应继续进行无创性应激试验。对于具备行动能力者推荐使用运动应激试验，不具备行动能力者可使用药物应激试验，对于无或者轻中度应激性缺血的患者可考虑继续拟定手术方案，对于重度应激性缺血的患者应谨慎权衡手术治疗的利弊，并考虑药物治疗和冠脉血运重建的作用。此外，高龄患者常规行 B 型尿钠肽（B-type natriuretic peptide，BNP）或氨基末端 BNP 前体（NT-proBNP）检测时，若 BNP 大于 92 ng/L 或 NT-proBNP 大于 300 ng/L 则建议术后进行肌钙蛋白监测和心电图检查。若患者存在新发心肌梗死，则建议至少半年后再行脊柱手术。

在实验室检查中，负荷心脏彩超、心电图及肌钙蛋白 1（troponin1，Tn1）、肌酸激酶同工酶（creatine kinase isoenzyme-MB，CK-MB）、肌红蛋白（myoglobin，MYO）、BNP、白细胞介素 -6（interleukin-6，IL-6）、超敏 C 反应蛋白（C reactive protein，CRP）及肌酐（creatinine，Cr）等均有助于评估患者心脏功能。对疑有冠状动脉缺血、心肌梗死和高危患者酌情检查冠状动脉造影；对心律失常患者宜行动态心电图检查；有明显心脏并发症如心肌梗死、充血性心力衰竭或瓣膜病史的患者，建议使用超声心动图评估心室功能和瓣膜状态。围手术期血压控制不佳会导致脊柱术后并发症风险增加，神经功能改善受到影响。应在术前了解患者高血压病因、病程、靶器官受累情况，详细询问用药及既往血压控制情况。

推荐意见 9：建议术前高龄患者血压控制在 140/90 mmHg（1 mmHg=0.133 kPa）以内，合并糖尿病的患者应降至 130/80 mmHg 以下。对于血压控制不良者建议行动态血压监测，并根据患者血压控制情况及时调整用药。此外，对高龄患者术前常规行 MET 评估，负荷心脏彩超检查，心电图检查心肌 Tn1、CK-MB、MYO、NT-proBNP、IL-6、超敏 CRP 及 Cr 检测，并请心内科医师评估结果，指导相应治疗。

2. 呼吸科相关评估：高龄是围手术期发生呼吸系统并发症的高危因素，对于即将接受脊柱手术的高龄患者，收入院后应先充分询问其病史及生活习惯，再对患者肺功能进行评估，以利于后续治疗的展开。对患者行每分钟最大通气量、第 1 秒用力呼气量（forced expiratory volume in the first second，FEV1）、动脉血氧分压（arterial partial pressure of oxygen，PaO_2）、FEV1 与用力肺活量（forced vital capacity，FVC）比值（FEV1/FVC）及呼气流量峰值（peak expiratory flow，PEF）检测，全面评估患者肺功能及咳痰能力，并常规行动脉血气及胸部 X 线判断有无呼吸系统合并症。患者 FEV1 大于 2.0 L、FVC 大于 3.0 L 或大于 50% 预计值、FEV1/FVC 大于 70%、静息 PaO_2 为 60～80 mmHg 时术后气道并发症发生风险较低；FEV1 小于 0.8 L、FVC 小于 1.5 L 或小于 30% 预计值、FEV1/FVC 小于 50%、静息 $PaO2$ 小于 45 mmHg 时术后气道并发症风险极高，不建议进行手术。使用 STOP-Bang 问卷（STOP-Bang questionnaire，SBQ）筛查阻塞性睡眠呼吸暂停低通气综合征（obstructive sleep apnea hypopnea syndrome，OSAHS）具有较好的准确性、可行性，并且操作简单、快速且成本较低，是发现 OSAHS 高危人群的实用方法。此外，根据 Arozullah 等提出的肺部风险指数同样易于在床旁进行计算，临床医生可根据评估结果了解患者围手术期呼吸衰竭风险，及时调整治疗方案，减少术后并发症的发生。

推荐意见 10：术前常规进行血气分析、肺功能检查，并由老年内科医师用 STOP-Bang 问卷筛查患者 OSAHS 及 Arozullah 肺部风险指数评估患者围手术期呼吸衰竭风险。对于 STOP-Bang 评估结论为 OSAHS 高风险者，建议麻醉科医生术中采用低潮气量（6～8 mL/kg）、中度呼气末正压（PEEP）为5~8 cm H_2O（1 cm H_2O=0.098 kPa）、吸入气中的氧浓度分数（FiO_2）小于60%、吸呼比为1:2.5~1:2.0）[慢性阻塞性肺疾病（COPD）患者可调整吸呼比为1:3-1:4]的肺保护性通气策略有助于患者术后加速康复。对于 Arozullah 评分大于40分的患者，由老年内科医生在术前积极开展患者教育，指导其戒烟、进行呼吸锻炼、学习呼吸控制及咳嗽技巧等，同时应注意患者的心理状态，缓解患者的焦虑、紧张情绪，增强患者对术前锻炼的依从性。对于运动功能尚可者，可在医师指导下进行爬楼训练。此外，术前预防性给予吸入性糖皮质激素和支气管舒张剂，有助于降低术中支气管痉挛的发生率；对于有哮喘发作史者，建议术中准备短效 β-2 受体激动剂等喷雾剂药物，于麻醉前、拔除气管插管后使用；有重度吸烟史或中重度肺气肿者，围手术期预防性应用抗生素则有助于减少相关并发症。

3. 肝内科相关评估：高龄患者肝脏合成蛋白质的能力降低，代谢药物能力变弱。对于合并慢性肝病高龄患者，影响手术的问题主要是凝血机制异常和白蛋白水平低下，应严格执行中大型手术术前低蛋白纠正标准。肝功能损害程度可采用改良 Child-Pugh 分级标准加以评定，该分级已在国内外被广泛应用，能够较好预测肝功能损伤患者的术后风险，评定内容包括肝性脑病、腹水、凝血酶原时间、总胆红素、血清白蛋白。其可分为三个层次，分别记1分、2分和3分，应用时将5个指标计分进行相加，总分15分。

对于肝功能损害的患者应注意围手术期的营养支持和凝血功能障碍的处理。危重患者的蛋白质需要量约为每日1.5 g/kg，而严重肝功能不全者应限制蛋白质摄入量为每日1.0 g/kg 以防止氨的过度生成。此外，肝功能受损者对血糖调控能力变差，应严密监测其血糖水平，肝功能不全患者葡萄糖输入量应少于180 g/d，可用脂肪乳剂提供部分能量以减少碳水化合物负荷。建议脂肪乳的每日用量应控制在1 g/kg 以内，总量不超过供应热量的40%，尽可能24 h 持续缓慢输注。同时推荐补充脂溶性维生素、维生素 C 及微量元素。肝功能障碍时常合并凝血功能紊乱，导致出现血小板减少、纤维蛋白原水平降低、多种凝血因子缺乏、凝血活化和纤溶活性增强等。在血小板计数小于20×10^9/L 时禁忌手术；血小板计数在(20~50)×10^9/L 时一般不宜手术，若必须手术应在当日手术前补充血小板，围手术期酌情给予对症止血处理；血小板计数在(51~80)×10^9/L 时可接受中、小手术，如行大手术应补充血小板；血小板计数小于80×10^9/L 的患者不宜接受硬膜外麻醉；血小板计数大于80×10^9/L 时，一般无须特殊术前准备。此外，注射维生素 K 和当日手术前补充输注新鲜冰冻血浆有助于改善患者的凝血功能。

推荐意见11：术前由老年内科医师用改良 Child-Pugh 评估患者肝功能，对于评分大于10分者，请消化内科及老年内科医师共同制定具体干预方案并根据术前优化结果重新评估手术风险。

4. 肾内科相关评估：外科高龄患者肾脏自动调节血流量、维持水和电解质稳态的能力降低，易出现围手术期急性肾损伤（acute kidney injury，AKI）。应在入院后首先筛查患者慢性肾脏病（chronic kidney disease，CKD）高危因素，如糖尿病、高血压、多重用药、心血管疾病、肥胖、自身免疫病、感染、AKI 病史、CKD 家族史等。术前常规做肾功能检测，通过 Cr 及血清胱抑素 C 情况推测患者肾小球滤过功能。根据 CKD 流行病学合作（CKD-EPI）公式估算肾小球滤过率（glomeruar filtration rate，GFR），评估患者的肾功能状况及术后发生

AKI 的风险。目前尚无针对脊柱手术后 AKI 风险预测的模型，可结合心血管手术术后预测 AKI(需血液透析)的临床评分进行评估，评 0~2 分 AKI 发生率为 0.4%；3~5 分 AKI 发生率为 2%；6~8 分 AKI 发生率为 8%；9~13 分 AKI 发生率为 21%。这种 AKI 风险分层模型可帮助医生快速评价和识别术后发生 AKI 的高危患者并给予及时处理。

预防围手术期 AKI 的策略主要有合理用药、优化血流动力学状态、肾脏替代治疗等。建议术前对高龄患者的多重用药进行评估，根据肾功能情况调整药物剂量，停用不必要或有潜在肾毒性的药物。有研究发现长期使用质子泵抑制剂(proton pump inhibitors, PPI)、血管紧张素 II 受体阻滞剂/血管紧张素转化酶抑制剂(angiotensin II receptor blocker/angiotensin converting enzyme inhibitor, ARB/ACEI)+非甾体抗炎药(nonsteroidl anti-inflammatory drug, NSAID)、ARB/ACEI+呋塞米是肾功能减退的独立风险因素，对于高血压且长期服用 ARB/ACEI 类药物的高龄患者，围手术期应尽量减少使用 NSAID 和呋塞米；围手术期预防应激性溃疡选用药物时，谨慎筛选应激性溃疡高危人群，严格控制 PPI 剂量和疗程，可使用肾损伤风险小的 H2 受体阻断剂替代 PPI。优化围手术期血流动力学状态对预防患者围手术期肾损伤有积极意义，可同时应用液体复苏疗法和血管活性药物。推荐液体复苏使用平衡盐溶液，尽量减少使用生理盐水，因有研究表明使用平衡盐溶液造成肾脏不良事件的可能性更低。对于低危患者，可给予平衡盐溶液 10~30 mL/kg，高危患者应该接受限制性管理策略，但至少保证尿量维持在 0.5~1.0 mL/(kg·h)，同时应监测脉搏变异量、脉压变异量等动态血流动力学指标。

推荐意见 12：使用 CKD-EPI 评估患者肾功能，对于 4 期及以上患者，应请肾内科、老年内科及药剂科共同制定相关干预方案，若患者出现高钾血症、代谢性酸中毒、尿毒症性心包炎、明显氮质血症和血流动力学不稳定等情况时，应暂停手术治疗并转诊肾内科。

5. 脑卒中相关评估：围手术期脑卒中是高龄患者严重的并发症之一，65 岁以上患者中非心脏、非颈动脉、非神经科手术后隐匿性脑卒中的发生率为 7%。诊断高龄患者脊柱相关疾病时不仅要注意与脑血管疾病引起的症状体征相鉴别，还应术前对患者围手术期脑卒中的风险进行充分评估。患者围手术期脑卒中的危险因素主要包括心房颤动、既往脑卒中或短暂性脑缺血发作、年龄大于 62 岁、心血管疾病、肾脏疾病、糖尿病、COPD 和女性。入院后应充分了解其相关病史和日常用药情况，推荐使用改良弗明汉卒中量表(Framingham stroke profile, FSP)进行卒中风险评估。改良 FSP 积分能够反映卒中发病风险的整体趋势，对于指导拟行高龄脊柱手术患者的预防决策具有非常重要的意义。

对于急性缺血性脑卒中后的患者，应将择期手术延迟至少 3 个月(如有可能最多延迟 9 个月)；高血压及术中血压下降是围手术期脑卒中的独立危险因素，对于有围手术期脑卒中风险者，推荐住院期间血压应维持在术前平静血压基线水平至+20%；如需使用 β 受体阻滞剂，推荐选择性 β 受体阻滞剂如艾司洛尔或拉贝洛尔，避免使用美托洛尔，因其可能增加围手术期脑卒中的风险；对于心房颤动、人工心脏瓣膜等血栓高风险者进行适当的抗凝治疗时，应充分权衡抗凝、脑卒中和手术的利弊关系，若患者术前国际标准化比值(international normalized ratio, INR)在 1.8~2.1 可不停用口服抗凝药，若手术创伤较大则在停用华法林后使用肝素替代治疗，并在术后早期应用肝素以减少中断抗凝治疗的时间；对于服用抗血小板药物者，阿司匹林作为一级预防用药时建议术前停用至少 7 d，作为二级预防用药时是否需要停药仍有争议，应对出血和卒中的风险进行权衡，可请麻醉科、心内科医师会诊评估。

推荐意见13：入院后建议对高龄患者常规行颅内血管超声、颈动脉超声检查，必要时行头颅CT、MRI或脑电图检查。由麻醉科医师使用FSP评分评估患者围手术期发生脑卒中的风险，对于FSP评估结论为高风险者，请神经内科及麻醉科医师共同制定围手术期相关干预方案。

6. 内分泌科相关评估：糖尿病是高龄患者常见的内科疾病，术前空腹血糖大于6.9 mmol/L、术后随机血糖大于11.1 mmol/L是脊柱手术术后感染的独立危险因素。推荐使用床旁快速血糖仪检测血流动力学，稳定患者围手术期的血糖水平；危重患者、低血压、重度水肿、感染、末梢血液循环障碍应检测静脉血糖；贫血、高脂血症、高胆红素血症、使用血管加压药等情况则可采用动脉/静脉血气监测血糖。对于择期手术前血糖大于7.8 mmol/L且无3个月内糖化血红蛋白（glycohemoglobin A1c，HbA1c）资料者，推荐入院后检测HbA1c水平，HbA1c≤7%提示血糖控制满意，围手术期风险较低；HbA1c大于8.5%者建议考虑推迟择期手术。

糖尿病患者可适当增加围手术期活动量，同时配合糖尿病饮食、降糖药物及严密的血糖监测。推荐术前将原有降糖方案过渡至胰岛素，常见降糖药物如磺脲类、格列萘类、二甲双胍均可增加围手术期不良事件发生风险，术前至少停用24 h。对于糖尿病需要输注葡萄糖者，建议液体中按糖与胰岛素（U）= 3：1～4：1的比例加用胰岛素进行中和；地塞米松、糖皮质激素、儿茶酚胺类药物、免疫抑制剂等可能会造成血糖升高，使用时应注意权衡；若采取持续静脉泵注胰岛素时应注意监测血钾水平，适当进行预防性补钾。建议将空腹血糖控制在5.6～10.0 mmol/L，随机血糖控制在11.1 mmol/L以内，同时仍需全面评估患者是否合并糖尿病相关并发症，根据患者用药情况及血糖变化情况随时调整治疗方案。对于有严重合并症、频繁发作低血糖者，血糖目标值也可适当放宽，原则上血糖最高不宜超过13.9 mmol/L。

此外，对于合并甲状腺疾病者，应区分甲状腺疾病属于甲状腺素补充型（甲状腺机能低下）还是抗甲状腺素型（甲状腺功能亢进），对稳定型甲状腺功能低下患者，允许施行择期麻醉和手术；大型及高风险手术应推迟择期手术，并用相关药物治疗控制症状，待血清三碘甲状腺原氨酸、甲状腺素及促甲状腺激素相对正常后再接受手术治疗。

推荐意见14：高龄脊柱患者入院后常规检查HbA1c及糖化血清蛋白，针对血糖控制不理想的患者可请内分泌科医师协助诊疗。

六、多重用药管理

高龄患者因合并症较多，多重（5种及以上）用药情况较为普遍，药物不良反应的风险随着服药次数增加，此外由于机体衰老引起的药效学和药代动力学变化，使肝、肾清除率降低，高龄患者对药物的作用非常敏感。术前应对全部用药进行核查，术前推荐使用Beers标准评估老年人不合理用药，并行纠正或择期纠正。对于接受脊柱手术的高龄患者，术前应关注的用药情况主要包括抗高血压药物、调脂药物、镇静药物、抗凝药物、抗血小板药物等。

对于因心绞痛、冠心病二级预防、心力衰竭、有症状的心律失常或高血压等正在服用β受体阻滞剂的患者，围手术期应继续使用β-受体阻滞剂；对于有适应证但尚未使用β受体阻滞剂的择期手术患者，应在术前1~2周开始服用β-受体阻滞剂，从较小剂量开始并根据心率和血压情况调整，最终目标为控制围手术期的心率为60~80次/min，同时收缩压大于100 mmHg。术前已明确有血管疾病者，应尽早开始服用他汀类药物；术前已在规律服用的他汀类药物，围手术期同样无须停药。既往使用ARB/ACEI的患者，建议手术当天早晨暂停给药，以减少术中低血压。

对于有术后谵妄风险者，应避免使用新的苯二氮䓬类药物和哌替啶，谨慎使用H1受体阻滞剂和强效抗胆碱能药物，尤其是东莨菪碱和长托宁。但长期服用苯二氮䓬类药物者突然停药也可导致术后谵妄，术前可继续应用或更换为短效苯二氮䓬类或更换为非苯二氮䓬类药物。

对于择期术前使用药物进行抗凝治疗的，可结合所用抗凝药物的半衰期选择药物停用的时机，建议华法林在术前5 d停用，新型抗凝药物达比加群酯和利伐沙班的半衰期短可在术前24 h停用此两种药物。推荐术前1 d再次监测INR，对INR升高者及时给予口服维生素K(1.0~2.5 mg)，以减少或避免术中给予血制品或推迟手术。对于高危血栓栓塞风险者，术前停用华法林后需以治疗剂量普通肝素或低分子肝素暂时替代进行桥接抗凝治疗，首选低分子肝素；中危患者推荐予以治疗剂量低分子肝素或普通肝素或者给予预防剂量低分子肝素；低危患者仅给予预防剂量低分子肝素或不予以桥接抗凝治疗；对于行高出血风险手术的中危血栓栓塞风险患者不应给予桥接抗凝治疗。

发生急性冠脉综合征或置入支架的患者需终身服用阿司匹林。置入金属裸支架后应服用两种血小板凝集抑制剂至少4~6周，而置入药物洗脱支架后可延长至6个月。择期手术应延期至停用氯吡格雷等P2Y12受体阻滞剂5~7 d后，期间酌情使用血小板糖蛋白(GP)Ⅱb/Ⅲa受体抑制剂，术后应尽早恢复双药物抗血小板治疗。球囊扩张14 d内，不应该进行需要在术前停用阿司匹林的择期非心脏手术。

推荐意见15：建议由药剂科医师指导高龄脊柱患者的围手术期用药，尽量使用最小剂量，以降低相关风险。

七、血液及营养评估

高龄脊柱手术患者围手术期最常见的血液并发症即贫血与低蛋白血症。常见的贫血包括急性或慢性失血性贫血、营养缺乏性贫血、慢性疾病性贫血等。对于住院患者，入院后常规行血常规、生化全项检测，男性血红蛋白小于130 g/L，女性血红蛋白小于120 g/L，或者男性红细胞压积小于39%，女性红细胞压积小于36%可诊断为贫血。若患者存在贫血，则进一步根据平均红细胞体积、平均红细胞血红蛋白量、平均红细胞血红蛋白浓度将贫血分为小细胞低色素性贫血、正细胞正色素性贫血、大细胞性贫血三型。若患者存在引起贫血的基础疾病，建议请血液科会诊，充分评估患者情况，排除手术相关禁忌并指导进一步治疗。接受脊柱手术的高龄患者合并营养缺乏性贫血较为常见，患者入院后应及时完善营养状态评估，术前予以充足的营养支持，推荐患者入院后开始每日随餐服用蛋白粉，并同时每日服用预防剂量的琥珀酸亚铁、叶酸，以提高围手术期营养储备。

高龄患者术中及术后贫血主要与手术创伤引起的出血相关，脊柱手术属于有中等出血风险的侵入性操作，推荐对高龄患者尽可能采取创伤小、出血少、生理机能影响小的术式，尽可能减少术中对肌肉和软组织的破坏。

为最大程度减少患者术中及术后出血，推荐术中体位摆放时使腹部保持悬空，减少腹部受压导致的下腔静脉和椎管内静脉丛压力增高，从而减少术中椎管内出血；术中常规输注氨甲环酸；对于预期出血量大于 400 mL、血红蛋白低或有高出血风险、稀有血型、拒绝异体输血者，可采取术中自体血回输；术后则应密切关注患者生命体征、伤口愈合情况、引流量，可根据患者术中出血情况适当输注卡洛磺钠，同时仍需保证患者有充足的营养供应，可请营养科会诊配置营养要素饮食，推荐术后每 3 日复查患者血常规、血生化，及时根据患者指标变化调整治疗方案。

围手术期低蛋白血症的出现则主要与高龄患者本身合并症多、营养状况差、手术创伤刺激有关。高龄患者入院后应尽快完善血生化检查。对于术前存在低蛋白血症者，建议请营养科医师对患者进行营养评估并制定相应的营养支持治疗方案。围手术期营养支持的主要目的在于改善患者的营养状况以耐受手术，并减少由于营养不良导致的围手术期不良事件的发生。其中适当摄入以优质蛋白为主的营养十分重要，这有助于维持蛋白质的代谢平衡，缓解创伤及手术引发的应激反应，保护肌肉力量和细胞功能。评估患者营养状态，首先应了解患者自述的近期体重变化情况，计算患者 BMI。

推荐使用微型营养评定法对患者进行营养筛查，其内容包括 4 个方面共 18 项问题：人体测量（近 3 个月体重下降情况、上臂围、小腿围、BMI）；综合评定（药物、活动、独立生活能力、神经精神、心理、疼痛）；膳食情况（食物摄入量的改变、餐次、蛋白质食物、果蔬、饮料和自主进食）；主观评价（自己对健康和营养的评价），总分为 30 分。微型营养评定法总分小于 17 分为营养状况不良；17~23.5 分为潜在营养风险；≥24 分为营养状况良好。此外，实验室检查检测血清前白蛋白水平≤110 mg/L 或血清白蛋白水平≤35 g/L 也可提示患者存在营养不良。

对于营养不良的高龄患者建议考虑术前营养支持 2 周以上。此外，缩短围手术期禁食水时间可减少手术应激的影响，减轻不适和焦虑，并调节术中和术后的胰岛素敏感性。对于非 1 型糖尿病患者，建议在手术前 2~3 h 口服摄入碳水化合物。其成分为 12.5% 浓度麦芽糊精、渗透压为 135 mOsm/kg 的高能量饮料。患者全身麻醉术后 2 h 可饮水，6 h 后可进食，对于颈椎手术患者饮食可从流食开始。

此外，手术应激造成的机体高代谢状态会引起蛋白消耗增多，尽可能选择创伤小的术式有助于减少患者术后低蛋白血症的发生。术后无论是否出现低蛋白血症，推荐高龄患者继续服用蛋白粉维持营养供应，对于出现低蛋白血症者，在保证营养供应的同时，可予以人工胶体或白蛋白输注，定期复查血常规、血生化以评估治疗效果。

推荐意见 16：推荐高龄患者入院后即查血常规和生化全项，对于拟行脊柱开放手术者围手术期常规口服补充蛋白粉，对于高危患者请血液科及营养科医师协助诊疗并制定具体防治方案。

八、静脉血栓风险评估

通过病史采集、体格检查、特殊检查及术前实验室凝血功能检查，可发现患者是否存在可能增加围手术期出血及血栓发生风险的相关疾病。根据外科住院患者大出血并发症危险因素评估表确定患者是否有高出血风险。最终结合其血栓及出血风险选择机械或（和）药物的预防措施，并依据病情发展情况及时更改调整。预防静脉血栓栓塞主要分为基础预防、物理预防和药物预防。建议围手术期适度补液，避免血液浓缩；规范手术操作，减少手术操作造成的静脉内膜损伤；术中开始应用间歇充气加压装置或梯度压力弹力袜；术后应进行早期宣教，注意抬高患肢和功能锻炼。物理预防主要包括足底静脉泵、间歇充气加压装置和梯度压力弹力袜等，适用于静脉血栓低风险及合并凝血异常疾病、有高危出血风险者，但患者出血风险降低后，仍建议与药物预防联合应用。药物预防则须充分权衡患者的血栓和出血风险利弊，合理选择抗凝药物。对于严重肾损害患者，不应使用低分子肝素、磺达肝癸钠、利伐沙班、阿哌沙班等，可选择应用普通肝素；对于佩戴心脏起搏器、冠心病需长期服用氯吡格雷或阿司匹林者，术前 7 d 停用氯吡格雷，术前 5 d 停用阿司匹林，停药期间桥接应用低分子肝素；行椎管内操作（手术、穿刺、硬膜外置管拔除等）前 12 h、后 2~4 h，应避免使用抗凝药物以降低出血风险；术后恢复抗凝药物使用取决于手术出血的风险，低出血风险手术后 24 h 即可恢复给药，而高出血风险手术后 48~72 h 才可恢复给药。

推荐意见 17：推荐高龄患者入院后常规查实验室凝血功能、D-二聚体检测及下肢血管彩超，对于高危患者可请血管外科及麻醉科医师协助诊疗。

九、术前疼痛评估

疼痛是影响患者康复的重要因素之一，脊柱退行性疾病伴发的疼痛及术后的持续疼痛都会严重影响患者的躯体功能状态，降低患者生活质量，甚至可能发展为难以控制的慢性疼痛。对入院的高龄患者首先应进行术前疼痛评估，充分了解患者的病史、手术史、既往药物使用情况、当下疼痛情况及患者对疼痛的耐受能力，对于疼痛程度的评估推荐使用数字评价量表（number rating scale，NRS）法和 VAS。

根据患者疼痛程度及其疼痛耐受能力，术前可使用药物进行超前镇痛，药物干预的目的主要包括缓解已有疼痛和预防性镇痛，药物方案的选择应该遵循多模式、个体化的原则。术前、术后对于轻度疼痛患者可单独使用 NSAID 或加巴喷丁或环氧合酶 2 抑制剂，对于中度疼痛者可联合使用，对于重度疼痛者可加用阿片类药物。术中切片及缝合伤口前进行局麻阻滞，有益于减少术中阿片类药物使用。但使用药物前应注意把控各项药物的禁忌，评估高龄患者的肝肾功能情况，合理把控药物治疗剂量和时间。

推荐意见 18：推荐高龄患者入院后由骨科医生护士团队用 VAS 及 NRS 进行评分筛查，并由骨科及麻醉科医生指导围手术期多模式镇痛方案。

十、麻醉前评估

高龄患者术前访视与评估对于安全实施麻醉手术至关重要，其目的是客观评价高龄患者对麻醉手术的耐受力及其风险，同时对患者的术前准备提出建议，以求尽可能提高患者对麻醉、手术的耐受力，降低围手术期并发症和死亡风险。除上述多学科评估内容外，推荐根据美国麻醉医师协会（American Society of Anesthesiologists，ASA）分级、是否存在可疑困难气道及椎管内相关评估更全面地了解患者情况。ASA 分级及患者年龄可用于初步预测围手术期死亡率。ASA 为 Ⅰ 级围手术期死亡率为 0~0.08%，Ⅱ 级为 0.2%~0.4%，Ⅲ 级为 1.8%~4.3%，Ⅳ 级为 7.8%~23%，Ⅴ 级为 9.4%~50.7%。气道情况评估推荐用多个指标进行综合分析。指标主要包括：改良的 Mallampati 分级为 Ⅲ~Ⅳ 级提示困难气道；张口度，最大张口时上下门齿间距离小于 3 cm 或小于检查者两横指时无法置入喉镜，导致喉镜显露困难；甲颏距离，患者头完全伸展时甲状软骨切迹上缘至下颚尖端的距离小于 6 cm 或小于检查者三横指的宽度，提示气管插管可能困难；颞颌关节活动，若患者上下门齿不能对齐，插管可能会困难；头颈部活动度，下巴不能接触胸骨或不能伸颈提示气管插管困难；喉镜显露分级，Ⅲ~Ⅳ 级提示插管困难。椎管内相关评估则包括患者意愿、配合度、凝血功能、术前抗凝药物服用情况、中枢神经系统病变、心脏疾病、脊柱疾病、穿刺部位情况等方面，可辅助决策患者是否适合椎管内麻醉的方式。

推荐意见 19：推荐高龄患者入院后由麻醉科医师进行麻醉术前评估并对多学科评估结论进行汇总，以综合评价患者手术风险，并给予骨科医师指导。

十一、护理评估

良好的围手术期护理在 MDT 模式中发挥着枢纽作用，能够加速康复外科有效实施，有助于减轻患者应激水平，减少患者术后并发症和减轻疼痛，协助提升患者围手术期生活质量。老年患者入院后的功能状态评估可使用前文所述的 ADL 和 IADL 量表，功能受损患者术后功能下降及需要住院治疗等风险增加，若患者存在日常活动功能缺陷，应接受进一步评估及适当的术前治疗以改善手术后的功能状态。老年患者术后功能状态常较术前变差，容易发生跌倒，除使用前文所述 MFS 评估患者跌倒风险以外，老年患者在术后早期下地活动时应注意看护，预防患者跌倒和坠床，并注意观察患者神志和意识状态，是否有血容量不足、低血压，是否频繁如厕，是否行动不便或有步态异常，是否使用了中枢神经系统药物，是否有视力障碍等。老年脊柱疾病患者可能因活动功能受限而较长时间处于卧床状态，推荐使用 Braden 量表评估长时间卧床老年患者发生压疮的风险，评分 ≤12 分则为发生压疮的风险高。临床护理可将一般病床改为卧气垫床，在患者受力较重的部位垫上软垫，帮助患者进行不定期的体位变动和翻身，以防出现局部受压，同时还应保持患者皮肤的清洁和干燥，指导患者逐渐习惯在床上排便，保证患者有正常的饮食结构和充分合理的饮水量，养成每天定时排便的习惯。

推荐意见 20：推荐由护理团队对高龄患者进行综合护理评估并协助高龄 MDT 进行相

应宣教，对高危患者进行重点护理，并对患者出院后的用药及康复治疗进行指导。

综上，年龄大于 75 岁的高龄患者可能存在衰弱、多病共存、多重用药、器官功能衰退、代偿能力低下等诸多问题，导致高龄患者的可手术率下降、医疗效率降低，同时术后出现严重并发症和死亡的风险较非高龄患者也明显增加、术后康复进程更加缓慢，最终严重影响高龄患者的生活质量。在围手术期对接受脊柱手术的高龄患者进行包括躯体功能、认知、抑郁和焦虑、术后谵妄风险、衰弱、营养状况、药物、静脉血栓风险、内科系统及脊柱专科在内的全面评估，可以提供为临床工作者制定更加合理、准确的治疗策略有效帮助，从而最大限度地为有手术需求的高龄患者提供治疗机会，提升其可手术率及医疗效率。

本专家共识提倡使用多学科、多维度的全程管理模式进行综合术前评估及围手术期管理，从而为患者提供最佳诊疗方案，最大程度降低手术风险，减少可能的并发症，提高患者可手术率，以期实现高龄患者术后快速康复、提高生活质量的医疗最终目标。本共识是专家基于现有证据制定的，不具备法律效力，随着脊柱外科及围手术期多学科协作的实践和理念不断进步，本共识也将不断更新和拓展。

第二节　固定融合技术

老年患者均渴望保持活力，免受衰老和脊柱疾病导致的残疾和生活质量下降。随着技术的进步，越来越多老年患者得以接受脊柱外科手术。在这一节，我们将讨论有关老年脊柱疾病的手术方法和技巧。

老年脊柱内固定面临着一系列挑战，因为老年人常常合并骨质疏松症，脊柱后凸畸形，脊柱冠状面、矢状面失衡等复杂问题。随着人口的老龄化，骨质疏松症患者的数量随之而增加，因此脊柱外科医生必须认识到骨质疏松症对老年人脊柱疾病治疗的影响。由于骨质疏松症与老年患者的脊柱重建有关，脊柱外科医生可能需要治疗患者的骨质疏松症和由它造成的直接后遗症，如椎体骨质疏松性骨折或由此导致的畸形。在骨质疏松症患者的任何手术决策中都必须包含适当的抗骨质疏松治疗。

本节还将讨论在这类人群增强内固定稳定性的方法，如使用双皮质和双皮质固定技术，利用多节段固定和三角稳定效应辅助技术以减少内固定失败的情况。在脊柱的许多区域，使用双皮质固定经常被认为是危险的，利用术前 CT 成像和计算机立体定向导航技术能使这种固定方法变得更加安全。其他避免并发症的方法包括适应年龄的脊柱平衡状态下的内固定以及利用前负荷分担技术减轻螺钉骨界面应力的方法。在给老年人进行单纯减压时不需要使用内固定。考虑到老年人的脊柱稳定性特点，如何做出正确的决策必须参考支持这些决策的证据。现有的证据多涉及老年退行性脊柱疾病的内固定；但其他疾病如感染、创伤和肿瘤造成的脊柱不稳的老年人是否需要使用内固定还缺乏依据。由于病程和临床表现的多变性，这些疾病要获取高质量循证医学证据是非常困难的。

一、适应证及禁忌证

（一）适应证

老年退行性脊柱疾病合并脊柱不稳定是使用内固定治疗的指征。明显不稳定通常伴随创伤事件，比如颈椎的骨折脱位就是明显不稳定的例子。然而在退变病例中，脊柱不稳定表现得并不那么明显。对于那些腰椎峡部裂和退变畸形的老年患者，有时很难确定其有无不稳和是否需要内固定。例如，脊椎滑脱的老年人在直立时可能会有严重的腰痛，但在仰卧时症状可能会有所改善，如果其影像学检查显示为可活动的滑脱，这时进行内固定是合理的选择；但如果滑脱仅存在神经源性跛行症状，那么内固定则没必要。

术前评估应包括 X 线片检查（直立、仰卧位和过屈过伸侧位），其可能有助于确定脊柱是否存在不稳定状态；应识别机械性疼痛（即直立位时疼痛严重，仰卧位时疼痛有所改善）是否与动态 X 线片的表现相符合，这可以帮助识别是否存在不稳定状态。在进行手术减压时还应考虑脊柱的解剖特点，比如椎间盘间隙的高度或关节面的方向等。

（二）禁忌证

骨质疏松症和脊柱后凸畸形是进行脊柱内固定手术的相对禁忌证，因为合并症会使内固定失败的可能性增大。脊柱外科医生应权衡这些禁忌证与使用内固定消除机械性腰痛和神经功能障碍效果之间的利弊。

二、合并骨质疏松症的处理

骨质疏松症降低了椎弓根螺钉在椎体内的把持力。在实现骨融合的目标之前，脊柱骨质疏松越严重，内固定就越有可能无法提供稳定。骨质疏松的诊断可以通过双能 X 线吸收法（DXA）或定量计算机断层扫描（QCT）进行。检测骨密度最常见的方法是利用 DXA 进行扫描，它提供了一种用于量化骨密度的二维方法。它准确、廉价、安全，并可将结果标准化为基于年龄和性别的分布曲线，生成 T 值和 Z 值两个结果。前者将受试者的测量值与 30 岁同性别正常个体标准化测量值的分布曲线进行比较。T 值在 -2.5 至 -1 之间提示为骨量减少，≤-2.5 时提示为骨质疏松。后者将受试者的测量值与同年龄同性别的个体分布曲线进行比较。Z 值在老年骨质疏松人群中并无作用。尽管使用椎弓根螺钉固定胸腰椎没有绝对的禁忌证，但 DXA 评分小于 -2.5 是使用椎弓根螺钉的相对禁忌证，特别是对于缺乏前柱支撑的单纯后路短节段固定。

有人使用定量 CT 的方法对尸体标本的椎体进行了评估，以检测骨质疏松情况下的骨的抗疲劳强度。骨质疏松组的骨密度低于 80 mg/cm^3，正常组的骨密度大于 120 mg/cm^3。在 T12 椎体内置入单根椎弓根螺钉后，可用机械液压测试机对椎体进行测试。与正常骨密度组相比，骨质疏松组在 60% 的抗疲劳负荷下失败周期仅为正常组的 45%。虽然这项研究显示了在骨质疏松症中使用内固定会带来潜在糟糕的结果，但这不是一个绝对的禁忌。在后面的论述中，可以看到外科医生是如何通过改变术中策略来降低内固定失败风险的。

三、脊柱后凸的处理

脊柱后凸随着年龄的增长而发生。30 岁以下人群的平均胸椎后凸 cobb 角小于 30°，而 75 岁年龄组的则增加到了 66°。退行性脊柱后凸的发病原因有多种，可由不对称椎间隙变窄或椎体塌陷引起。后凸畸形与机体的整体运动功能损害、肺功能恶化、步态恶化、跌倒增加、慢性疼痛有关。与胸椎后凸大于 40°相关的肺功能障碍可导致老年人群死亡率增加。在老年女性中，过度后凸合并椎体骨折比单纯椎体骨折的死亡率更高。在老年人群中，后凸的逐步加重会导致伸肌力量减弱，脊柱失平衡加重，前方椎间盘的退变更严重。随着时间的推移，这些继发改变将导致更严重的后凸畸形，形成恶性循环。

胸椎后凸（T5 至 T12）大于 40°与脊柱融合术后发生近端交界性后凸（PJK）的风险增加有关，因此其被认为是脊柱内固定的相对禁忌证。后凸脊柱中钉棒结构的生物力学与非后凸脊柱中的不同。当脊柱后凸的患者站立时，力矢量方向通常与椎弓根螺钉方向一致，这降低了螺钉的抗拔出力。

四、相关技术介绍

老年患者由于脊柱骨质量较差，需要利用生物力学特点对其进行更牢靠的内固定。内固定常用的技术包括：皮质骨螺钉、增加固定点，利用横向连接器增强固定时的三角稳定效应，放置能分担负荷的椎间融合恢复脊柱的矢状面平衡，使用骨水泥增强技术、椎板钩和钛缆辅助等。

（一）双皮质固定方法

外科医生可能会考虑增加椎弓根螺钉的长度或直径以改善螺钉在椎体骨中的固定效果。增加螺钉长度确实会增加螺钉的拔出强度，尽管这种效果在骨质疏松症中可能不那么明显；而且椎弓根的横径可能会限制螺钉的直径，当螺钉直径超过椎弓根直径的 70%时，就会产生椎弓根骨折的风险。将椎弓根螺钉打入椎弓根皮质，也是防止内固定失败的有效方法。椎弓根螺钉也可以在椎板切除的情况下使用。长的椎弓根螺钉可以有效稳定椎体三柱，提供具有生物力学优势的悬臂梁结构；然而，由于松质骨在骨质疏松的脊柱中更脆弱，术者应该小心应对。术者应使螺钉轨迹接触尽可能多的皮质骨以防止固定失败。将椎弓根螺钉朝向与椎体终板相邻的软骨下骨方向可提高拔出阻力。在骶骨，最佳的螺钉拧入方式是将螺钉朝向椎间盘间隙或骶骨岬。

双皮质固定是通过螺钉尖端穿过前椎体皮质来实现的，可以提供额外的皮质和生物力学稳定性。双皮质螺钉的实用性和安全性，取决于局部解剖。胸椎或胸腰段腹侧结构的双皮质固定可显著提高拔出强度。由于术中不能准确测量椎体前方皮质的深度，螺钉可能会突破到椎体前方之外造成血管损伤，这使双皮质螺钉在腰椎中的应用受到限制。但在骶骨中，通过更偏内侧的骶骨椎弓根进钉可安全完成双皮质置钉，且血管受损的风险较低。接下来的段落将探讨双皮质螺钉固定在不同脊柱节段的差异。

1. 颈椎

对于患有骨质疏松症的或者病变超过 3 个或更多运动节段的患者，使用更长的颈椎螺钉具有一定的优势。在过去使用非锁定钢板进行颈椎前路重建时，双皮质固定是必需的。术前在矢状面重建 CT 上测量理想的螺钉长度，从而使螺钉能够达到椎体后部皮质。生物力学研究表明，C1 螺钉固定可通过穿透前弓的皮质骨而得到强化。但必须注意螺钉尖端勿穿透远端皮质超过 1~2 mm，以避免损伤咽后壁结构。C2 椎体的前部含有更疏松的松质骨，因此在进行包括 C2 椎体的颈椎前路重建时，应考虑双皮质固定。

2. 胸椎

T1 和 T4 椎体的腹侧结构包括食管、节段性血管、纵隔结构、交感神经链、膈神经和迷走神经。气管位于纵隔内主动脉弓靠近 T4 水平。使用经典的胸椎椎弓根螺钉做双皮质固定时很难损伤上述结构，可以放心地进行双皮质螺钉固定。当进行 T4 以下胸椎双皮质固定时，则必须考虑到椎体左侧的主动脉。左侧椎体螺钉的进钉点应靠近肋椎关节，使其轨迹穿过椎体，这样就可以在任意节段安全地进行双皮质固定。

胸椎也可以选择多皮质固定。由 Dvorak 等提出的胸椎椎弓根外技术是其中的代表。在椎弓根内选择一个进钉点，平肋横关节水平向外侧穿透椎弓根，然后通过肋椎关节重新进入并穿透椎体。尽管椎弓根外技术可以使用较长的螺钉，但其抗拔出力和传统椎弓根螺钉相比没有统计学差异。

3. 腰椎

下腰椎具有更宽的椎弓根，故允许有更多的轨迹变化。螺钉进钉点可以更靠外侧，从而提供了三角稳定性。通过术前计划来选择椎弓根螺钉的最佳直径和长度，从而确定螺钉的最佳尺寸和轨迹。CT 上测量椎弓根直径并选择合适的螺钉直径可以使螺纹与皮质骨很好的咬合。必须注意不要使用直径过大的螺钉，因为这可能会导致椎弓根骨折。螺钉的长轴应靠近椎体的上终板。这可使螺钉的长轴与上终板的皮质结合，从而优化皮质骨的结合。当发生椎体滑脱时，下位椎体的前部是相对安全的，例如，在 L4 退行性腰椎滑脱时，L5 椎体前方通常与髂血管有超过 5 mm 的距离。在这种情况下，穿透 L5 椎体的前方皮质是安全的。为了对抗拔出，可以优化椎弓根螺钉的设计，包括改变螺纹的形状（采用 v 形而不是矩形）和深度。据报道，双螺纹螺钉更适合骨质疏松症患者；然而生物力学研究表明，使用紧靠椎弓根内部皮质的螺钉更有利于螺钉抗拔出，但螺纹的形状似乎并不重要。

腰椎椎弓根螺钉固定的另一种方法为皮质骨轨迹固定。该技术要点为从椎弓根的内下侧部分进钉，斜向椎弓根的外上部拧入螺钉。当螺钉斜穿过椎弓根时，螺钉的轨迹能接触到更多的皮质骨。在椎弓根层面，穿过双侧皮质至横突的后方是安全的。在 L5 椎体进行皮质骨螺钉置钉时，螺钉头端应小心避开股神经和横穿的 L4 神经根。在骶骨置钉时必须小心避开 L5 神经根。

另一种三皮质固定技术已被报道用于固定骶骨，在进行多棒固定时其被证明是有用的。将骶骨螺钉对准骶骨岬拧入，可提供更好的固定效果，尤其是在退变严重的情况下。通过钙化程度更高的上关节突（而不是更外侧的入口点）固定骶骨，往往能提供更好的骶骨固定。

术前 CT 扫描有利于我们选择合适的双皮质螺钉轨迹和长度。轴位片可提供测量螺钉长度的最佳方法。通过测量横突/上关节突边界与椎体中线/腹侧部分之间的距离，然后在该距离上加上 5 mm，就可以获得非常精确的双皮质螺钉长度。发生错误或并发症的可能性因椎体水平而异。例如，当从脊柱左侧 L2 水平置入双皮质腹侧椎体螺钉（腹侧固定）时，即使其中一枚比预期的长 5 mm 也几乎不会损伤关键结构；但中段颈椎前路椎体螺钉则不应刺穿后方皮质超过 1 mm 或 2 mm。可以通过使用尸体验证或尝试用单皮质螺钉检验术中 X 线片结果与螺钉预测深度之间的对应关系来获得更真实的数据。当打算使用术前 CT 测量手术规划软件时，要考虑到仪器的制造商对螺钉长度的描述是有所不同的。一些制造商标注的长度仅为螺钉轴长度，而有的则包含了螺钉的上开口。

数字技术在椎弓根螺钉精准置入方面发挥了重要作用。三维（3D）计算机导航技术不仅可获得螺钉的精确轨迹，还能够精准测量螺钉长度，以便能够应用双皮质技术或者有助于将螺钉导入椎弓根的特定区域，以实现最佳的螺钉锚定。其缺点包括成本高、患者辐射暴露长及手术时间增加。

需要注意的是，哈勃法是一种无效的技术，其指的是将包括钉尾在内的整个螺钉埋入骨中。在螺钉与螺纹啮合时，钉尾会损坏骨骼，从而削弱骨-螺钉界面的结合，导致拔出强度损失高达 40%。

在长节段固定中，螺钉穿过皮质时可能发生多种并发症。双皮质固定在上位固定椎体处发生固定失败的危险因素包括内固定长度增加、高龄和骨量下降。血管损伤虽然是罕见的急性并发症，但已经在文献中被清晰地阐述。由于主动脉的搏动，螺钉长期受到刺激可造成血管损伤，如主动脉夹层。可以使用腔内人工血管治疗而无须拆除螺钉。寰椎双皮质固定常伴有神经根损伤和椎动脉损伤，因为该处血管多位于 C1 前弓附近稍偏中线的外侧。由于这种方法并没有太多额外的生物力学优势，现已很少使用。

（二）延长固定节段

提高骨质疏松骨中椎弓根螺钉稳定性的另一种策略是，通过增加固定节段的数量以分散应力。增加骨与金属接触的表面积，可防止内固定失效，但必须考虑到增加节段的长期后果和潜在风险。

当固定多个节段时，椎弓根钉棒结构是抵抗所有方向的运动的最有效结构。由于其刚性太大，偶有椎板、横突和椎弓根骨折的报告，但使用椎板钩和钢丝有助于减少此类并发症。在椎弓根螺钉上方使用椎板钩是预防螺钉退出非常有效的方法。

胸椎椎弓根的矢状径较大，但轴径较小，在 T4 水平时其轴径达到最小。在腰椎中，上腰椎节段的椎弓根可能较小，但在 L4 到 S1 段的椎弓根通常较大。虽然可以在长节段固定的每个节段上都置入螺钉，但这通常没有必要，因为连接头端和尾端螺钉的固定棒可与中间节段的椎板相接触。在外伤性病例中，在两个节段及以上的内固定中使用双棒和横向连接器已足够为大多数胸椎骨折提供足够的稳定性，在这种情况下，重要的是不要让内固定止于脊柱弯曲转折处或弯曲的顶点。当使用长节段固定腰椎时，可通过将远端螺钉固定到骨盆来提供强有力的内固定。

(三)横向连接器的使用

横向连接器通过把两组钉棒结构连接在一起来增加结构的刚度。横向连接器本身并不直接影响螺钉骨界面的固定，而是通过减少微运动间接增加了整体结构的稳定性。生物力学测试证实了横向连接器在不稳定爆裂性骨折模型中可增加抗扭转能力和横向稳定性。有研究报道，横向连接器对棒的屈伸、横向弯曲和拉伸应力影响不大。在长节段钉棒结构中，横向连接器主要增加了轴向旋转稳定性，加装第二个横向连接器可增加15%的稳定效果，但横向连接器的位置对长节段结构的稳定性没有显著影响。

横向连接器的应用增加了内固定刚度和旋转稳定性。在不稳定节段的上方和下方使用螺钉可增强稳定性，但并非在所有方向上都有如此效果。例如，在严重不稳定的情况下，在 L2 和 L4 处置入椎体螺钉虽然可以稳定侧屈，甚至可能在轴向平面上产生一定的稳定性，但内固定仍然可以围绕螺钉转动。这种特殊平面上的不稳定性可以通过多种方法来缓解。横向连接器可增强螺钉插入平面内的稳定性，防止发生平行四边形畸形。

(四)三角稳定技术

利用三角稳定技术也可获得进一步的稳定性。螺钉的内倾角有助于防止螺钉插入平面内的退钉，也有助于防止在螺钉插入的垂直平面发生平行四边形畸形。具有三角稳定效应的椎弓根螺钉可以显著增加结构的整体拔出强度，并提供更高的对抗垂直于椎弓根螺钉方向的载荷。与单椎弓根螺钉相比，具有三角稳定效应的双侧椎弓根螺钉的拔出强度提高了143%。实际上，双侧椎弓根螺钉可以固定螺钉之间的所有骨。如果三角形螺钉同时失效，两侧椎弓根螺钉间的椎体必定会发生横向骨折。研究证实，两侧椎弓根螺钉成角超过60°并没有生物力学上的好处。

椎弓根螺钉的三角稳定能力受到局部解剖的影响。大直径的椎弓根(如 L5)允许有更大的螺钉内倾角。椎弓根直径较小或椎弓根形态较直的区域(如 T12)，螺钉的内倾角则较小。

通过以上这三种方法的结合——增加固定节段、使用横向连接器和增强三角稳定效应，可增强内固定在所有方向上的稳定性。

(五)不充分攻丝

在骨质疏松性椎体中，骨-螺钉界面的固定缺失是螺钉失效的主要原因。骨移植物界面的制备对螺钉的选择至关重要。通常在置入螺钉之前需要攻丝。对于骨质疏松患者，建议使用直径小于椎弓根螺钉直径的丝锥，以保存松质骨，使松质骨紧实地包绕在螺钉头周围，从而增强螺钉的稳定性。有尸体标本的拔出阻力的研究比较了攻丝、少攻丝和不攻丝的区别。他们发现与少攻丝或不攻丝相比，相同大小的腰椎和胸椎椎弓根螺钉攻丝后降低了拔出阻力。胸椎螺钉攻丝的丝锥直径减少 1 mm 时，螺钉插入扭矩增加93%。通过尸体模型发现，正常骨密度下螺钉置入技术不会影响螺钉拔出阻力；然而，在骨质疏松的骨骼中，减少 1 mm 直径的攻丝有明显的好处。

(六)前路支撑

在对老年骨质疏松性脊柱进行固定时，除了通过后路内固定外，还应考虑利用前路支撑来分担载荷。通过使用前路支撑物，轴向载荷可通过内固定和前柱分担。这样可以减少内固定的负荷和骨-金属界面的应力，有助于防止椎体内螺钉断裂和磨损。

(七)脊柱平衡的恢复

退行性后凸畸形随年龄增长而增加。已有证据表明，老年人的健康相关生活质量（HRQOL）预后较差与矢状平衡不良有关。脊柱不平衡会导致姿势改变，这需要消耗额外能量来使躯干维持在骨盆上方和将骨盆维持在双脚上方。在腰椎前凸消失的情况下，维持平衡的代偿机制包括减少胸椎后凸和骨盆旋后（增加骨盆倾斜）。我们的骨盆入射角（PI）是在骨骼成熟后确定的。随着年龄的增长，胸段脊柱趋于固定，因此维持平衡的主要代偿机制是将骨盆向后旋转。这种代偿使骨盆倾斜角（PT）增加（连接股骨头和骶骨上部中点的线与铅垂线之间的夹角），骶骨倾斜角（SS）减少（通过骶骨上终板的线与水平线的夹角）。为了进一步将骨盆向后旋转，老年人经常会弯曲膝盖。长时间弯曲膝盖会导致肌肉疲劳而引起疼痛，并可导致髋关节周围肌肉组织的屈曲挛缩。因此老年人无法长时间保持这个姿势，一旦代偿机制不再起效，那么 SVA（从 C7 椎体中部延伸至骶骨后上终板的垂直线之间的距离）就会开始增加。这种情况通常需要使用辅助设备（助行器、轮椅）来帮助患者站立。

在进行固定的时候，应考虑恢复脊柱平衡，以减少骨金属界面的过度应力和内固定失败的可能。有许多关于成人脊柱畸形的研究表明，对于老年人的脊柱，为获得更好的 HRQOL，应努力使 PT<25°、PI-LL 不匹配<10°、SVA<50 mm；然而矢状面矫形程度越大，并发症的发生率越高。

老年人平背的过度矫正与近端交界性后凸（PJK）的发生率较高相关，而矫正不足又与 HRQOL 预后评分较差相关。使用年龄校准后的矫正目标可使 HRQOL 评分获得最佳结果并降低 PJK 的发生率。

(八)骨水泥辅助技术

骨水泥（甲基丙烯酸甲酯，PMMA）用于骨质量较差的椎弓根固定已被广泛报道。尽管有一定的并发症发生率，但抗拔出试验结果表明，使用骨水泥螺钉的拉拔强度提高了 200%至 500%。在每个椎弓根螺钉孔中使用 1 mL 的骨水泥对骨质疏松患者的固定就有显著的好处。

最基本的方法是先在椎弓根上开一个钉孔，然后将骨水泥注入椎体，然后立即置入螺钉。该技术的缺点是骨水泥会从螺纹孔溢出，损失骨融合表面积。另一种方法则是先将中空的椎弓根螺钉植入椎弓根，然后将骨水泥注入螺钉内，通过椎弓根螺钉前外侧的孔让骨水泥进入到螺钉周围的椎体内。

通过空心椎弓根将骨水泥（PMMA）注射到椎体中可使螺钉拔出强度增加两到三倍。但是，增加注射到椎弓根中的骨水泥量并不能显著增加拔出强度。这种技术的缺点是需要额外的时间和程序来注射骨水泥，还可能存在椎体外的骨水泥外渗到椎管或神经孔的情况。其他类型的骨水泥，如羟基磷灰石骨水泥、磷酸钙和碳酸磷灰石也被证明能增强骨-螺钉界面、椎弓根螺钉的拔出强度。通过动物实验发现注射硫酸钙骨水泥可显著提高椎弓根螺钉固定的即刻拔出强度，即使在硫酸钙骨水泥被完全吸收后，这种效果仍然存在。有趣的是，直径更大的椎弓根螺钉的结构刚度比骨水泥螺钉的大。骨水泥增强螺钉用于骨质疏松症和转移性脊柱肿瘤患者的内固定时，临床结果满意且内固定失败率低。

最近报道了另一种技术，将骨水泥放入乙烯网中，然后将其压入事先备好的椎弓根螺钉洞内。这种技术的好处是骨水泥不会扩散到意想不到的位置。与单独使用骨水泥相比，这种新技术的抗拔出强度得到了相同程度的提高。

使用骨水泥(PMMA)增强椎弓根螺钉固定骨质疏松症的并发症已被广泛报道。骨水泥可通过硬膜外静脉丛渗漏进入血管或椎管。虽然骨水泥渗漏的报道高达60%，但显著的临床不良事件报道不到4%，只有不到1%的病例中报告有神经根症状。

(九) 可膨胀螺钉

近年出现了可膨胀椎弓根螺钉，将其置入椎弓根后，它可以在椎体松质骨中膨胀，与墙面中所用的膨胀螺钉类似。膨胀使得螺钉获得更多的骨接触，而不需增加椎弓根插入直径或螺钉长度，这对骨质疏松症患者尤其有益。

膨胀椎弓根螺钉有多种设计可供选择。其中一种椎弓根螺钉为空心，可在其中置入内栓以扩张远端。螺钉远端的三分之二被两个垂直的槽纵向分开，在扩张时会形成四个前叶。将一个内栓(一种较小规格的金属钉)穿入椎弓根螺钉的空心处。当内栓推进到螺钉的开槽部分时填充并打开螺钉的远端开槽，会形成叶片。拔出膨胀栓后叶片恢复折叠，就可以取下螺钉。有研究比较了各种螺钉的载荷-失效强度，发现骨水泥增强椎弓根螺钉具有最高的拔出阻力(599 N)，比常规椎弓根螺钉(145 N)高284%，可膨胀螺钉的拔出强度(391 N)比常规椎弓根螺钉的高170%。另一项研究发现，可膨胀螺钉的拔出强度比传统椎弓根螺钉的高大约50%。在一项随访2~5年的可膨胀螺钉固定的临床研究中，21例骨质疏松症患者中有18例(86%)实现了坚实的融合，骨质疏松患者的螺钉断裂率为5%(1/21，5/97)。一旦断裂，可膨胀螺钉很难取出。

(十) 椎板钩和椎板下钢丝

椎板钩可以有效地稳定老年脊柱。因为其作用机制依赖于椎板钩和皮质骨之间的接触，在骨量较差的情况下，椎板钩固定是有一定收益的。Hitchon等比较了椎弓根螺钉、椎板钩和椎板下钢丝的抗拔出强度。当受到拉拔力时，椎板下钢丝有明显的平移。椎弓根螺钉的抗拔出力大于椎板钩，椎板钩的抗拔出力大于钢缆。

应用椎板下钢丝和椎板钩的失败与应用椎弓根螺钉固定失败的情况有所不同。椎板骨折、椎弓根骨折和椎体后方结构撕裂是椎板钩失败的最常见并发症，而椎板下钢丝则因切割椎板、椎板骨折和脱棒而失效。

五、获益和风险

对于有明显脊柱不稳的老年人，内固定有利于早期下床活动，通过日常活动可以保持皮肤的完整性，减少局部压力，从而改善皮肤循环，促进伤口愈合。当患者活动时，循环系统中的蛋白和其他炎症成分减少，从而促进机体的愈合。在静止状态下，肺功能受损在老年人中很常见，肺部各部分的循环状态发生改变。长时间仰卧时通气状态发生变化，导致肺不张、高吸引器使用率、分泌物动员受损和感染性肺炎发生率增高。早期活动可以显著改善肺部、胃肠、循环系统和肌肉骨骼功能。

内固定的即时稳定作用具有减轻疼痛的好处，从而减少止痛药品的使用。麻醉镇痛药对老年人有显著的影响，可引起便秘、站立不稳、头晕、血压变化和精神障碍。运动通过多种机制帮助缓解疼痛，比如外周肌肉的电刺激传入神经元可连接到中脑的中缝核，导致去甲肾上腺素、脑啡肽和多巴胺的合成增加，这有助于减轻疼痛。关节和肌肉的活动可以直接减少这些区域的炎症反应。

但内固定也有一定的风险。为了稳定脊柱，通常需要进行更大的手术，这可能会导致严重的失血、血压变化以及心脏和肺部并发症。螺钉退钉、内固定拔出和椎体骨折可能导致多次手术。

六、结果和证据

由于患者群体的基线特征不同，在对腰椎退行性疾病进行疗效分析时要比其他疾病（肿瘤、感染、创伤）更难。Ghogawala 比较了两组单节段脊柱滑脱的老年患者的疗效。与单纯减压组患者相比，使用内固定的患者物理功能结果（SF-36 评分的物理部分）改善更显著，再手术次数更少。《新英格兰医学杂志》同时发表的另一项瑞典的研究观察了两组老年腰椎退变患者的结果。他们将腰椎滑脱患者随机分为两组。一组进行 1~2 个节段的固定融合，而在第二组中未使用任何内固定，也得到了类似的结果；然而，这两项研究有不同的基线患者群体，不同的结果测量，融合的节段数量也不同。

七、小结

老年患者的退行性脊柱疾病需要周密的手术计划。在腰椎，随着年龄的增长，椎体退变和椎间盘突出及关节突关节的肥大，会在六七十岁时造成严重的中央型狭窄。然而随着进一步的衰老退变，椎间盘高度进一步降低，关节突的增生肥大变得更甚又造成侧隐窝狭窄，这可能需要完全切除小关节才能获得彻底的减压。

对于节段运动几乎消失的老年人来说，术前决策更为复杂。简单的小关节切除通常已足够减压。但如果动力位片上存在异常运动，则需要考虑融合固定相应的节段。在一些病例中，尤其是合并糖尿病、骨质疏松症、COPD 和吸烟状况等情况时，骨质量成为一个重要的考虑因素。对这些患者而言，推迟手术以改善骨骼状况可能是必要的。因为即使老年人群，也可以通过改变生活习惯(饮食、戒烟、戒酒、锻炼)或增加服用药物(维生素 D、特立帕肽、双膦酸盐)来实现骨骼状况的改善。

对老年患者进行脊柱内固定手术需要充分了解脊柱退变的预期后果、患者的特殊病情、脊柱稳定性和适当的内固定技术。脊柱不稳定是明确的内固定指征，术前应确定脊柱是否不稳定以确定是否需要行脊柱内固定。如果需要内固定，正确识别和治疗骨质疏松症可能有助于手术成功率的提高。

(彭安波)

第三节　生物活性材料的应用

随着人口老龄化，与年龄有关的疾病如脊柱退行性疾病也将出现增长。老年人的生活方式也比以往任何时候都要更加积极。因此，这一人群对解决问题的需求只会随着时间的推移而增加。对外科医生来说，治疗老化脊柱的退行性疾病尤其具有挑战性。脊柱外科医生不仅需要处理脊柱疾病，同时还需要处理他们的合并症。因此，患者及其家属和医生将不得不权衡手术治疗的额外风险与缓解症状和提高生活质量之间的关系。

脊柱融合通常被认为是解决退变、畸形和/或稳定减压节段的最终手段。虽然内固定常用于提供初始稳定，但融合本身是要在相邻椎骨之间形成坚实的骨桥，是一个生物学事件。

目前，髂嵴自体骨(自体骨移植)仍是所有年龄段实现脊柱融合的金标准骨移植材料。骨融合必须满足三个条件：骨传导基质，骨诱导蛋白和骨生成细胞。自体骨移植是唯一满足以上所有条件的植骨方式；然而，使用自体骨移植存在着一些重大问题，包括骨的来源有限，以及患者需要进行二次手术来获取自体骨，且曲骨手术本身就与感染、骨折和顽固性疼痛等潜在并发症有关。这一问题对于老年人尤其重要，由于他们存在较多基础疾病，任何类型的手术老年人均需要更长的恢复时间并会出现更多的术后并发症。因此，有必要开发新的材料来补充或替代自体髂骨，以期在实现治疗目标的同时将手术并发症发生率降至最低。

很少有人专门针对生物制品在老年患者中的使用进行研究。尽管报道有限，但老年患者似乎是骨移植替代方案的理想目标人群，因为他们的髂骨质量较差，且移植物相关并发症的风险较高。尽管生物制品的作用仍在确定中，但它们为老年患者的脊柱疾病提供了一种辅助或替代治疗的思路。本节将讨论能有效刺激脊柱融合的生物制品以及它们在老年人中的应用。

一、骨形态发生蛋白

骨形态发生蛋白(BMP)是转化生长因子-β 超家族的成员，自 20 世纪 60 年代 MarshallUrist 首次对其进行鉴定以后，人们对其的了解逐渐深入。它们通过与未分化间充质细胞的细胞膜结合来促进骨形成的诱导。虽然已经确定了超过 12 个 BMP，但只有少数可用于临床。

目前已有两种 BMP 分子被批准用于人体。重组人骨形态发生蛋白-2(rhBMP-2)被批准与明胶海绵和椎间融合器联合治疗退行性腰椎疾病。重组人骨形态发生蛋白-7(rhBMP-7)，也被称为成骨蛋白-1(OP-1)，目前在复杂条件下的后外侧腰椎融合术中，其可作为人道主义器械豁免(HDE)(为了治疗罕见病，给非营利性的器械注册所采取的特殊审批政策)状态使用。

在一项腰椎前路椎间融合的前瞻性随机试验中，将含有 rhBMP-2 的明胶海绵的椎间融合器与自体髂骨移植进行了比较。BMP 组的融合率为 94.5%，对照组的为 88.7%。此外，在自体移植对照组中有 5.9% 出现了移植相关并发症，32% 在最末次随访时仍存在取骨处的持续疼痛。两组患者的腰、腿痛和神经系统评分的改善程度相似。

腰椎后外侧融合术使用 BMP 面临着巨大的挑战，因为骨融合的面积有限，且需要桥接的横突之间的巨大间隙。一项回顾性研究比较了后外侧固定融合术中 rhBMP-2 与自体髂骨移植组的融合率。在 2 年的随访中两组的融合质量相当。BMP 组骨不连率为 6.6%，对照组为 11.1%。填充剂(局部自体骨、同种异体骨、脱矿骨基质和陶瓷)的使用在两组中没有显著差异。在退行性腰椎滑脱的非固定后外侧融合术中，使用 rhBMP-7(OP-1)的疗效与自体骨移植相当。

有研究报道了在老年人(60 岁以上)中使用 BMP 联合可吸收的明胶海绵(AGS)与自体髂骨移植相比较的研究。他们对 102 例经后外侧腰椎融合术的患者的临床、影像学结果进行了 2 年的随访，没有发现 rhBMP-2 会导致并发症发生率增加，但发现自体移植组(52 例患者中有 23 例)出现了更多的并发症。这些并发症包括供区感染、心脏问题、疼痛、尿路感染和神经功能障碍。此外，他们发现 rhBMP-2 组在 X 线影像上有更好的融合等级，两组在生活质量上有相同的改善。

虽然 BMP 为脊柱融合术提供了实质性的好处，但也会有并发症发生的可能，包括异位骨化、血肿和积液、骨吸收和移植物沉降、抗体的形成以及可能的致癌性。虽然这些影响与剂量或载体有关，但考虑到它们目前的许多应用是超说明外的，因此必须仔细考虑后再应用。此外，成本效益方面的因素仍有待进一步研究阐明。

二、其他骨移植替代物

许多其他骨移植材料也被单独使用或与自体骨联合使用，以降低自体髂骨移植相关并发症的发生率，包括同种异体骨、脱矿骨基质(DBM)和陶瓷等合成材料。虽然这些骨移植替代品都不具备促进成骨所需的全部三个要素，但它们在特定临床情况下的效用正在被研究。无论选择何种物质，局部和全身环境都必须有利于新骨的形成，并且有足够的血液供应、机械稳定性和尽量少的抑制因素(例如尼古丁、感染)。

(一)同种异体骨

同种异体骨为新骨形成提供了骨传导支架。已有多种同种异体骨可供选择。同种异体骨在脊柱手术中的成功应用在很大程度上取决于其位置。当结构性同种异体骨植入前柱时，无论是颈椎还是胸腰段，其融合率都相对较高；然而，当非结构性同种异体骨处于张力下时，如在脊柱后方时，其融合速度比自体骨慢，且单独使用时融合率较低。

有研究评估了粉碎的同种异体股骨移植在老年人中的应用，单独同种异体移植的成功率为 68%，同种异体移植加内固定的成功率为 81%。此外，94 例患者中有 15 例需要翻修手术，翻修率与单独使用自体骨移植时的翻修率相似。上述情况表明同种异体移植在老年人后外侧融合内固定术中具有良好的效果。

(二)脱钙骨基质

脱钙骨基质(DBM)是指含有脱钙后同种异体骨的胶原蛋白和非胶原蛋白产品。目前已有多种产品可供使用，因为监管的要求，有关其功效的数据相对有限。有许多研究对产品的骨诱导特性提出来质疑。很少有随机对照临床试验评估 DBM 在人体中的使用。在一个系列研究中，77 名患者接受了 1 个、2 个或 3 个节段的无内固定的颈椎前路椎间盘切除融合术，使用冷冻干燥的填充 DBM/同种异体骨移植和单独的自体髂骨移植。在至少 1 年的随访中，DBM/同种异体骨移植组和自体髂骨移植组的融合率分别为 54% 和 74%。

另一项涉及 50 名接受腰椎椎体间融合术患者的研究报告称，在植入内含 DBM 和羟基磷灰石的钛网后，融合成功率达 96%。作者进行了后路内固定和 360° 自体植骨融合术，但没有设置对照。本研究同样仅在脊柱前方使用了 DMB，通常融合更容易实现，说明 DBM 在前路融合结构中可以取代髂骨移植物(ICBG)的作用。

但是，目前还没有专门的研究用来评估 DBM 在老年人中的使用。考虑到不同 DBM 产品之间成分和融合诱导能力的不同，目前尚不能在老年人群体中进行证据级别较高的研究。

(三)合成材料(陶瓷)

人工合成材料通常用作局部或髂骨自体骨移植的扩展剂，可起到骨传导支架作用。由于此类产品的审批监管途径不像其他产品(如 BMP)那样严格，相关研发通常不太严谨，在研究此类产品的功效时更具挑战性。

陶瓷的固有缺点是它们相对脆弱易碎。当陶瓷被植入脊柱前方时，必须通过内固定保护它们免受过大的压力，直到移植物与新骨融合。与同种异体骨一样，在压力下放置陶瓷的效果也不如自体骨。其他生物活性材料，如局部自体骨、脱钙骨基质(DBM)或骨诱导生长因子，可以与陶瓷导骨基质结合形成复合移植物，从而增加植骨量。

(四)自体骨髓抽出物

自体骨髓可为脊柱融合提供成骨细胞和成骨诱导蛋白。这种技术最显著的优点是骨髓抽吸比自体髂骨移植的并发症发生率低得多；然而，它必须与骨传导基质一起使用，形成复合移植物。该技术的主要局限性是，未分离的骨髓只有中等的成骨潜能。据估计，即使在健康成年人中，每 5 万个有核骨髓细胞中也只有 1 个能够分化成成骨细胞。此外有研究表明，活骨髓细胞的数量会随着年龄的增长而显著减少，这可能会限制其在老年人中的应用。

研究表明，在骨量不足的模型中，髂嵴骨髓抽吸液与自体髂骨联合使用可提高融合率。最近，在椎弓根螺钉固定过程中从椎体中抽出的成骨细胞被证明是一种极好的成骨细胞来源；然而，成骨细胞在老年个体标本中细胞数量有所减少仍是限制其使用的主要因素。

三、椎体压缩性骨折中的椎体增强

对于老年患者来说，椎体压缩性骨折是最常见的骨质疏松性脆性骨折，可发生于低能量创伤，如从站立高度或更低的高度跌落。尽管许多患者没有症状，但这些损伤可能会导致严重的后果，包括行走受限、慢性疼痛、抑郁和丧失独立性。无论是手术治疗还是非手术治疗，治疗的主要目标包括减轻疼痛和治疗骨折，使患者尽快恢复活动，避免长期的机能退化和肌肉无力。

椎体压缩性骨折的手术选择包括椎体成形术和球囊后凸成形术，将骨水泥注入塌陷的椎骨中，在注射骨水泥之前可使用或不使用充气球囊抬高终板。这两种手术方法都能在短期内改善疼痛和矫正畸形，并能改善远期的机体功能和预防复发性疼痛。

最近的研究发现，这两种治疗方法在改善疼痛和功能方面都有显著作用，但与药物治疗相比，功能虽有所改善，疼痛却没有改善。球囊后凸成形术可以更好地矫正后凸角度和椎体高度，同时也减少了骨水泥外渗和肺栓塞的并发症，可能优于传统椎体成形术；然而，他们的评估基于三级数据，因此没有随机对照试验可用于适当评估这些治疗。

用于这些手术的传统聚甲基丙烯酸甲酯（PMMA）骨水泥的替代品也在开发中。目前的骨水泥有许多缺点，包括可能会损害周围组织的强烈放热聚合反应，缺乏生物利用度和骨传导性，具有毒性，以及随着时间的推移表现出的极为有限的再吸收能力。因此，新型水泥正在开发以解决这些问题。最近的研究发现新型骨水泥（无铝和锌基玻璃聚烷酸酯骨水泥）与传统骨水泥具有相似的材料特性（注射性、辐射不透明度、单轴抗压强度和双轴弯曲模量）。一些新的水泥替代品的临床试验已经开始进行，但结果不太满意。一项研究表明磷酸钙骨水泥在球囊后凸成形术中改善了疼痛和致残的结局，但对弯曲、牵引和剪切力的抵抗力较差。作者最终建议不要常规使用这种水泥替代传统的 PMMA。

骨水泥技术未来的发展方向是开发一种在短期内实现疼痛缓解和结构矫正，同时允许骨逐渐愈合，并在长期内可用新骨替代骨水泥的材料。

四、非融合应用

研究者认为，老年腰痛都是椎间盘病变的结果。各种研究都试图证明椎间盘解剖结构的变化可能在腰部不适中起作用。最近的研究表明，椎间盘内的细胞密度整体下降，同时软骨特异性细胞外基质成分的产生减少，使水结合能力全面丧失，从而改变了椎间盘的生物力学。尽管椎间盘内细胞稀少，但它在维持基质蛋白方面起着不可或缺的作用。衰老过程中细胞的减少被认为是凋亡和坏死过程共同作用的结果。细胞移植在退行性椎间盘疾病的治疗中具有潜在的前景。此外，还有一些治疗方法是向椎间盘内注射生物材料以增强髓核。然而，从临床角度来看，这些技术还处于非常早期的发展阶段。这些技术中的大多数都只是在腰椎退变的早期阶段进行评估。在退行性变更为严重的时候，比如这里所说的老年人，这些技术可能就不适用了。

五、结论

在老年人中实施脊柱手术对于外科医生来说是一个重大的挑战，因为这涉及到晚期脊柱退变和先前存在的合并疾病，这可能会使治疗方案变得复杂。髂嵴自体移植长期以来一直是所有年龄组患者的金标准治疗选择，因为它是唯一含有成骨细胞、成骨诱导生长因子和骨传导基质的。但是自体移植物的获得也迫使患者进行额外的侵入性手术，可能增加术后并发症。骨移植替代物和补充物的发展为自体髂骨移植提供了令人兴奋的、不太危险的替代方案，可以单独使用或与局部自体骨移植材料联合使用。

在老年人中使用生物制品可以在保证融合成功的同时减少自体髂骨取骨相关的并发症。目前有许多不同类型的生物制品，包括各种重组人骨形态发生蛋白（rhBMP）、脱钙骨基质和合成陶瓷。这些技术未来可能应用于复合移植，即使这些和其他生物材料相结合，以重建和刺激天然骨形成系统。在非融合替代手术方面也取得了类似的进展，例如在老年椎体压缩性骨折的治疗中，随着人口老龄化骨质疏松和脆性骨折变得更加普遍，椎体压缩性骨折也越来越常见。用于这些治疗的新型骨水泥正在被开发，作为 PMMA 骨水泥的替代品可能在未来椎体压缩性骨折的治疗中发挥越来越重要的作用。此外，生物制品可能在椎间盘健康的恢复中发挥作用，可能通过软骨细胞移植或使用 BMP 来实现。

随着这些移植物替代品的继续发展，科学评估它们在老年人中的作用将是非常重要的，因为老年人最可能需要通过手术来治疗退行性脊柱疾病和年龄相关疾病。然而，无论这些新技术如何应用，这些复杂手术的成功仍将取决于实现稳固关节融合术所必需的基本原则：合适的患者选择，优化的生物环境，最佳的植骨材料，植骨床的准备以及在骨形成过程中保持足够的生物力学稳定性。

（范磊）

附：

脊柱融合术中生物活性材料应用的专家共识
中国康复医学会脊柱脊髓专业委员会基础研究与转化学组

脊柱融合术是脊柱外科最常见的术式，所有的脊柱疾病（包括退变、畸形、创伤、感染、肿瘤等）的外科治疗均会涉及脊柱融合。植骨材料的选择是决定脊柱融合效果的关键因素之一。目前常用的植骨材料有自体骨、同种异体骨及使用生物材料制备而成的人工骨。为规范脊柱融合术中生物活性材料的应用，充分发挥其功能优势，切实提升患者临床治疗效果，中国康复医学会脊柱脊髓专业委员会基础研究与转化学组牵头、组织国内脊柱外科领域专家，通过检索 PubMed 以及中国知网（CNKI）等数据库查阅相关中英文文献、先后两轮问卷调查以及四次专家讨论会，最终制定出本共识，以供临床参考。

生物活性材料是指一类植入体内后，其表面能够与相邻组织发生生物或化学反应形成紧密连接，进而促进细胞活性或新组织再生的生物材料。脊柱融合生物活性材料，按材料性质分类，通常包括磷酸钙、硫酸钙、生物活性玻璃（bioactive glass，BAG）以及生物活性复合材料等几类；而按材料功能分类，包括非结构填充材料（人工骨）和结构性支撑材料（融合器）两大类。

脊柱融合术中使用的人工骨材料通常是进行非结构性的填充植骨使用，包括：磷酸钙人工骨（按成分不同又分以下三类：羟基磷灰石（HA）、β-磷酸三钙（β-TCP）以及两者按比例混合的双相磷酸钙（BCP）、硫酸钙人工骨、BAG 和 DBM/BMP 复合人工骨。常见的规格包括条状、颗粒状或膏体状（液态）。目前已在临床上应用的生物活性椎间融合器材料主要包括：纳米羟基磷灰石/聚酰胺 66（n-HA/PA66）复合材料、珊瑚羟基磷灰石（CHA）和 Ti/HA/PEEK（Ti/HA/PEEK）涂层。

专家意见 1：磷酸钙人工骨的融合效果弱于自体骨，脊柱融合术中使用该人工骨时，建议将其与自体骨（髂骨或通过减压获得的自体碎骨）混合后植于植骨部位（半数专家建议比例最好能够达到 1∶1）。该人工骨适用于脊柱退变、创伤、畸形的患者；对于肿瘤患者，可酌情使用；但对于脊柱感染性病变（包括结核），一般情况下应尽量避免使用。对于缺乏足够自体骨用以装填椎间融合器时，例如 ACDF，3/5 的专家同意单独使用该人工骨进行融合器装填；而 ALIF/OLIF/LLIF 等术中，仅 1/3 的专家同意单独使用该人工骨进行融合器装填。

专家意见 2：硫酸钙人工骨实际植骨融合效果与磷酸钙人工骨相当，同样推荐作为自体骨的补充植骨材料，但非替代物进行临床应用。使用时建议将该人工骨与自体骨混合后进行植骨（半数专家建议自体骨/硫酸钙人工骨比例尽量能够达到 1∶1）。在 ACDF 中，3/5 的专家同意单独使用该人工骨进行融合器装填；而 ALIF/OLIF/LLIF 等术中，仅 1/3 的专家同意单独使用该人工骨进行融合器装填。对于磷酸钙或硫酸钙液态人工骨，2/3 的专家认为在临床适应证合适时，可以选用其进行椎体内植骨，但其中 70% 的专家认为其融合效果仍需将来更多的临床证据来明确。

专家意见3：仅半数专家对 BAG 人工骨相对了解并完成了相关问卷。基于以上专家的意见，BAG 与磷酸钙或硫酸钙人工骨类似，建议与自体骨混合进行植骨（1/2 的专家建议自体骨/BAG 人工骨尽量达到 1∶1）。其主要适用的疾病为退变、创伤和畸形。应用于椎间融合术时，45%专家认为该材料适用于 ACDF 中用于填充融合器，50% 的专家认为其适用于 ALIF/OLIF/LLIF 术中用于填充融合器。

专家意见 4：DBM/BMP 人工骨效果总体优于磷酸钙/硫酸钙人工骨，40% 的专家认为 BMP 人工骨的效果与自体骨相当。该类人工骨在使用上还是推荐与自体骨混合植骨，尤其是 DBM 人工骨（1/3 的专家认为在混合使用时，自体骨/DBM 人工骨比例最好能达到 1∶1）。其主要适用的疾病包括：退变、创伤及畸形，另外有约 30% 的专家认为该类人工骨适用于肿瘤疾病，但 90% 的专家认为不适用于感染性疾病。对于 ACDF，60% 的专家认为可用此类人工骨填充融合器；而对于 ALIF/OLIF/LLIF，75%的专家认为此类人工骨适合用于融合器内的填充。

专家意见5：85%的专家熟悉 n-HA/PA66 椎间融合器并完成了相关问卷。其中，4/5 的专家认为 n-HA/PA66 椎间融合器促进融合效果等同或优于钛网/PEEK 椎间融合器，且其下沉率低于钛网，在临床应用中有一定的优势。该融合器适用于所有的椎间融合术（包括椎体次全切除后的重建）。临床使用时，融合器内部推荐填充自体骨（3/4 的专家认可），在自体骨不足的情况下，可适当使用同种异体骨或人工骨补充（1/2 的专家认可）。其普遍认可的适用病种包括脊柱退变、创伤、畸形及肿瘤；而对于脊柱结核，约 1/3 的专家认可其使用。

专家意见6：2/5 的专家熟悉 CHA 植骨块并完成了相关问卷。基于以上专家的意见，该材料适用于 ACDF（2/3 的专家认可）、PLIF/TLIF 术（2/5 的专家认可），还有 1/3 的专家认可将其应用于 ALIF/OLIF/LLIF 术中。2/3 的专家认为 CHA 植骨块可减少额外的填充植骨，其材料-骨界面愈合能力可，应用于 ACDF 或 PLIF/TLIF 中的临床效果等同或优于传统 PEEK 椎间融合器。该材料获得普遍认可的适用疾病为脊柱退变和创伤。

专家意见7：约 1/2 的专家熟悉 Ti/HA/PEEK 椎间融合器并完成了相关问卷。基于以上专家意见，超过 85%的专家建议使用自体骨填充该融合器来进行椎间融合。该融合器适用于除椎体次全切以外所有的椎间融合术。约 3/5 的专家认为该融合器相较传统 PEEK 融合器，具有更为优异的材料-骨界面愈合能力，其整体效果优于传统 PEEK 融合器。该材料获得普遍认可的适用疾病包括脊柱退变和创伤。接近半数的专家认为其也适用于脊柱畸形和肿瘤患者。

第四节　内镜技术

随着人口的老龄化，脊柱手术量的增长速度变得越来越快。但脊柱开放手术成本高，并发症频繁，即使疗效良好，术后的休养期也很长。脊柱外科手术的精准化和微创化的重要性一直在增加。脊柱内镜手术是开放手术的有益补充。关于颈椎、胸椎和腰椎间盘切除术的适应证和详细方法，对任何希望学习或完善这些技术的医生都非常有用。

一、经皮内镜前路颈椎间盘切除术

随着经济的不断发展，人口老龄化似乎是不可避免的，这不仅和医疗科学和保健水平的提高有关，也与出生率的显著下降有着密切的关系。背部和颈部疼痛是老年人最常出现的症状。脊柱是一个非常特殊的解剖和功能单位，这也就导致了脊柱相关问题的评估和管理变得非常复杂。老年人颈椎退行性改变是非常常见的，40 岁时，30%的无症状者出现椎间盘退行性改变；而到 70 岁时，高达 90%的人会出现椎间盘退行性改变。因此，结合临床表现来解释这些影像学特征是很重要的。如果症状和检查结果不相符，则应怀疑存在不同的疾病并需要进行适当的评估。为了评估患者的检查结果（临床表现、影像学表现、实验室结果等)，脊柱外科医生、神经外科医生和神经内科医生之间的合作是必要的。根据目前的病情和体格检查，应进行适当的神经系统检查。除了神经系统评估，其他实验室评估和其他研究可能有助于鉴别诊断，包括肌电图(EMG)、神经电图(ENG)、体感诱发电位(SEP)和运动诱发电位(MEP)。

　　脊柱老化时椎间盘、关节突关节、韧带、肌肉和骨骼会发生很大的变化，其中一些结构的退行性变可导致椎间盘突出、椎管狭窄和其他退行性疾病对神经结构造成损伤。脊柱是灵活的、多节段的，它由相对固定的椎体和可以活动的关节组成，如前所述，脊柱老化时会在解剖学上经历相当大的变化(结构组成、生物力学等)。随着年龄的增长，髓核(含高比例的亲水糖胺聚糖)中的水分减少，脊柱高度和缓冲能力降低。椎间盘可能会出现间隙和裂缝，随着时间的推移，椎间盘可能会变得干燥甚至骨化。当椎间盘高度降低时，前后纵韧带可能发生屈曲。屈曲的后韧带可伸入椎管，从而使椎管变得狭窄。终板骨赘可跨越椎间隙，并与邻近椎体的骨赘合并形成桥接骨赘，如果骨赘累及后终板，它们可能会凸入椎管，压迫硬膜囊，此种情况出现在先天性椎管狭窄时脊髓受压的风险更大。椎体前方的桥接骨赘可能导致胃肠道、呼吸系统或血管系统的严重问题。随着脊柱高度的减少以及脊柱周围软组织的骨化和肥厚，脊神经所经过的神经孔可能会变小，这种与年龄相关的变化在大多数颈椎手术患者中都会表现出一定的症状。

　　尽管多年来人们已经提出了各种脊柱疾病的外科治疗方法，但在所有脊柱外科手术的发展过程中，脊柱外科的总体趋势是微创化。传统的后路手术需要进行广泛的肌肉剥离，从而导致术后疼痛严重，并有可能发生术后畸形。通过减少肌肉剥离的程度和保留对侧软组织，前路微创手术可缩短住院时间，减少麻醉药品使用，改善预后。Stookey 在 1928 年描述了颈椎间盘突出症的临床症状和解剖关系。随后，MiXter 和 Barr 的里程碑式论文明确了椎间盘突出和神经痛之间的关系，并提供了椎板切除术和椎间盘切除术可以成功缓解神经根相关疼痛的证据。Bailey 和 Badgley，Cloward，Robinson 和 Smith 在 20 世纪 50 年代普及了前路椎间融合术。Hirsch 和 Robertson 提出了不融合的颈椎间盘切除术。1973 年，Fukushima 引进了纤维脑室镜，进一步巩固了经皮腔镜颈椎间盘切除术的基础。前路微创治疗旨在通过经皮插入椎间盘间隙的装置去除突出的椎间盘和降低椎间盘内压力，已被证明是安全有效的，可用于治疗颈椎退行性疾病。

　　目前已有多种类型的颈椎微创手术，我们将在本节中重点介绍目前最为流行以及总结经验多的经皮内镜前路颈椎间盘切除术(APECD)。

　　要了解经皮内镜前路颈椎间盘切除术的手术技术并产生成功的结果，必须对颈部的区域解剖结构有透彻的了解。APECD 患者的入路始终位于前方，表面解剖结构的方向有助于定位手术水平和正确的针头轨迹。胸锁乳突肌(SCM)将颈部分为前三角区和后三角区。甲状腺软骨为最突出的中线结构，尤其是青春期后男性，平 C4-C5 水平，对应的颈动脉分叉为颈外和颈内动脉。舌骨位于甲状腺软骨上方 1.5cm，平 C3 水平。环状软骨位于甲状腺软骨正下方，平 C6 水平。在 C6-C7 水平有咽食管交界处-喉气管交界处-甲状腺下动脉、颈动脉鞘和舌骨肌-喉下神经、喉返神经进入喉部-椎动脉进入 C6 横孔-甲状腺峡部和胸导管的高度位于 C7 水平。

　　进行颈椎间盘穿刺时，必须仔细注意颈动脉、气管和食管。气管前筋膜与椎前筋膜融合，形成由喉、气管、甲状腺/甲状旁腺和咽食管组成的隔间。当向内侧移动时，所有这些组件一起移动，增加了初始椎间盘穿刺的安全区域。颈动脉的横向路径几乎垂直，斜着覆盖 SCM 肌肉。颈动脉在 C3-C4 水平更靠近 SCM 内侧，在 C6-C7 水平则更靠外。靠外的穿刺会增加刺穿颈动脉的风险，而靠内的穿刺会增加咽和食管损伤的风险。最安全的针头入口点是在气道和颈动脉脉动之间。

除了掌握局部解剖之外，疾病的诊断、手术指征的把握也非常重要。所有患者术前都应进行常规颈椎 X 线片检查、计算机断层扫描（CT）和磁共振成像（MRI）。常规颈椎 X 线片，包括前后位、侧位、屈曲位、伸直位和两侧斜位，以用于评估退行性椎间盘疾病。椎间隙和神经孔狭窄、骨赘或骨刺形成、关节突关节半脱位和节段性不稳是退行性颈椎病的常见表现。虽然颈椎 X 线片和 CT 扫描对于骨解剖和脊柱的整体排列是有用的，但它们在评估神经结构方面，如神经孔、脊髓或神经根，以及是否存在神经压迫方面受到限制。磁共振成像可以为椎间盘、神经、骨结构、肌肉和韧带提供良好的结构图像，是目前确诊颈椎疾病的首选方法。手术指征包括：①对保守治疗无效的持续或反复上肢疼痛或麻木超过3~6个月；②进行性或严重的神经功能缺损；③与神经根性疼痛相关的神经功能缺损；④证实病理解剖特征与临床特征一致的影像学研究。

1. 麻醉要求

在局部麻醉下进行，神经镇痛（静脉注射芬太尼，50 mg；肌内注射咪达唑仑，3 mg）联合 1%利多卡因。

2. 体位

仰卧在射线透光台上，在肩胛骨下方放置毛巾卷，颈部略微伸展，可以通过在前额上贴石膏胶带来稳定头部。在患者脸上放置一个塑料帐篷，便于在治疗过程中的沟通；肩膀向下拉，手臂固定在桌子两侧，以便更好的观察。

3. 步骤

在 C 臂的帮助下进行标记，对于颈椎下部，C 臂可能需要倾斜以获得更好的可视化效果。颈椎皮肤消毒后，用利多卡因（1%）浸润皮肤和皮下组织。对于椎间盘突出症，最好从对侧入路；而对于中央型椎间盘突出症，从右侧进入更好。左手触诊颈动脉搏动，然后推动气管食管复合体，同时感觉到颈椎的前部。气管食管复合体的解剖结构有助于食管和气管一起缩回。透视检查可确认复合物的移位，在透视下将 18 号针插入创建的间隔中，针头进一步推进，通过皮肤、皮下组织，直至椎间盘间隙前缘。探针推进到椎间盘的中心后，用 0.5 mL 的不透射线染料、生理盐水和靛蓝胭脂红染料按 2∶2∶1 的比例混合进行椎间盘造影。椎间盘造影术有助于确认椎间盘空间并在椎间盘切除术中识别染色突出的髓核。然后将导丝穿过针头，将针头抽出。进针时，应握紧导丝，防止导丝滑脱，否则可能必须重复上述步骤。在皮肤和皮下组织上做一个 5 mm 的横向切口。扩张器在导丝上方通过 1~4 mm，直到最终放置闭塞器。如果中间的气管食管复合体与外侧的颈动脉之间的间隙较宽，可让闭塞器直接越过导丝。将 5 mm 的工作插管穿过闭塞器并移除闭塞器；最终位置取决于病变节段。对于中央型椎间盘突出，工作插管的尖端应位于前后位（AP）视图的中线；而对于椎间孔处的突出，尖端应指向 AP 视图中的相应的椎间孔。在侧视图中，工作插管的尖端通过轻轻敲击而前进。将带有一个 1.9 mm 的中央工作通道和两个附加端口的 4 mm 内镜穿过工作套管，中央端口用于镊子/激光，而附加端口用于液体的输入和输出。冲洗采用生理盐水，静脉注射头孢唑啉和肾上腺素用于止血和预防感染。激光器有助于消融环并可创建一个标记用来定位。如果需要，套管会向推进以定位突出的椎间盘，并用镊子夹住。有时由于骨赘导致变窄，激光也可用于消融椎体边缘。激光的优点还在于穿透深度小于 1 mm，因此损伤神经的可能性较小，它还是侧面穿透，因此避免了对组织的直接创伤。从纤维环中游离出来的髓核可以在镊子的帮助下被轻松夹住并取出，碎片取出后可能会出现少量出血，通过持续冲洗控制后出血通常会自行停止。激光可用于消融太小而无法用镊子移除的游离髓核。激光还可用于消融骨赘。然后可以通过神经根/硬脊膜来检查减压是否充分。最后评估患者的症状，并在移除内镜和工作管道后对皮肤进入部位进行手压止血，缝合包扎，口服止痛药和抗生素。患者可当天出院。

4. 并发症

APECD 是小切口手术，较少发生疼痛、感染、瘢痕等并发症；APECD 的手术精度高，对周围软组织的创伤较小，失血也较少。总的来说 APECD 是一种相对安全的手术，因为与之相关的并发症并不多。但 APECD 是小切口手术，无法看到详细的颈椎前路解剖结构，而且内镜图像的方向与开放手术不同，透视下的引导也可能导致对椎间盘水平的判断产生失误。在行 APECD 期间，由于在透视下无意中使用镊子以及在内镜下使用镊子或激光时被出血遮挡，都可能会损坏颈髓或神经根。过度使用激光会导致短暂或有时永久性感觉迟钝，特别是在孔的狭窄区域。当穿刺针的插入偏离中线时，理论上有可能损伤颈动脉鞘（颈动脉，颈内静脉和迷走神经）的内容物。在切除椎间盘时，镊子或激光可能会损伤椎动脉。手术时重要器官通常会受到很好的保护，但不经意间针头会伤害食管，因为食管是一种柔软的结构极易受伤。在椎间盘的手术过程中，化脓性或无菌性椎间盘炎始终是可能的。

5. 并发症的预防

APECD 通常推荐用于 C3/4 和 C6/7 之间的软椎间盘突出患者。不建议将 APECD 用于 C3 以上的椎间盘突出，因为在该水平以下的透视可视化不当会增加损伤颈髓或 C7 以下椎间盘突出的机会。正确定位，患者使用塑料头托保持严格的仰卧位，以避免不必要的颈部运动（因为患者处于局部麻醉状态）。患者的体位对于颈椎的无阻碍透视很重要。保持患者的颈部略微伸展，并用胶带将肩部向下拉，使其保持在拉动位置。来自患者的持续反馈有助于避免神经损伤。穿刺时外科医生会将一根手指放在颈动脉搏动处，用另一根手指将气管食管复合体推向中线，同时尝试用指尖感受颈椎的前表面。通过检查透视图像上的气管气影来确认气管食管复合体的内侧位移。在插入过程中连续监测穿刺针的路径非常重要，从两侧颈长肌之间进入，避免穿透颈长肌，因为它可能会导致更多的疼痛并可能损伤神经。正确的内镜插入，内镜插入应避免对周围重要结构造成伤害。由于导丝在神经管内的意外位移，在将闭塞器插入导丝时可能会损伤神经组织，为避免这种情况，在插入和取出闭塞器时应时刻监控导丝。激光应在内镜观察下使用，在激光照射之前应识别照射结构，应避免对端板进行直接激光照射。内镜和激光尖端之间保持足够的距离，以免损坏光学镜片，建议在连续冲洗下进行间歇性激光照射。定期透视检查可确保内窥镜和激光探头的位置正确。

使用大的钳子时需要透视监测，为避免神经损伤，切勿越过椎体后缘，应及时控制出血，以改善解剖结构的可视化，见到后纵韧带后，外科医生应更加谨慎，因为此时出现神经损伤的概率最高。

APECD 禁用于既往接受过前路手术的患者。既往前部手术可能导致粘连和解剖结构的变化。

插入针头时用手指感受动脉脉搏，并使针头进入该脉动的内侧。针头进入时应保持尖端始终在中线。在切除椎间盘时，当看见神经根时适可而止，切勿在神经根外侧解剖太多。当确认有血管损伤时，最好请血管外科专科医师来指导，避免因不当缝合引起的一系列并发症。

术前使用抗生素预防感染。术中严格遵守无菌原则，避免对终板的损伤（镊子、激光）。术后及时发现感染并控制。

总的来说，避免并发症的最佳预防措施是知道何时可能发生并发症。适当的培训和经验是避免并发症的最重要因素。适当的仪器、对这些仪器的了解以及经过适当培训的工作人员可以进一步防止并发症的发生。

综上所述，APECD 治疗衰老脊柱中的颈椎退行性疾病，可很好地缓解患者的症状，术后可以短期恢复且功能损伤小。APECD 术中椎间盘切除仅限于其外侧部分及小关节没有损伤的病人，因此术后不稳定的风险非常低，不需要骨关节融合术或椎间盘关节成形术；无论病理是椎间盘突出还是椎管狭窄，神经根减压术都能很好地完成，并且可以在直接的视觉控制下进行处理。虽然 APECD 能对脊髓进行充分的减压，可以对各种退行性疾病进行治疗，但这需要大量的解剖学知识，故应通过尸体解剖彻底掌握该技术。

二、经皮内镜胸椎间盘切除术

Jacobaeus 是瑞典斯德哥尔摩的一名内科教授，他在 1910 年进行了第一次胸腔镜手术。这一开创性的手术是一种用于松解结核性胸膜粘连的技术。1990 年胸腔镜开始于引入视频成像到标准内镜检查。Mack 和 Rosenthal 于 1994 年首次报道了电视辅助胸腔镜手术（VATS）。胸椎间盘突出首先通过胸腔镜进行治疗，为了进一步尝试减少组织创伤和改善术后结果，经皮内镜胸椎间盘切除术（PETD）被开发，其可直接从后方或后外侧入路治疗胸椎间盘突出症。Jho 描述了使用 0° 和 70° 的 4 mm 内镜进行内镜经椎弓根胸椎间盘切除术，只需要相对较小的 1.5～2 cm 切口和最小的组织剥离，这避免了胸腔镜方法中术后胸腔引流需要的胸壁单独皮肤切口。此外，Chiu 等人证明了后外侧内镜胸椎间盘切除术中应用低能量非烧蚀激光的安全性，以及用 4 mm0° 内镜进行椎间盘热成形术的有效性。目前，PETD 被描述为一种安全的手术，其结果与治疗胸椎间盘突出症的经典手术相似或比其更好。

胸椎间盘突出症在患者选择、手术技术和潜在并发症方面对脊柱外科医生提出了独特的挑战。有症状的胸椎间盘突出是一种相对罕见的疾病，在所有椎间盘突出中的占比不到1%。胸廓的活动度比颈椎和腰椎小，这可能是症状性胸椎间盘突出症发生率低的主要原因。胸椎间盘突出症通常是急性事件，临床表现为急性截瘫。对文献的回顾表明，患者的表现可能非常多变。神经源性跛行最常归因于腰椎管狭窄，尽管有人将其报告为下胸椎间盘突出的表现。

　　一些胸椎间盘突出症患者可能需要手术干预，并且他们会出现各种各样的症状，但是已经开发出多种手术方法来治疗胸椎间盘突出症。这些包括后路、后外侧、外侧和经胸入路；胸椎椎间盘突出是一种具有挑战性的病理学，因为胸椎管是脊柱区域中最窄的，胸髓的血液供应不稳定，进入胸椎比较困难，每种治疗方法都有其优点和缺点。前路和侧方入路允许外科医生最大程度地接近椎间盘和椎体，但这些入路也会使肺部、心脏和大血管处于危险之中。尽管后路本质上更安全，但它与严重失血、椎旁疼痛和潜在的不稳定有关。

　　PETD 正在作为经典开放式椎间盘切除术的替代方案进行，其结果与开放式椎间盘切除术相当，在某些情况下甚至优于开放式椎间盘切除术。PETD 通常在局部麻醉下进行，术后疼痛非常轻微，并且正常的椎旁和胸部结构得以保留，术后硬膜外瘢痕少、脊柱稳定性得到了很好的保护；但学习 PETD 较难，外科医生在决定进行 PETD 之前必须熟悉内镜腰椎手术。

　　对脊柱解剖结构的透彻了解和全面评估对治疗胸椎间盘突出症的患者至关重要。临床医生必须将患者病史与体格检查和影像学检查结果相关联，此外在决定进行内镜椎间盘切除术之前，必须考虑胸椎解剖结构。胸椎的大小随着脊柱向下移动而增加。胸椎比脊柱的其余部分更硬，因为它与肋骨有密切的关系。椎管的脊髓自由空间比颈椎和腰椎少，形状上是从头到尾呈大椭圆形，与上腰椎相似，但该水平的硬膜内成分与腰椎水平的不同，因为它有较多的小神经根和较少的脑脊液，使其更容易因激光热量而导致根部损伤或硬脑膜撕裂。此外与其他外科手术一样，患者选择非常重要。进行良好的体格检查，注意前区和后轮区域的感觉缺陷，可能有助于正确诊断；必须详细询问病史，并注意确定近期是否有外伤、感染或恶性肿瘤。

　　PETD 是一种在局部麻醉下进行的微创手术。它可以避免与开放手术相关的并发症。它保留了正常的解剖结构、切口也较小，且具有令人满意的效果。PETD 的目的：切除胸椎间盘碎片；保留胸椎后部，避免与更前路入路相关的并发症，例如胸后疼痛、胸腔积液、气胸和霍纳综合征。PETD 适应证包括：胸椎间盘突出症（无钙化），须经计算机断层扫描和磁共振成像证实；轴性背痛和/或神经根性疼痛（其症状包括肩胛间疼痛、胸腰痛、前放射性胸痛、肋骨痛或腰痛）；充分保守治疗失败。禁忌证：椎间盘坚硬或钙化；后纵韧带骨化；急性或进行性退行性病变；严重的椎间盘空间变和脊髓压迫。

　　目前有两种类型的经皮手术：①经皮胸椎间盘减压术（PTDD）联合激光辅助脊柱内镜检查（LASE），联合或不联合计算机断层扫描（CT）；②使用工作信道内镜进行经皮内镜胸椎间盘切除术（PETD）。

　　对于经皮胸椎手术，CT 扫描和磁共振成像（MRI）是必需的，不仅可用于手术适应证的确定，还可用于规划针头轨迹。轴向 MRI 或 CT 用于计算针的皮肤入口点。皮肤入口点是通过椎弓根环中点到小关节侧缘并延伸到皮肤表面的线来确定的。

　　患者俯卧在射线可透的手术台上，侧向外科医生，手臂位于上方，内镜和透视监视器位于外科医生对面，以方便观察。使用咪达唑仑和芬太尼进行清醒镇静，整个过程允许患者持续反馈，以避免对神经结构造成损害。如果需要，咪达唑仑在手术期间以 0.05

mg/kg 的剂量静脉内给药。从皮肤到小关节的通路被 1% 利多卡因浸润。

必须使用侧位和前后位（AP）透视精确定位适当的手术水平，从骶骨或 C1 开始计算水平。该手术需要连续透视或用 CT 引导。由于胸椎间盘比腰椎间盘更凹，故腰椎透视标志不能用于胸椎间盘。由于这种凹陷，椎间盘突出症只能通过椎间孔区域接近。通过术前轴向 CT 扫描确定皮肤入口点，该扫描基于从目标区域（肋骨和小关节之间）向皮肤投射的假想线。针进入胸盘的安全路径为穿过肋骨头和胸椎小关节之间。通常，皮肤入口点位于中线外侧 4~7 cm。对于较大的患者，需要更侧向的方法，以减少椎间盘切除期间对脊髓的操作。针尖接触到外环表面时，必须注射 1~1.5 mL 的 1% 利多卡因，然后必须推进针头对该水平的椎间盘造影进行激发试验，并对突出的椎间盘进行染色（抽出探针，并以 2:1:2 的比例注入 2~3 mL 的不透射线染料，用靛蓝胭脂红和生理盐水的混合物进行椎间盘造影。注射的混合物通常会泄漏，并倾向于通过环中的撕裂沿着椎间盘突出轨迹。靛蓝胭脂红作为碱，会选择性地染色退化的酸性髓核，并在内镜下帮助识别椎间盘突出。）。内镜器械必须保持正确的方向，以避免无意中进入椎管，从而对脊髓或离开神经根造成潜在损伤。用射频或激光去除多余肌肉和软组织，暴露近端横突和侧突。使用长的锥形高速钻头去除上关节面的侧面。椎间盘显露清楚后，就进行椎间孔环切开术，最初用激光灼烧椎间盘组织创造出一定空间，然后进行初步减压，将插管稍微向后拉或向后倾斜以暴露小孔硬膜外腔，胸椎间盘突出的剩余挤出部分被拉入空间，并通过激光消融或内镜钳去除。最后通过检查硬脑膜囊和附近是否有突出的椎间盘碎片来确定神经根减压的充分性。切除椎间盘突出后，对手术区域进行充分冲洗，并进行细致的止血。最后，通过轻柔的圆周扭转运动逐渐抽出套管，用单根尼龙缝合线闭合皮肤切口，并应用无菌敷料。

胸椎间盘突出症的手术治疗存在潜在的并发症，胸段脊髓，尤其是上段脊髓，位于脊髓供应的分水岭区域，容易出现缺血性并发症。虽然胸带根部损伤不像颈椎或腰椎区域那样具有明确的神经功能缺损，但胸带损伤及其稀薄的血液供应会使患者截瘫。椎间盘和椎间孔的形状在胸椎有所不同（比腰椎间盘更凹），因此，如果不牢记与腰椎的这些解剖学差异，可能会损伤神经组织，术中针尖应始终保持在肋头影和椎弓根影之间。首先进行椎管内减压，然后利用套管进行椎管内椎间盘切除术。必须仔细监测患者的反应，以检测任何潜在的神经损伤。与手术相关的疼痛应使用 1% 利多卡因来解决，同时应保留神经反应。CT 引导下的方法比仅使用透视更安全。最后只有通过选择性根阻滞确认的有症状的无钙化的椎间盘突出才能接受此手术。

建议由受过良好胸外科训练并熟悉经皮脊柱内镜手术的脊柱外科医生来进行此手术。适当的手术计划和详细的诊断肯定可以预防不必要的并发症。在选择 PTDD 之前，建议熟悉经皮内镜腰椎间盘切除术。

三、经皮内镜腰椎间盘切除术

脊柱的退变通常始于椎间盘退变和纤维环破裂，随后负荷从脊柱前柱转移到后方，产生椎间盘源性疼痛，椎间盘突出压迫神经导致下肢痛，可导致节段不稳定甚至畸形。当非手术治疗无效时，传统的手术治疗也仅限于椎间盘切除术和融合术，虽然有研究表明其疗效显著，但从成本-效益角度看融合术是存在争议的。传统的手术可用于治疗多种退行性椎间盘疾病，如椎间盘突出、腰椎滑脱、椎管狭窄，但手术治疗往往会导致腰椎手术失败综合征（FBSS），而且后续的补救措施非常有限。内镜手术可以通过选择性切除退变的髓核、封闭纤维环裂口、减压脊神经、消融引起椎间盘源性痛的炎症组织，实现椎管减压，与侵入性更强的传统手术相比，其并发症更少。内镜手术能减少脊柱退行性疾病患者对于融合手术的需求，从成本效益角度看，用内镜手术治疗脊柱退行性疾病是值得肯定的。

腰椎的内镜技术首先由 Mayer 和 Brock 在 1993 年报道，后经 Yeung 的发展和改进。研究发现内镜下椎间盘切除术的结果通常与开放椎间盘切除术相似，但手术并发症发生率明显更低，恢复更快。这种手术通常采用局部麻醉，患者通常在手术后 1 h 即可出院，术后很少有人需用止痛药物，在 1~6 周内可恢复工作，长期随访显示疾病复发率也较低，患者总体满意度高。

脊柱内镜不像关节（膝关节、踝关节等）的关节镜那样有一个明确的关节腔作为工作区，它需要人为创造工作区，且局部神经血管丰富，使得其安全性受到了很大的挑战。Parviz Kambin 等提出，在腰椎后外侧的神经根下方有一个三角形区域，称之为 Kambin 三角，此区域由出口神经根（上缘）、上关节突（内侧缘）、下位椎体的上终板（下缘）围成，在此区域中工作可以很好的避开重要的神经和血管，是外科治疗的安全区域。经此三角形区域进行的腰椎内镜手术称为经椎间孔入路。该入路最为常用，另有经椎板间入路，其手术方法、术后并发症等与传统开放手术类似，可视为使用了内镜和水介质的传统开放手术。

内镜下椎间孔入路与传统后路手术不同，不需要损害正常结构。通过穿刺建立工作通道进入椎间盘的后外侧，然后采用由内向外的技术，将工作通道插入椎间隙，切除中央、中央旁、韧带下突出的椎间盘，然后将工作通道后退，以处理神经根前方的椎间盘突出。在更严重的椎间盘突出和椎间孔狭窄病例中，一方面，内镜下利用环锯、磨钻、超声骨刀等工具行椎间孔成形术，可以切除部分腹侧的上关节突，以扩大椎间孔，便于处理更大的突出椎间盘。另一方面，通过继发性椎间盘造影、椎间孔硬膜外造影和治疗性阻滞可以很好地预测内镜下椎间孔减压的效果。

内镜手术对于伴有侧隐窝狭窄和复发性椎间盘突出患者的治疗也很有效，当椎体附件出现滑膜炎和小关节囊肿时，这些囊肿会压迫脊神经，内镜下可以清晰显示带蒂的囊肿并将其切除。

内镜手术的临床表现和评估方法与传统开放手术技术相同。目前普遍接受的椎间孔内镜手术的适应证有椎间孔型、椎间孔外型腰椎间盘突出症，但事实上所有大小和类型的突出都可以由熟练和经验丰富的内镜外科医生通过该入路完成。手术适应证很大程度上依赖于外科医生的技术和经验，以及与突出的椎间盘位置的相关解剖。适应证也可能取决于疼痛的来源，且可以通过术前诊断和治疗性阻滞，如激发性椎间盘造影、经椎间孔选择性神经根阻滞来确定疼痛的来源。此外，一些感染性疾病如化脓性感染、结核引起的神经压迫和粘连，患者若不能耐受传统手术和全身麻醉，也可在药物治疗的同时谨慎地尝试使用内镜下椎间孔入路清除病灶。禁忌证则是相对的，依赖手术医师的水平。

行内镜下椎间孔手术的患者一般采用俯卧位，使用 0.5%~1% 利多卡因局部麻醉，在麻醉监护下使用芬太尼和咪达唑仑，患者在手术过程中感受到疼痛的能力可为椎间孔手术提供安全反馈。通常在位于成年男性患者脊柱中线 10~12 cm 处朝椎间孔方向穿刺，穿刺针应位于椎间盘的后外侧，在正位 X 线透视时，针尖应不超过上下椎弓根连线的内侧，侧位透视时针尖不超过椎体后缘。应注意，椎间盘造影术都是内镜手术的一个组成部分。主观刺激反应对于确认椎间盘是疼痛的来源是有价值的；而且造影时会使用 10% 美蓝对退变的髓核和纤维环进行蓝色染色，这有助于在内镜下识别椎间盘中正常和退变的部分。被染蓝的椎间盘髓核和纤维环组织会被作为切除目标。随后经导针插入工作套管和内镜，进行椎间盘和纤维环的射频消融、摘除。有时在开始盘内操作前，还需要进行小关节部分切除，特别是老年患者。在取出通路套管前，常规使用 80 mg 甲基泼尼龙和 1~2 mL 0.5% 布比卡因（或丁卡因），可立即提供术后镇痛。

术后戴腰围，嘱患者在 4~6 周内避免屈伸和扭转腰椎，以减少由椎间孔入口和椎间盘突出引起的环缺损引起的复发性椎间盘突出。物理治疗一般是不需要的，6 周后患者可进行不引起身体强烈疼痛的活动。

发生严重并发症或损伤的风险一般来说也很低，约为 1% 或更少。内镜下手术与任何手术一样有感染、神经损伤、硬脑膜撕裂、出血和瘢痕组织形成的常见风险。一过性感觉障碍是最常见的术后并发症，有 5%~15% 的病例会发生，几乎总是一过性的，其原因尚不完全清楚，但有解剖学研究发现即使使用最精密的手术器械，也可能刺激神经，从而引起一过性感觉障碍。感觉异常也可能与神经功能的恢复有关，纤维环中可能有异常的神经纤维，这可能是由原有神经长入或是炎性组织中有新生神经，异常的神经纤维也可能出现在手术标本中，但一般对患者没有永久性影响，只是可能会引起暂时的感觉障碍。感觉障碍是不能完全避免的，因为即使没有不良的术中事件，即使肌电图（EMG）和体感诱发电位（SEP）没有显示任何神经刺激的情况下也会发生。这种症状有时非常轻微，大多数内镜外科医生都没有将其报告为一种并发症。较严重的感觉障碍症状可能类似于一种复杂的局部疼痛综合征，通常症状也是较轻的，且不会有皮肤变化。术后感觉障碍的治疗方法包括经椎间孔硬膜外阻滞、交感神经阻滞、使用普瑞巴林（150 mg/d）或加巴喷丁（1800~3200 mg/d）。加巴喷丁被美国食品药品监督管理局（FDA）批准用于带状疱疹后神经痛，但其对神经性疼痛的治疗效果有限。交感神经在椎间盘神经支配中的作用仍然不甚清楚，但通过阻断交感干来治疗感觉障碍已经产生了显著的效果，尤其是在术后感觉障碍的早期。

通过对正常和病理解剖的清晰可视化，以及使用局部麻醉，可以提高避免并发症的能力，而采用由内向外技术可以使外科医生在规划手术入路时有更多的余地。使用局部麻醉，患者在整个手术过程中通常也能保持舒适，当器械操作经过神经时会引起患者的不适，此时可以加用 0.5% 利多卡因来有效地控制疼痛。

综上所述，内镜下经椎间孔腰椎间盘切除术为腰椎手术提供了一种可视化的方法，以微创的方式进入椎间盘和硬膜外空间，避免了因背侧肌肉受损带来的手术并发症，且特别适用于老年患者。这种内镜入路还可以观察到传统入路无法观察到的椎间孔和椎间盘内病理。这些症状与疼痛的相关性可以帮助人们更好地理解引起腰椎间盘突出的退行性过程。经椎间孔椎间盘切除术可以探查各个部分，从而确保疼痛能得到很好的处理。此外患者也可以在有意识的镇静下接受手术，以确认他们的腿痛是否在突出摘除后消失。对后小关节神经支配的进一步研究也将为内镜神经消融技术用于治疗中轴性腰痛提供新的思路。

尽早识别疼痛的来源，并采用微创技术和疼痛的有效管理来治疗，对减少对药物使用的依赖以及减少如融合这类大型昂贵的破坏性脊柱手术很有好处。

（李劲松）

第五节　腰椎间盘置换术

人工椎间盘置换术（TDR）始于20世纪90年代的欧洲，5~10年随访的临床结果不差于腰椎融合术，且术后就业率较高，长期残疾率较低。此外，通过影像学评估假体的运动范围，发现在5年时仍能保持节段运动。邻近节段退变的发生率为1%，远低于融合手术。这可以合理地假设椎间盘置换手术将仍然是脊柱外科医生的有效工具。

有许多因素会影响腰椎间盘置换术的结果，包括细致的手术技术和适当的植入物选择；然而，与其他外科手术一样，患者的选择对于成功的结果是至关重要。深入了解椎间盘置换术的适应证和禁忌证是最大限度地提高患者安全性和手术效果的关键。本节将详细介绍及讨论这些与腰椎间盘置换术有关的各种适应证和禁忌证，特别是老年患者。

一些退行性椎间盘疾病的较年轻患者符合椎间盘置换术的指征。植入后，假体将经历正常的生理老化过程，因此需要考虑假体的寿命和未来可能需要翻修手术，并将这种风险与手术的预期收益进行权衡。椎间盘置换术后植入物能保持运动20年，如果不能又将会有什么后果？年龄较大的患者对活动的要求越来越高，其是否适合行腰椎间盘置换术？这些情况都给脊柱外科医生带来了一系列完全不同的挑战。随着年龄的增长，椎间盘置换术出现医学并发症或其他生理障碍的可能性增加。此外，对如果在手术时符合所有入选标准，但在接下来的几年里出现骨质疏松或严重骨质减少的老年患者行椎间盘置换术，会发生什么？这会对假体的性能产生影响吗？会显著增加假体下沉的风险吗？在本节中，我们将具体探讨与老年患者相关的一些特殊挑战。

一、适应证

美国食品药品监督管理局研究最初提出的腰椎间盘置换术的适应证包括：由单节段退行性椎间盘疾病引起的严重持续性腰痛，经过至少6个月的保守治疗无效。保守治疗应包括各种抗炎甚至麻醉镇痛药物；物理治疗应包括积极锻炼和核心稳定；注射试验应包括硬膜外注射和小关节注射，以确保患者在非手术情况下能获得满意结果。单独的MRI并不是预测退行性椎间盘是否存在症状的可靠指标。在某些情况下，还需要进行椎间盘造影。由于椎间盘造影的结果在很大程度上取决于术者的技术，必须谨慎看待。虽然许多椎间盘置换的研究只纳入了18~60岁的患者，但年龄本身只是一个参考数字。使用前必须考虑其他相关的因素，如患者的椎体尺寸是否可以容纳假体，有无足够的骨质量来支撑植入物，这通常但并不总是与患者的年龄相关。除非存在其他风险因素，建议对所有绝经后女性和50岁以上的男性进行骨密度扫描。根据世界卫生组织的标准，可接受的骨骼质量是

T 值超过 -1.0。一些患者虽然年纪超过了 60 岁，但其骨质质量好，仍可以进行椎间盘置换术；相反，一些年龄较小的患者可能患有合并症或骨质量差，则无法接受椎间盘置换术。

由于椎间盘置换的目的是保留腰椎的活动，因此仔细评估保留节段运动对患者来说是否合理也变得很重要，尤其是对于老年人。我们还没有足够的长期数据就保留运动与融合之间的优劣得出明确的结论；然而，根据目前所掌握的数据，我们可以认为有孤立性椎间盘源性疼痛的年轻患者保持运动的愿望是合理的。年龄较大的患者如果预期寿命不超过10 年，可能得不到椎间盘置换术对减少相邻节段疾病的好处。Bertagnoli 和 Kumar 将椎间盘置换术的适应证总结为：需置换的椎间盘间隙高度至少为 4 mm，没有小关节炎的影像学变化，没有邻近节段椎间盘退变，且后部元件完整。

对于被认为适合接受 TDR 的患者来说，小关节是否还有功能和后部结构是否稳定是重要的参考标准。临床评估时应直接触诊，用检查患者脊柱伸展（即小关节负荷）时是否会出现疼痛来评估小关节。应观察其在平片、CT 扫描和/或轴向 MR 图像上的外观。目前有一些小关节的分级系统。Pathria 提出根据小关节狭窄的程度将其分为 0~3 级。正常小关节的等级为 0 级，轻度狭窄为 1 级，中度狭窄为 2 级，严重狭窄为 3 级。Fujiwara 基于小关节在轴向 MR 的图像将小关节分为 0~3 级。正常小关节为 0 级，具有小骨赘的中度压缩小关节面为 1 级，具有软骨下硬化和中度骨赘的小关节为 2 级，3 级为关节间隙消失和有大型骨赘的小关节。两种分级中的 3 级都不应行椎间盘置换术。

小关节在正常状态下传递腰椎中近 20% 的负荷，但退变患者在站立时，这一数字可增加到 50%，因此，如果患者希望从运动保留中获得最大益处，小关节就不能成为疼痛的源头。对于约束较少的假体，人工椎间盘本身并不能完全保证脊柱所需的稳定性，因此后方结构的完整性很重要。

在考虑行椎间盘置换术时，腰椎向前滑移不能超过 3 mm。在椎间盘间隙严重塌陷（即小于 4 mm）的椎间盘置换术中，术前椎间盘高度与临床结果之间的关系存在争议，但证据不多。如果椎间盘严重塌陷的患者符合 TDR 的严格适应证，他们可以期待与椎间盘未塌陷的患者有一样好的手术结果。

除了上述临床标准外，还须确保患者能够完全了解与手术相关的各种风险，对手术后的结果需要有现实的期望。根据各种椎间盘置换术的 IDE 研究，包括 Charité、ProDisc-L、Maverick、Flexicore 和 Kineflex 累积的研究的数据，80% 接受腰椎 TDR 的患者有望减轻50% 的疼痛，提高 50% 的功能，前提是他们必须愿意遵守术后的注意事项并积极参与康复治疗。

二、禁忌证

定义禁忌证往往比定义适应证容易，对于腰椎间盘置换术也是如此。禁忌证分为两类：绝对禁忌证和相对禁忌证。绝对禁忌证包括骨质减少和骨质疏松症、既往椎间盘感染史或持续感染史、既往腰椎融合史、严重的后方结构病变、脊柱骨折、恶性肿瘤、大于 10° 的畸形、金属过敏等。此外，妊娠应被视为绝对禁忌证。相对禁忌证包括既往腹部手术史和肥胖史。为了更好地了解各种禁忌证背后的原因，我们将进一步详细讨论其中的一些禁忌证。

(一) 骨质疏松

T 值在 $-2.5 \sim -1.0$ 之间的骨量减少和 T 值 <-2.5 的骨质疏松，是腰椎间盘置换术的绝对禁忌证。在美国食品药品监督管理局的一些初步 IDE 研究中，T 值的排除标准并没有那么严格；然而早期研究者根据术后发生终板骨折和假体下沉的经验对排除标准进行了修订。值得注意的是，术中不论因何种原因发生终板骨折，唯一的补救方案是进行融合手术。尽管正常的骨质量也不能保证不发生终板骨折，但缺乏足够的骨密度会大大增加椎体在假体放置过程中发生骨折或在术后发生骨折的风险，特别是在假体放置不完美的情况下。此外，即使假体位置理想，骨质疏松的骨骼也有更大的机会因终板结构完整性不足而导致假体下沉，这可能需要进行翻修手术。

如果患者有骨质疏松症的任何危险因素，应进行 DEXA 扫描。如果研究结果显示骨质减少或骨质疏松，则不应进行椎间盘置换术并且应开始进行适当的抗骨质疏松治疗，治疗后如果能获得好转则可再次评估是否适合行椎间盘置换。

(二) 感染或恶性肿瘤

有任何活动性的局部或全身感染史，或有既往椎间盘感染史的患者都不适合进行 TDR，活动性恶性肿瘤患者也是如此。椎间盘置换术是一种选择性手术，旨在改善患者的疼痛并恢复其功能。合并严重的健康问题使患者面临手术不良后果的风险增加，应被视为绝对禁忌证。

(三) 小关节病变

评估小关节的状况对于选择腰椎间盘置换术至关重要。在理想状态下，考虑行腰椎间盘置换术的患者的小关节最好只有程度很轻的退行性变化。但目前还没有可靠且普遍接受的分级系统来对其进行分类。尽管曾有作者对其进行过分级，但目前尚不清楚这些分级的临床意义。只有通过更多的长期随访数据才能回答这个问题。

有些情况应被视为椎间盘置换术的绝对禁忌证，如经小关节注射治疗后腰痛症状消失者，证明疼痛来源于小关节，行椎间盘置换术显然不能改善患者疼痛；即使在缓解不完全但大于 50% 的情况下，行椎间盘置换术也是不合适的。

(四) 侧弯

许多老年患者的腰椎退变最终会发展成某种程度的脊柱畸形。传统上，大于 11° 的脊柱侧弯被认为是人工椎间盘置换术的禁忌证。也有人认为应该把度数限定在 5° 以下，因为 11° 的侧弯也会进展；然而，随着假体的改进，稳定性的提高，将来轻度脊柱侧弯可能不再是椎间盘置换术的禁忌证。

(五) 滑脱

双侧峡部裂是全椎间盘置换术的绝对禁忌证。在美国食品药品监督管理局的研究中，大多数排除了滑脱大于 3 mm 的病例。这是一个存在争议的领域。许多脊柱外科医生已经观察到，由于椎间盘间隙高度的损失，上位椎体可能会有轻微后倾的趋势，尤其是在 L5-S1 是非常常见的。有人认为这不是禁忌证。但归根结底，之所以禁忌行腰椎间盘置换术还是由于不稳定。如果 X 线片上存在腰椎屈伸的不稳定，患者则应该接受融合手术，而不是腰椎间盘置换术。

(六) 腹部手术史

由于 TDR 的标准手术入路是通过腹膜后前入路，因此既往腹部手术史是一个相对禁忌证。因为患者可能有粘连，这可能会使手术充满困难并引发与入路相关的并发症。由于大血管瘢痕形成，既往腹膜后手术入路是绝对禁忌证。与血管外科医师保持良好的沟通是至关重要的，应由血管外科医生判断是否可以安全地进入。

(七) 肥胖

病态肥胖(定义为体重指数>40)是腰椎间盘置换术的绝对禁忌证。尽管未得到证实，但是肥胖理论上会导致椎间盘的应力增加，可能会导致植入物下沉或磨损增加。此外，仅从手术角度来看，对于体重过大的患者来说，进入椎间盘要困难得多。如果术中出现任何血管并发症，患者的发病率或死亡率将增加。另外，许多手术器械根本不够长，故无法用于肥胖患者。应再次征求入路血管外科医生的意见以确定手术是否可以安全地进行。如有必要，可以在术前减重。

(八) 金属过敏

大多数人工椎间盘假体由钴铬钼合金和/或聚乙烯组成。有钴铬钼过敏史的患者都不适合进行全椎间盘置换术。一些假体还带有钛涂层，因此钛过敏也是禁忌证。到目前为止，所有对各种金属过敏的椎间盘置换术患者都出现了早期假体失败，且最终都需要移除假体并进行挽救性融合手术。

尽管金属过敏一直被认为是骨科手术的一个重要问题，特别是在全关节假体方面。但迄今为止关于脊柱植入物金属过敏几乎没有发表过什么文章。释放的金属离子没有导致任何不良的临床后遗症，但存在许多关于这种情况导致的局部软组织肿块和早期假体失败的报道。文献中髋关节金属过敏的发病率约为1%。从金属对金属的脊柱假体的有限数据来看，似乎也存在类似的患病率，但这方面还需要更多的研究。

(九) 血管因素

对老年人群行椎间盘置换术之前，必须考虑到血管的因素。腹主动脉的显著钙化，尤其是手术节段的周向钙化，是该手术的禁忌证。因为在手术过程中必要的血管牵拉会增加钙化斑块脱落栓塞到四肢远端的风险。这在 L4-5 水平上变得特别危险，因为在暴露 L4-5 椎间盘时，腹主动脉会受到最大程度的牵拉。在椎间盘间隙头部或尾部的血管钙化可能不是一个严重的问题。腰椎的侧位 X 线片通常是评估主动脉钙化的最佳工具，CT 扫描也可提供关于钙化程度的准确信息。

另一个需要考虑的解剖学因素是，在 L2-3 水平上，由于无法牵开肾动脉、静脉甚至肾脏本身,故植入人工椎间盘可能是不安全的。

(十)心理因素

最后,社会心理因素也是全椎间盘置换术的潜在禁忌证。关于患者的心理状态对手术结果的影响已有很多研究。即使是最完美的外科手术也无法缓解严重心理障碍患者的疼痛。术前心理筛查(PPS)的概念应被提倡,其可用于客观地识别可能导致手术效果不佳的心理社会风险因素,即使导致疼痛的物理因素已经被消除。

根据 MMPI 癔症量表的评估,过度痛觉敏感是手术效果不佳的最大风险因素之一。在许多研究中,这些指标的升高已被证明与脊柱手术结果不佳有关。其他研究已经确定,滥用麻醉药品和/或酒精的患者在脊柱手术后也有很高的失败率。在脊柱外科医生怀疑可能存在多种社会心理因素影响拟行手术结果的情况下,将 PPS 作为术前检查的一部分是非常有帮助的。

三、总结

随着人口的不断老龄化和对活动要求的提高,患者的需求已经朝着维持功能的期望方向发展。全椎间盘置换术的患者经常带着很高的期望来接受手术治疗。医生必须非常谨慎地评估患者,以严格的标准确定其是否适合行此手术,方可确保手术成功。年龄大但生理上仍年轻的患者可能是椎间盘置换术的合适人选。除了年龄,还应该结合前述的其他因素综合考虑。换言之,老化的脊柱可能仍然"配得上"这项新技术。研究发现 18~45 岁的患者与 46~60 岁的患者术后 ODI 评分、VAS 评分或 SF-36 评分没有显著差异。两组患者的满意度相当,在不良事件或再次手术方面也没有显著差异。因此高龄患者只要符合手术要求,仍能从椎间盘置换术中获益。

关于腰椎间盘置换术仍有很多问题需要回答,如患者术后发生骨质疏松将会发生什么?假体会下沉吗?假体在置换后的几十年里还能起作用吗?还是最终变成融合器?随着更多临床研究结果的积累,这些问题终将得到解决。

(陈学明)

第六节　其他非融合技术

一、棘突间撑开手术

通过棘突间撑开装置间接扩大椎管已成为治疗动态腰椎椎管狭窄的常用方法。生物力学数据表明,棘突间撑开可能会引起节段轻微屈曲,减少节段前凸,并限制伸展,因此,椎管和神经孔的面积和直径都增大了。随机对照试验证实植入棘突间撑开装置的临床效果优于保守治疗。在离体实验中，棘突间撑开装置可以减轻小关节和后纤维环以及处于中间位置的椎间盘的压力而不影响相邻节段的运动。这些植入物类型多种多样，主要用于动态退行性腰椎管狭窄症的初级治疗。

（一）X-Stop

X-Stop 是最早出现的棘突间撑开装置。植入体由钛制成，垫片由聚醚醚酮制成，主要用于动态退行性腰椎管狭窄症引起的神经源性跛行伴腿部/臀部疼痛。它是通过后路植入的。随机对照试验表明动态椎管狭窄的治疗效果优于保守治疗。由于手术需要暴露筋膜和棘旁肌，故它不能用于椎间盘或关节源性腰痛。

（二）InSpace

为了解决 X-Stop 的损伤问题，出现了一种新的圆柱形 PEEK 棘突间植入物，该植入物中心是个钛钉，上下有四个翼片。一旦将植入物放入棘突间，翼片就可以展开用于撑开棘突。生物力学实验表明，植入物能有效减少脊柱后伸而不影响节段的侧屈。循环加载试验表明，植入物经 15000 次循环加载而没有受损。其指征与 X-Stop 植入物的效果相当，目前已有初步报告表明其对椎间盘源性和/或关节源性腰痛是有效的。

手术可以在局部麻醉或全身麻醉下进行。患者俯卧充分前屈。经皮克氏针穿刺棘突间韧带，然后钝性牵张。移除牵开器后，可以通过工作套管放入植入物，并且在透视下展开植入物的翼。一旦展开，就可以把工作套管移除。

InSpace 是目前创伤最少的棘突间撑开器。术中平均失血量小于 5 mL，单节段手术时间通常小于 15 min，且没有临床相关的术中并发症。学习曲线短，没有显著的失血。它可以作为门诊手术进行。术后磁共振成像没有显示任何肌肉损伤或血肿的证据。但关于其临床疗效的数据并不多。

（三）Coflex

Coflex 是一个 U 形钛植入物，作用类似于弹簧，被拉伸会导致 U 的弹性压缩。在椎管狭窄病例中，它可被用作开放减压的辅助手段，以减小小关节的压力，保护椎间盘免受过度负荷的影响。手术中，患者的体位与开放式减压相同（膝胸或俯卧）。减压后，完全切除棘间韧带，修正棘突的上下表面，将棘上韧带从棘突上分离，并在植入后用缝线重新连接。植入物尽可能靠前放置，硬脑膜与其 U 形突底部之间应留出 2~3 mm 的空间。

大多数患者术后表示满意，腰痛和腿痛都得到改善，其系列并发症发生率为 6%。其对邻近节段的应力较小，可作为腰椎管狭窄症和腰痛患者开放融合的一种有价值的替代方案，然而尚缺乏循证医学依据。

（四）DIAM

不同于 Coflex 类的刚性植入物，DIAM 是一种软性植入物，由聚乙烯护套覆盖的 H 形硅胶芯组成。可以用两条合成韧带将其固定在棘突上。其除了可撑开棘突间隙外，还能在运动时起到减震作用。其适用于椎间盘切除小关节疼痛，以及伴有腰痛的椎管和椎间孔狭窄。

DIAM 可以在切除或不切除棘上韧带的情况下植入。切除棘突间韧带后用钳子牵开棘突间隙试模。将 DIAM 折叠插入棘突间隙,并将韧带绕过棘突并固定。大多数单中心和多中心研究都表明 DIAM 能明显缓解神经根和腰痛症状。尽管与腰椎融合技术相比,该技术似乎没有那么激进,但缺乏关于其疗效的高级别证据。

(五) Wallis

Wallis 是在 20 世纪 80 年代中期发明的。它是以 PEEK(聚醚醚酮)材料制成的 H 形棘突间垫片,并以编织的涤纶固定带将其固定在棘突处。垫片和固定带分别限制了腰椎的过伸和过屈动。它主要用于增加减压手术后节段间的稳定性。它的主要指征是伴有椎间盘突出、椎管狭窄、复发性椎间盘突出引起的腰痛、伴有或不伴有 Modic I 型改变的退行性椎间盘疾病,以及融合后邻近节段退行性椎间盘疾病。

植入时须将棘上韧带从棘突上分离并切除棘间韧带。棘突表面修平后,用试模确定假体的大小。在棘突间插入假体,将固定带绕过上下棘突后穿过一个夹子卡入垫片中,可以调整带的松紧度,以实现良好抗屈曲功能。最后重新连接并固定棘上韧带。

研究表明,尽管 Wallis 植入术后患者短期内 VAS 和 ODI 值有很好的改善,但它可能无法降低复发性椎间盘突出的发生率,仍有 13%~21% 的患者需要再手术。Wallis 植入物可能是最强的棘突间植入物,也是稳定节段能力最强的植入物,但同时它的创伤不亚于腰椎融合技术。它对椎间盘的保护作用尚未得到证实。

(六) 总结

棘突间撑开装置已成为脊柱外科的一种新趋势。与所有医学上的新事物一样,虽然使用植入物的手术越来越多,但大多数缺乏疗效数据和循证医学依据。棘突间撑开装置的作用和原理非常简单,生物力学研究也支持其临床效果。适当的患者选择对手术成功来说非常重要。动态或早期腰椎管狭窄症的老年患者如果保守治疗失败,在接受更具侵入性的手术如开放减压前,有可能暂时从棘突间撑开(如 InSpace 或 X-Stop)中获益。另外,因椎间盘退行性疾病和/或小关节骨关节炎而导致椎间盘源性和/或关节源性腰痛的年轻患者,如果保守治疗失败或不成功,也可以在行脊柱融合术或全椎间盘置换前尝试用棘突间撑开装置。最后在需要行开放减压或椎间盘切除术的患者中,手术的邻近节段也可能会受益。

与融合手术相比,棘突间撑开并发症发生率低、侵袭性低,不影响后续手术,大大降低了合并严重疾病的老年患者或存在融合手术禁忌证的患者的治疗门槛。虽然他们已经在进行临床试验,但大多数植入物的有用性、临床疗效和这种临床疗效持续的平均时间仍有待确定。

二、动态内固定技术

与传统融合技术以刚性固定消除脊柱运动不同,动态内固定技术是一种旨在保留脊柱运动的新技术。动态内固定一般在手术减压后进行,既保留了脊柱的运动又不至于让其不稳定而出现症状。

（一）人工小关节置换技术

脊柱的解剖和功能是相互联系的。其中小关节是滑膜关节，表面富含痛觉感受器和本体感受器，能感知化学性和机械性疼痛。小关节运动复杂，通过剪切、滑动耦合和旋转分担载荷，因此小关节的运动模式是难以复制的。异常负荷和脊柱功能的退变都可能引起小关节发生骨关节炎、狭窄等病变，导致慢性难治性疼痛，无论保守或手术治疗效果均不佳。人工小关节置换术是一门新出现的技术，以期通过保护关节的运动，以最符合人体工程学的方式解决这一问题。

人工小关节置换的首要目标是减轻疼痛，恢复生理负荷和生理旋转中心，控制该节段脊柱的运动范围。经过对小关节运动的深入研究，人们精心设计出从表面置换、部分置换到完全置换的人工小关节。它既可以补充该节段的剩余运动学，也可以复制其原来的运动。

1. Zyre

Zyre 是一种椎间关节成形术装置。它是一种钴铬人工关节，植入时不需要骨切除，可保持关节囊的完整性，可以在减压或不减压的情况下植入。它适用于关节面疼痛性变性，对解剖结构的破坏最小，可选择多种翻修方式。Zyre 是早期的技术，缺乏临床数据也未经美国食品药品监督管理局批准。

2. Fenix

Fenix 是一种钴铬小关节表面置换装置。它分为上层和下层部件，用一个跨层锁定螺钉固定。它保留了小关节的支撑结构和解剖结构，允许或恢复其生理运动。手术需要移除关节囊和关节内软骨。其适应证包括严重的小关节面疾病和关节间隙狭窄。Fenix 的临床应用有限，也未经美国食品药品监督管理局批准。

3. 解剖型小关节置换系统（AFRS）

AFRS 是一种由钴铬钼关节面组成的全关节面置换装置。使用传统椎弓根螺钉固定上下椎节，两个螺钉尾部分别连接关节。它的设计目的是再现小关节的解剖结构，并保留或恢复其自然的生理活动。手术植入是通过中线入路进行的，需要切除全部小关节。其适应证包括导致椎管狭窄的小关节骨性关节炎和低级别退行性脊椎滑脱。

4. 全小关节置换系统（TFAS）

TFAS 也是一种由钴铬关节面和钛合金横杆组件组成的全关节面置换装置。横杆两个尾部有一对球，其在跟下位椎弓根钉尾部连接的外壳内活动，为杯内球运动约束配置。其适应证包括 L3–L4 或 L4–L5 的小关节退行性疾病、小关节不稳定、伴有神经损伤的 1°脊椎滑脱、中央椎管或侧隐窝狭窄。TFAS 正在美国进行临床评估，未经美国食品药品监督管理局批准。

5. 全后方系统（TOPS）

TOPS 用两对多轴椎弓根螺钉将其固定在脊柱上。在上下椎弓根钉的尾部横向连接一个像弹簧一样的聚合物元件。利用与标准后路融合术相同的手术技术，它再现了脊柱的正常生物力学，允许全生理范围的运动。手术通过中线入路，故须切除椎板和小关节。其适用于中度至重度椎管狭窄。TOPS 正在美国进行临床评估，未经美国食品药品监督管理局批准。

(二)动态钉棒系统

椎弓根螺钉为脊柱提供了最安全的固定，同时也为控制椎体运动创造了条件。通过其传递，力可作用于小关节、后纵韧带和椎间盘复合体，因此不同材质和弹性的棒能控制脊柱的运动、分散应力，从而实现更动态的负载分担。所有这些器械都有一个共同的目标，即使用更灵活的结构和材料来稳定脊柱，同时保留解剖结构，从而减轻背部和腿部疼痛。

1. N-Hance

N-Hance 是一种柔性棒，由一对有 PCU 垫片的套环和插入的钛环和端盖组成。该装置在 6 mm 钛棒的锥形芯上滑动，能伸长、压缩和成角。N-Hance 被美国食品药品监督管理局批准作为融合的辅助。

2. Stabilimax NZ

Stabilimax NZ 棒的中间有一个双弹簧结构。它旨在为脊柱提供最大的稳定性同时保持生理运动，减少引起疼痛的异常运动。它适用于接受减压手术治疗的中央椎管或侧隐窝狭窄。Stabilimax NZ 目前正在进行临床评估，未经美国食品药品监督管理局批准。

3. Dynesys

Dynesys 它由椎弓根螺钉、插入式 PCU 间隔和贯穿式 PET 绳索组成。在装配时，绳索处于拉紧状态而间隔处于压缩状态。这些相反的力通过椎弓根螺钉作用，在屈曲、伸展时动态抵消脊柱的过度活动。在前瞻性临床试验中其被证明是治疗不稳定腰椎疾病的一种安全有效的替代方法。

4. 动态 TTL 棒

动态 TTL 棒由钛棒和插入式阻尼器组成，允许有 2 mm 的微动。其旨在以半刚性的方式稳定脊柱节段，减少骨-螺钉界面处的力。

5. PEEK 棒

顾名思义，该棒由 PEEK 材料制成。其旨在为接受脊柱融合手术的患者提供半刚性固定，可模拟腰椎的自然负荷分布。

6. DSS 脊柱稳定系统

DSS 脊柱稳定系统是一种基于椎弓根的后部耦合器装置。它是一个完全模块化的系统，由单轴椎弓根螺钉连接垫圈和球形垫片组成。允许耦合器有在生理范围内的全方位多轴运动。其设计目的是允许在总体缩小范围内进行生理运动。

7. Dynabolt

Dynabolt 是一种基于椎弓根螺钉的柔性棒。它允许有全方位运动，并且可以经皮放置，旨在减少骨-螺钉界面应力，并可通过运动实现载荷分担。

(三)临床应用情况

衰老脊柱表现出独特的退行性变。韧带从含水量变小到失去弹性，通过炎症发展到终末期肥大和钙化。小关节炎症、功能不全、滑膜退化和骨质硬化。脊柱的代谢和结构老化最终导致骨量减少、骨质疏松和功能不全。这些退行性改变会导致广泛的脊柱疾病，其严重程度、临床表现各不相同。对于韧带或关节的退变，都可以通过动态稳定系统解决。由于这是一个新领域，仍在不断发展，故大多数干预措施还缺乏支持性的临床数据。

1. 韧带退变

轻度韧带疾病，最初可能导致韧带松弛。这种状态会导致脊柱轻微不稳定。此外，椎管内特定韧带的增厚或皱缩也会导致椎管狭窄。棘突间撑开器在这种情况下总体上可能具有临床疗效；X-Stop 已证明对这些患者有效。也可以使用动态固定系统，但手术创伤更大。在许多情况下，椎弓根固定的侵袭性是相对的，小关节置换装置同样也会对解剖结构造成破坏。

中度韧带松弛会引起更严重的脊柱不稳定，导致背痛。还可能导致中央管狭窄加重。手术治疗通常需要直接减压，并稳定脊柱。可以考虑用棘突间撑开装置，但在大多数情况下缺乏足够的证据。在选定的情况下也可以使用更坚固的 Coflex。动态内固定在这一患者群体中更实用，比如 DSS 和 Stabilimax NZ。如果行椎板切除术和部分关节切除术，或者在更不稳定的情况下，可能需要更坚固的装置。Dynesys、CD Horizon PEEK 和 Dynamic TTL 具有足够的强度，可用于 1°脊椎滑脱。更严重的韧带功能障碍可导致退行性脊椎滑脱、更严重的中央管狭窄、关节侧或关节下狭窄以及继发性椎间盘塌陷，可以考虑使用更硬的椎弓根器械如 Dynesys、Isobar 和 PEEK 棒。超过 1°的脊椎滑脱、关节部分缺损和超过 50% 的小关节切除则需要用到传统的刚性固定融合。

2. 小关节退变

轻度关节囊和顽固性滑膜炎症可能导致关节疼痛。小关节表面置换技术如 Zyre 可能是有效的。中度关节功能衰竭和滑膜功能障碍会导致严重的疼痛和残疾。滑膜囊肿、小关节过度增生伴关节下狭窄和小关节退行性半脱位可通过小关节重建进行治疗。严重的小关节疾病会导致更严重的狭窄和小关节衰竭。这可能需要用到小关节置换术，适用的技术包括 TFAS、Facet Solutions 和 TOPS。

3. 椎管狭窄

轻中度腰椎狭窄伴韧带皱缩需要进行手术减压。合并的轻度不稳定性可通过棘突间撑开装置如 Coflex 和 Vertiflex 进行治疗。中重度狭窄伴不稳定可使用椎弓根器械进行治疗，如 Dynesys、PEEK 棒或 Isobar。

4. 骨质疏松

骨质质量是器械植入的首要考虑因素。骨质疏松症是大多数器械使用的典型禁忌证。与传统的固定技术相比，动态稳定技术通常可以减少骨-螺钉界面处的力，更适用于骨质疏松患者。

（四）总结

衰老脊柱在病理条件下的解决方案适应性较差，因此，更需要深思熟虑，谨慎地选择合适的手术方式。腰椎动态固定技术为各种具有挑战性的临床场景提供了有前景的解决方案，但还缺乏充分的临床数据来评估其适当性和有效性，需要严格的科学证据来支持。只有通过更多临床试验才能清楚这些技术的适应证。此外，还需要进一步发展专门评估脊柱疾病的动态因素，以指导正确选择手术技术。

（谭伟）

第七节 手术并发症的预防

随着人类平均寿命的延长，人口的老龄化进程逐渐加快，老年人脊柱外科的手术量显著增多。手术可以有效地减轻痛苦，改善功能，并可减少长期卧床引发的各类并发症，提高老年患者的生活质量；但是，由于老年患者对手术的耐受性较差，术前并存合并症较多，器官代偿功能差，术后易发生心脑肺等重要脏器的功能障碍，因此手术风险较高。如何对老年脊柱患者进行全面准确的评估，选择合理的治疗方案，尽量减少并发症的发生，是脊柱外科医师面临的重要问题。

一、术前风险评估

(一)骨骼系统的评估

临床上，对老年患者脊柱的评估包括冠状面和矢状面平衡两个方面。有许多原因导致患者站立或行走困难，包括髋关节和膝关节退行性变、椎管狭窄、脊柱后凸、躯干肌肉无力或平背畸形。因此，所有患者都应该仔细检查髋关节活动范围，包括仰卧位时的完全伸展能力。在考虑对脊柱进行手术之前，挛缩的髋关节可能需要进行一定程度的松解。有时，需要先对退变的髋关节施行手术，之后再行脊柱手术。

常规 X 线片采用站立位，应包括站立位脊柱全长的正位和侧位片以评估脊柱退变的程度，并在冠状面和矢状面评估脊柱整体序列，有条件时还应拍包括下肢的全身全长片如 EOS。照片时患者的臀部和膝盖应尽可能伸直，以获得真实的矢状面情况。此外，卧位的侧屈 Bending 位片及侧位过伸片对于评价脊柱的灵活性非常有帮助。如果患者因退变性侧弯等情况需要手术，无论是行前路松解术还是后路截骨术，这些 X 线片检查都是必要的。

因为大多数患者都存在疼痛，故 MRI 检查是非常必要的。由于许多患者因椎管狭窄导致不同程度的腿部疼痛，轴位 MRI 图像有助于显示椎管和椎间孔的狭窄，并在必要时确定减压节段。MRI 也可用于显示椎间盘的病变，另外 MRI 在排除脊柱恶性肿瘤或感染性疾病方面也很有帮助。

计算机断层扫描(CT)在手术计划阶段有助于研究骨骼的解剖情况，协助确定融合的范围。另外 CT 在分析椎弓根的大小、椎体形态方面也很有帮助。

椎弓根螺钉是老年脊柱患者手术中用于固定的主要方法，但其骨质仍然是一个问题。正常骨密度患者椎弓根螺钉的拔出强度通常约为 1400 N。然而，在骨质疏松症患者中，强度可低至 200 N。椎弓根螺钉的固定强度与置入的扭矩有关。因此，为了获得对骨质疏松的椎弓根内侧皮层更强的把持力，建议选择适合椎弓根的最大尺寸螺钉。这是仔细评估术前 CT 扫描并测量椎弓根内径的另一个原因。

如果手术涉及植入内固定器械，那么对老年患者的骨骼质量进行评估也是非常重要的。除非骨量已经严重丢失，否则很难用平片准确地量化骨量减少的程度。骨矿物质含量的准确评估包括定量计算机断层扫描（QCT）、双光子吸收法（DPA）或双能放射照相（DXA）。

（二）围手术期各系统危险因素的评估

接受脊柱外科手术的老年患者其并发症发生率和死亡率都较年轻患者高，这主要是因为他们进行手术时病情已经比较重，既往的一般健康状况也比较差。在术前评估中，应关注其心脏和肺部系统，因为许多患者已经长期久坐不动。如果患者吸烟，应鼓励他们至少在手术前4周戒烟，这不仅能够提高骨愈合的机会，还可以减少发生肺部和伤口并发症的可能性。如果怀疑已经存在呼吸系统损害，有吸烟史或涉及膈肌的手术史，应行术前肺功能检查。同样，如果老年患者有心脏缺血性疾病史，则术前应进行心功能检查。老年患者可能存在营养不良，这与败血症，伤口破裂等风险明确相关。必要时可考虑全胃肠外营养，因为它已被证明可以降低营养不良和术后感染的概率。

二、术中注意事项

老年脊柱外科手术前的全身状况评估固然重要，但手术因素对脊柱外科医师而言更为重要。减少手术时出血、减轻手术创伤对术后并发症的预防和功能康复非常重要。

（一）麻醉的选择

老年脊柱手术应尽量选择对人体干扰小的麻醉方式，如经皮椎体成形术（PVP）及经皮椎体后凸成形术（PKP）应尽可能选择局部麻醉。对老年腰椎间盘突出症和腰椎管狭窄症，如果仅需进行手术减压和椎间盘摘除，那么局部麻醉、硬膜外麻醉或腰麻就已足够。如果需要行脊柱内固定及脊柱融合，则必需气管插管全身麻醉。这就要求麻醉师从麻醉诱导到手术过程麻醉维持以及苏醒阶段都必须保持平稳，如减少不必要的气管刺激，避免血压大幅度波动。手术过程中既要使麻醉达到一定的深度，配合肌松药的应用使手术能顺利完成，又要让血压维持在安全的高度。尤其是对于有高血压病史、缺血性心脏病和脑血管病史的患者，血压不能过低。一般来说最好把收缩压维持在100 mmHg以上，甚至110 mmHg更安全。这样可以在保证心、脑、肾等重要脏器血供的同时减少术中的出血。

（二）手术的体位

一般来说，脊柱手术大都采取俯卧位的方法，其要求腹部尽量悬空，这样可以减少硬膜外的出血，减少手术创伤和应激反应。如果老年人心功能较差或肺功能较差，也可以采取侧卧位的办法以减轻心肺负担。

（三）手术技巧

在制定老年患者的手术策略时需要评估许多问题，包括矢状面及冠状位序列，复杂的椎管或神经根管狭窄，椎间盘退变，椎体滑脱或侧方移位，骨质疏松症及任何复杂的合并症等。

在手术中，除了要实现坚强的固定融合之外，更重要的是在冠状面和矢状面上获得并维持适当的平衡。对于存在脊柱畸形的老年患者更是如此，特别是在矢状面上。Glassman和国际脊柱畸形研究组（SDSG）的其他成员在对近 300 名患者的回顾研究中提出，恢复正常的矢状面平衡是所有脊柱重建手术最关键的目标。

随着椎弓根螺钉的使用和椎体切除术等技术的普及，老年患者的大多数手术都是通过后入路进行的，这包括经后路或经椎间孔腰椎间融合术（分别为 PLIF 或 TLIF），而椎体间的融合则是生物力学上成功融合的必要条件。椎体前方的支撑减少了后部内固定上的应力，并在一定程度上防止了内固定失败。

对有减压手术史的病例，椎管内的瘢痕可能会使后路手术难度增大。通过前路正中或旁正中切口将腹腔内容物牵开，以及通过腹膜后腔隙直接抵达 L3 至 L5/S1 的椎间盘时，并发症风险低。通过这种方法，可以更大范围地切除椎间盘组织，直接放置填充有骨融合材料的特制融合器。

截骨矫形术由于能够有效的纠正矢状面平衡，现已成为大部分成人脊柱畸形外科医生的常用技术。Smith-Peterson 截骨术（SPO）是一种通过双侧关节面切除的 V 形截骨术，可以在每个节段上进行适度的矫正。如果同时进行多节段的切除，则可以对矢状面整体平衡产生显著的影响；然而，SPO 的成功取决于前方椎间盘的活动度。由于矫形时后方结构压缩而前方结构需张开，故前路椎间盘必须保持一定程度的活动度。换句话说，如果椎间隙已经严重狭窄甚至塌陷，没有足够的活动度，SPO 的矫正能力将会减弱。

经椎弓根截骨术（PSO）可在单个椎体节段上获得 35° 的矢状面矫形，是一种非常有效的截骨方式。但是由于该手术涉及椎板、椎弓根和椎体后部的楔形切除，失血量可能很大，老年患者可能无法耐受。由于矫形时需要以脊柱前柱为铰链，闭合中柱和后柱，因此要求椎体前柱需要有一定的硬度，许多老年患者由于合并严重骨质疏松症，前方剩余的椎体不够强壮，椎体可能会因此塌陷，从而降低矫形角度。

现有多种技术可以用来改善老年患者的脊柱内固定强度，包括使用椎板钛缆，增加固定点，使用骨水泥强化椎弓根钉，对相邻未固定的椎体应用骨水泥后凸成形术，使用羟基磷灰石涂层的螺钉和可膨胀螺钉等。然而，内固定相关的并发症仍然是老年患者手术并发症的主要关注点。有研究发现 65 岁以上患者的内固定相关并发症发生率为 11%。早期并发症包括最上端的固定椎体以及上位邻近节段的压缩性骨折和椎弓根骨折。晚期并发症包括椎弓根螺钉或髂骨螺钉的松动或疼痛。有 26% 在内固定节段上端发生交界性后凸，包括迟发性压缩性骨折。

骶骨内固定是一个特别的问题，因为这里的骨质可能是最差的，融合失败（假关节）的风险可能是最高的。这也是为什么建议对骶骨或髂骨的长节段融合进行前后联合手术的原因，至少应在 L4-5 和 L5-S1 行前方支撑植骨。此外，由于长节段融合固定到 S1 时，存在骶骨骨质疏松性骨折的风险，因此强烈建议使用补充性髂骨钉或 S2 髂骨翼螺钉（S2AI）固定。固定在骶骨上的螺钉可以沿着 S1 的椎弓根到达骨密度最高的骶骨前方皮质或骶骨岬，或者横向外侧 30° 进入骶骨翼最厚的部分。无论采用哪种方式，重要的是要贯穿骶骨，使椎弓根螺钉实现双皮质固定，从而获得前方皮质的把持力。

(四)术中需要注意的其他问题

老年患者脊柱外科手术除了手术方案制定时应尽可能缩小手术范围外,手术当中要尽可能减少对患者的创伤。术中的每一步都要求尽可能彻底止血,手术步骤清楚、操作干练,以减少手术时间,减少出血量。同样节段的老年腰椎管减压脊柱内固定融合手术的时间越短,术中出血越少,手术创伤造成的应激反应也就越小。手术时要时刻注意出血量,必要时及时给患者补充血容量、与年轻人不同,老年人尽可能失多少血补多少血。在决定输血量时还要考虑术后引流造成的失血。

三、手术并发症及术后注意事项

接受脊柱外科手术的老年患者比青少年和年轻人的并发症发生风险更大。据报道,老年人并发症发生率为 30%~80%。

(一)减压

老年患者减压手术后并发症的发生率与年轻患者相似,文献回顾显示,老年患者腰椎管狭窄手术减压的并发症的发生率为 1.6%~11.4%,处于可以接受的水平;而糖尿病或肥胖患者的预后较差,并发症发生率也较高。

研究显示,对老年患者行微创手术进行减压可以显著提高其生活质量,且并发症的发生率较低,即使出现并发症也可以轻松处理。在部分病例中,内镜下椎间盘切除术或椎间孔成形术使外科医生能够在保留基本生物力学结构完整的情况下对有症状的椎间孔进行减压,从而推迟或减少了大型畸形矫正手术的需要。

(二)融合

以往的研究认为,脊柱融合会导致老年患者出现更多并发症。但近来的研究结果表明,尽管老年患者住院时间较长,但与年轻患者相比,其并发症发生率并没有显著差异。对于腰椎后路减压手术而言,增加内固定器械后,并发症发生率并没有显著升高,与历史数据中的年轻患者相比也没有差异。但对于长节段固定的手术,其并发症发生率较高,且年龄越大并发症发生率越高。手术时间增加、固定节段超过 4 节与手术并发症的发生显著相关。

随着年龄的增长,手术时间和术后的并发症往往会增加。手术时间、出血量和器械融合与主要并发症显著相关,因此,减少手术的侵袭性对治疗高龄患者很重要。

(三)术中并发症

手术期间的主要问题之一是失血。微创手术可以减少失血。将蛛网膜下腔麻醉应用于微创手术甚至腰椎融合手术可能是一个很好的解决方案。血管损伤可发生在胸腰段脊柱前路暴露期间,然而没有显示出与年龄相关的具体差异。

(四)术后并发症

老年人行脊柱外科手术后除了需要观察专科情况外,还需密切观察生命体征。术后心率超过 100 次/min 甚至 110 次/min,如果术前没有心律失常,则要考虑是否与疼痛和失血导致血容量减少有关。前者通过连续应用吗啡等镇痛药物可以得到解决。后者须观察血压是否偏低,这时需要检查血常规了解贫血情况,必要时应输血。心率增快会增加心肌耗氧,容易诱发心肌缺血性心脏病。贫血、低蛋白血症还容易造成抵抗力下降,使感染、发热的机会上升等。贫血还影响食欲,易造成低钠、低钾等电解质紊乱严重并发症。低钠可以造成肢体水肿、脑水肿,低钾可以引起腹胀和心律失常。老年患者术后神志淡漠须排除低钠引起的脑水肿,此时情况比较紧急,需要逐渐升高血钠。

术后还应及时观察呼吸情况,了解血氧饱和度。如果血氧饱和度突然下降且吸氧不能明显纠正,需要及时进行血气分析,检查二聚体以排除下肢静脉血栓栓塞、肺栓塞等严重并发症。发热、咳嗽,甚至无明显发热、咳嗽,但食欲减退和精神萎靡都需要及时做胸部X线片或 CT 检查以排除肺部感染的可能。

老年人脊柱外科手术后还应及时观察尿量,如有尿量减少、少尿应注意肾功能,要及时利尿,否则易导致心功能差的老年患者发生心力衰竭。

脑脊液漏是老年脊柱外科手术的常见并发症,需要及时处理,否则容易引起头痛、恶心、呕吐和电解质紊乱等情况。严重者甚至引起蛛网膜下腔感染,危及生命。术中发现硬膜破裂后能修补的应尽可能修补,术中必须紧密缝合肌肉、肌膜、皮下和皮肤各层。术后需要密切观察皮肤切口是否有脑脊液渗漏,如有渗漏,应加固缝合皮肤,减少渗漏和感染的风险。

术后谵妄是老年患者手术中最常见的并发症之一。据报道,接受脊柱手术的老年患者术后谵妄的患病率为 12%~24%。对减少术后谵妄有如下建议:①减少甲泼尼龙的使用;②使用支具促进早期运动;③减少谵妄诱导药物;④使用氟哌啶醇或喹硫平治疗谵妄和躁动。心理支持也有助于预防谵妄。

(五)晚期并发症

假关节和内固定失败是融合手术最常见的并发症,尤其是对于长节段固定。要避免这些并发症需要考虑许多问题,包括固定长度、是否固定到 L5/S1、增加椎体间融合或截骨术、骨质疏松程度及畸形矫形的策略。由于退行性脊柱畸形矫形手术晚期并发症发生率和翻修率较高,术前必须与患者讨论相关情况。

对于畸形患者来说,开放手术的并发症发生率约为 45%,而微创手术的并发症发生率为 14%。微创技术如后路经皮螺钉及侧方入路椎间融合等,现在也应用于成人脊柱的畸形矫正。但是对于严重的脊柱畸形,如果需要行截骨术,则仍应采用开放手术。

矫正矢状面失衡或后凸畸形的另一个并发症是在内固定头端邻近椎体发生交界性后凸畸形。这是后凸胸椎过度矫正所带来的问题,对于长节段内固定融合和矢状面失衡矫正的老年患者来说,这尤其令人担忧。脊柱后凸过度矫正或矢状位序列的显著改善会给相邻的未固定的近端椎体带来很大的作用力,当脊柱试图恢复到其长期序列时会出现疼痛性角状后凸的进展、内固定失败或椎体骨折。仔细处理近端内固定并保留相邻水平的韧带和小关节可以减少这种并发症的发生率。

(六)骨质疏松症的管理

低骨密度是老年人,尤其是女性的一个众所周知的现象。骨质疏松症是一种全身性疾病,骨质疏松的程度应在脊柱手术前确定,尤其是须行畸形手术的。文献回顾表明,用阿仑膦酸钠和特立帕肽治疗的患者手术融合率较高,强烈建议围手术期使用特立帕肽。除此之外,还可以采用一些手术策略,比如使用直径更大的螺钉、更长的螺钉、可膨胀的椎弓根螺钉、增加固定点、使用空心螺钉或用椎体成形术对椎弓根螺钉进行骨水泥强化,以及在最上的固定椎加用椎板钩等。此外,必须避免采取强行矫正畸形的措施。

四、合并症及管理

在计划老年患者手术时应避免与合并症相关的并发症。术后强化恢复的方案已被证明可以有效降低围手术期的发病率和成本,同时改善预后。术前对患者进行健康情况、肌肉减少症、营养不良、阿尔茨海默病和多药评估,在术前 6 周内实施针对这些合并症的治疗,使用营养补充、物理治疗和止痛药物可以尽量减少术后谵妄。

(一)术前合并症的管理

高血压是最常见的合并症。不受控制的高血压可能会增加手术风险。术前应该停止吸烟,控制血糖。如果 HbA1c>8,可以安排转诊给内分泌医生,手术应该延迟到 HbA1c 调节正常后,并通过药物治疗纠正贫血。如果体重指数>30,则应采取减重措施。一些外科医生不愿意对体重指数高的患者进行择期手术。对于疼痛控制,可以在术前口服 1000 mg 对乙酰氨基酚和 600 mg 加巴喷丁,以提供更好的术后疼痛控制。

糖尿病的存在也可能对腰椎管狭窄患者的预后造成影响。在腰椎管狭窄症减压手术的比较研究中,糖尿病患者对结果不太满意,术后并发症较多。糖尿病患者的手术疗效取决于其他合并症的存在,并发糖尿病神经病变,糖尿病持续时间和胰岛素治疗。

围手术期营养不良可能增加大型脊柱重建手术后感染的风险。高危患者应在手术前进行血清白蛋白和前白蛋白筛查,并在开始手术前进行必要的补充。同样,对于进行分阶段手术的患者,在两个阶段之间和之后,应考虑对高危患者进行营养补充,要么采用全胃肠外营养,要么采用更加推荐的胃肠内营养。

(二)手术期间的合并症管理

输血和保持血压在正常范围是手术期间合并症管理的适当措施。血糖控制也是必不可少的。

(三)术后合并症的管理

手术后良好的疼痛控制,早期动员和治疗术后谵妄的措施是必要的。有学者在老年病学家的帮助下提出了手术前的多学科康复计划。老年病学家在整个住院期间每天共同管理老年患者，即管理合并症并协调多学科康复，该措施使得术后并发症发生率较低，术后功能状态得到改善，平均住院时间缩短 30%。

（张超）

第六章

新技术在老年脊柱外科的应用

第一节　微/纳米技术在老年脊柱外科疾病的应用

随着人口老龄化，肌肉骨骼疾病变得普遍，越来越多的老年人寻求医治。目前，骨科患者中有25%年龄在65岁及以上，他们面临着智力衰退、行动不便、失禁、失眠、肌肉骨骼退行性病变等问题。人在衰老过程中会发生一系列影响肌肉骨骼系统的事件，其中受影响较大的是脊柱。在18岁到20岁的时候，人体的骨密度达到最大。随着年龄的增长，在25岁左右，肌肉的体积开始减少和力量开始下降。激素水平降低，肌肉骨骼系统发生退行性改变，会导致骨密度和肌肉力量的下降，软组织的纤维化、硬化和萎缩，骨质疏松，关节改变，以及由于蛋白多糖的减少和胶原蛋白类型的改变而导致的组织脱水（如椎间盘）。对于老年脊柱，这种纤维化和硬化降低了椎间盘的渗透性，降低了其获取和维持重要营养物质及消除有害废物的能力。椎间盘脱水会引发一系列的进行性退行性改变事件，比如椎间盘高度降低、椎间关节退变、神经结构受压从而引起疼痛。随着脊柱椎间盘发生关节炎性骨质变化，脊柱负荷模式发生改变，从而进一步加剧患者的疼痛和神经功能缺陷。

因此，当老年人患有各种各样的脊柱退行性疾病，如骨质疏松症、椎间盘退行性疾病、关节突关节受损、脊髓型颈椎病和腰椎椎管狭窄，所有这些都会导致疼痛和活动能力的丧失；然而，在当前较长的预期寿命和老年人活动水平日益增加的背景下，对脊柱和肌肉骨骼系统提出了更高的要求。在过去的十年里，为保存或恢复骨骼的运动功能，脊柱外科植入物和手术技术有了很大的发展。随着人类的总体预期寿命增加，对改善医疗保健的需求还将继续增加。随着新型医疗技术的不断发展和卫生保健环境的不断变化，医学中的微创技术不断进步，特别是在骨科和神经外科领域。

智能技术或智能系统是用来定义能够模仿人类智能的系统。就医疗设备而言，智能医疗设备一旦植入人体，就能自动感知环境变化并做出反应。智能医疗设备采用智能微传感器，可以感知pH、化学成分、应力、应变、压力和温度的微小变化。目前的智能材料能够根据特定的刺激改变其特性，微电机械技术能够在细胞层面感知和反应，纳米机电技术甚至能在分子水平起作用。

　　因此，能感知体内不良变化和控制细胞和分子的能力的智能设备可能为肌肉骨骼系统疾病提供了新的治疗方法。智能材料具有修复和重组人体组织的能力，并最终允许工程材料和支架被新再生组织所替代，这为植入物的长期使用提供了一个有吸引力的解决方案。这种新型材料应该具有如活组织那样的非线性响应能力。智能生物传感器和工具可以帮助改进手术技术和患者的预后。将微米或纳米技术融入脊柱植入物和手术工具中可以提高手术的准确性，能为显微外科手术提供精密的切割技术，甚至能操纵细胞和亚细胞结构，能协助制定基因工程的临床策略；同时通过生物传感器可监测和响应针对组织的反馈，从而为外科医生提供实时、持续的关于植入物性能的反馈。具有预编程孔隙率的智能材料可以作为植入式药物输送系统的生物筛子，来控制组织生长并可以作为疾病屏障。纳米大小的超小镊子可通过操纵分子来改变疾病的进程。

　　这些干预措施可能适用于老年脊柱疾病，包括髓核再生和置换技术、神经再生、药物的局部输送，如用于局部和可控骨生长的骨形态发生蛋白、用于长期稳定输送抗生素和止痛药，以及对植入物寿命的监测等。本节将介绍这些智能化的新技术在老年脊柱外科疾病中的应用和相关研究状况。

一、纳米生物技术与老年脊柱疾病的治疗

　　纳米生物技术是将生物技术与纳米技术在分子水平上结合，然后通过将纳米结构的材料和电子产品融入具有诊断和治疗功能的生物环境中。生物微技术将微结构材料(细胞水平)和电子产品整合到生活环境中。这些技术在临床环境中的应用被称为纳米医学。微机电系统(MEMS)和纳米机电系统(NEMS)是能够在细胞或分子水平上执行生物任务的微型系统，被视为智能技术。将微型或纳米生物技术具体应用于开发微型/纳米医疗设备将会引起医学界的变革，并有可能使组织再生，恢复活动性，增加脊柱植入物的使用时间，提高老龄人口的生活质量和活动水平。

二、药物输送系统

　　在过去几十年里，药物输送技术取得了相当大的进步；然而，仍存在不可小觑的挑战。应预先规划药物在体内长时间持续释放的时间曲线，以恒定的速度将药物从局部输送到患病微环境以克服药物的全身毒性，改善给药的便利性，提高患者的依从性，将不良反应的风险降到最低，缩短住院时间以及独立应用，这些都对药物输送的有效性提出了重大挑战。注射或口服的药物遵循一级动力学，即初次给药后立即出现血药浓度高峰，随后血药浓度呈指数衰减。这样药物毒性会随着药物水平呈指数下降，药物的疗效也会降低。以可控的方式持续释放药物以维持血药水平稳定是药物最佳释放设计方案。大多数受控的药物输送系统是经皮和皮下的，目前的研究重点是开发能够以稳定状态输送治疗药物的植入式输送系统。对于某些需要长期服用药物的疾病，如骨质疏松症和关节炎的治疗，可以受益于植入式设备。这些设备具有向生理部位提供局部连续输送药物的能力。其好处在于减少不良反应，并以模仿免疫系统生理释放曲线的方式改善反馈。

微/纳米药物输送系统具有改进药物输送的潜力。许多注射药物都可以装入新型纳米药物输送系统中，从而提高患者的依从性；然而，血药水平波动和药物浓度维持的问题仍然存在。为了实现长期植入的目标，在开发过程中使用了多种微型设备，如微粒、微针、微芯片、纳米多孔膜和微泵。MEMS 和 NEMS 为目前的药物输送方式提供了一种替代方案。精确、可重复的微米尺寸的微针被精确地设计成阵列，具有可重复使用的内腔，可以穿透组织以局部方式输送药物。人类神经对微尺度或纳米尺度的针头不敏感，因此微针头阵列用于输送药物非常适合皮肤脆弱的老年患者，可以避免疼痛和组织损伤。用于药物输送的可植入纳米通道针头可以维持药物性能的长期稳定状态，降低与传统药物输送相关的血药浓度波动和毒性风险，从而改善对药物动力学的控制。由于微针可重复使用，药物释放率可以精确建模和预测。这些系统还能通过遥测手段进行外部控制，如将一个小的药物递送芯片直接植入病变部位，以监测局部的化学环境，并根据化学变化递送药物，从而将其作为病变组织的诊断和治疗工具。

纳米孔技术已应用于微纳米多孔膜的开发，该膜具有生物、热、化学和机械稳定性，也是药物输送系统和分子筛的理想材料。它具有均匀的孔径和极薄的厚度，其孔径、孔长和孔密度均可高度控制，具有控制扩散和持续释放的能力，并可作为理想的扩散屏障，因此非常适合用于药物输送。

三、微/纳米智能聚合物技术

有许多类型的聚合物在环境刺激（如 pH、温度、压力或应变）下会表现出从亲水性到疏水性的急剧相变。这些智能聚合物或刺激反应聚合物均有广泛的医疗应用场景，例如药物输送和药物靶向系统、生物探测器、生物传感器和人造肌肉。智能聚合物是能够经历从亲水相到疏水相快速可逆相变的大分子，能在一定参数范围内经历相变的热力学系统，如压力、温度和 pH。此外，有一些蛋白质基聚合物会黏附在周围组织上或作为瘢痕组织的屏障，还有一些聚合物在自然界中具有电活性，其性质会随着刺激的变化而急剧变化。对应变率等机械性能变化有不同反应的聚合物在肌肉骨骼系统中有许多潜在用途，如人体关节的替代装置或减震器。老化常常导致关节退行性改变，其减震性能较差，脊柱的每一个椎间盘都是脊柱运动的减震器。在这些类型聚合物上施加快速应变速率会引起硬化反应，而施加缓慢应变速则会出现变形能力更强的弹性。最后，在另一种材料表面上的智能聚合物涂层的物理状态可以从疏水转变为亲水，在疏水状态下，蛋白质和细胞可以黏附在材料的表面，并且可以仿照人类细胞形成图案；在亲水状态下，这些蛋白质会被释放。这种技术可用于人体组织工程，如椎间盘或松质骨，并可为周围组织提供黏附或屏障功能。

四、纳米涂层

随着用于保留运动的脊柱关节/椎间盘置换术的出现，植入物与周围骨界面的粘附和长期固定成为挑战。生物相容性热喷涂涂层，如钛等离子喷涂层和羟基磷灰石（HA）涂层，可通过促进界面处的骨整合来改善植入物与周围骨的固定。HA 涂层厚度通常为 50~75

μm，平均粗糙度为 7.5~9.5 μm，孔隙率为 1%~10%，结合强度为 20~30 MPa。钛粉喷涂厚度为 350~600 μm，平均粗糙度为 30 μm，孔隙率为 15%~40%，结合强度为 25 MPa。太大的孔隙率和厚度可能对骨整合有限制作用。

与骨科植入物上使用的传统生物医用热喷涂涂层相比，纳米涂层或纳米结构热喷涂涂层表现出更强的机械性能，这是由其多孔特性所决定的。纳米结构涂层还具有更高的耐磨性、与基体的结合强度、抗分层性以及韧性和塑性强等特性，且与成骨细胞增殖和界面处的骨均匀形成具有密切关系，已在口腔科得到广泛应用。使用纳米结构技术可以改善植入物在骨界面的固定，有可能提高受损或骨质疏松的老年脊柱骨内植入物的使用时间。

五、生物传感器和生物芯片

虽然椎间盘退行性改变导致神经炎症和疼痛的确切病理机制尚未确定，但现代化学分析技术可以用于识别参与退行性级联反应的生化标志。临床研究表明，椎间盘纤维环和髓核细胞均可表达神经营养因子 NGF 和 BDNF 等因子，可影响和增强退变椎间盘的神经支配和疼痛。在非退变和退变的椎间盘细胞中，癌基因 Trk-A 和 Trk-B 的表达提示神经营养因子在调节椎间盘细胞生物学中起自分泌作用。此外，椎间盘退变和突出的过程中还涉及多种细胞因子，白介素-1（IL-1）和肿瘤坏死因子-α（TNF-α）是参与椎间盘退变发病机制的标志物。

化学标志物是存在于病变组织附近的滑膜和液体中的大分子。识别退行性改变标志物可以诊断早期脊柱退行性改变，并能在组织愈合和疾病可逆转的早期阶段提供治疗。微型生物传感器可以用于检测和定位特定的疾病相关分子和蛋白质。目前的蛋白质检测方法标记过于耗时，且蛋白质必须在高浓度下进行检测，但可植入的微型生物传感器提供了一种很好的解决方法，其允许在小剂量下进行实时分析，这缩短了患者的检测时间。用于诊断的生物传感器已经成为一种很有前途的工具，与传统方法相比其能更精确地检测生物分子间的相互作用。纳米悬臂和/或微悬臂是通过检测悬臂弯曲或振动频率的变化而充当物理、化学或生物传感器的设备。它类似于小型的跳水板，并以固定的间隔上下移动，从而将分子或蛋白质识别转化为纳米或微尺度的机械运动。机械运动可以被光学或压阻读出、探测器系统检测到，吸附在微悬臂上的分子可以引起振动频率变化和微悬臂的偏转。固定在悬臂表面的生物分子可将表面应力传递给系统识别。如果分子质量的变化破坏了这种表面应力，或者当特定质量的分子吸附在其表面时，读数将反映这种变化，病变分子就可以在非常早的时间点以非常小的剂量被检测到。利用悬臂检测振动频率的变化，还可以用于测量和监测黏度、密度和流速。

生物芯片或芯片实验室是微流体设备，它可以进行多种实验室功能和流体分析，有比单个细胞更小的微通道设计，具有较大的表面积-体积比，液体遵循层流通道。芯片实验室通常指将单个或多个实验室过程缩小到芯片格式。对患者血液样本进行的常规实验室工作用于检测与疾病相关的生化变化，通常需要一到两周的时间才能获得诊断结果。这种生物芯片可以在几秒钟内对微量血液进行多次迭代的连续分析，故有可能及早发现退行性疾病。早期发现病变分子可指导早期治疗与发现脊柱老化相关的退行性过程，有可能阻止或逆转疾病的进展。退行性过程可能从椎间盘退变和脱水开始，会导致身高降低、关节突肥大和伴随退行性过程的骨质异常，包括骨质疏松。如果早期发现，退变可能终止或逆转。

六、小结

微/纳米技术的进展为增加老龄人口的寿命和改善生活质量提供了新的机会。微/纳米医学有可能改变医学的未来。目前的重点研究领域包括：①靶向特定细胞通路的基因和药物治疗传递系统；②开发新型生物材料和组织工程来指导组织再生；③用于诊断监测和治疗反应的生物传感器和生物芯片。对于脊柱退变的老年患者，微/纳米医学通过成骨诱导和导骨作用可再生骨组织的分子。纳米操作、基因治疗、定向药物输送以及纳米和微支架的发展，使它们具备了逆转骨质疏松的潜力。生物传感器和生物芯片不仅可以诊断脊柱的退行性疾病，还有治疗早期发现的退行性病因的可能，以避免最终的融合替代方案，为老年人脊柱外科疾病的治疗带来福音。

（范磊）

第二节　3D 打印技术在老年脊柱外科的应用

3D 打印技术是指通过连续的物理层叠加，逐层增加材料来生成三维实体的技术，与传统的去除材料加工技术（减材制造）不同，因此又称为增材制造。作为一种综合性应用技术，3D 打印综合了数字建模技术、机电控制技术、信息技术、材料科学与化学等诸多方面的前沿技术知识，具有很高的科技含量。目前，该技术在工业设计、建筑、航空航天、医疗、教育、汽车制造等领域均获得了越来越广泛的应用。其中生物医疗领域是被业界公认的 3D 打印可以大规模推广应用的第一大产业领域。根据市场研究公司的报道，在过去的 30 年中，增材制造行业的年复合增长率达 26.2%。中国作为人口大国，目前健康医疗服务业仅占 GDP 的 5% 左右，伴随物质条件的不断改善和老龄化的趋势，人们对医疗服务的质量要求越来越高。

骨科是应用 3D 打印技术最积极的医学学科之一。3D 打印不仅能通过制造与病灶部位一模一样的模型为医患提供可视化分析，还能通过导板技术引导医生在术中精准地进行置钉或骨切除。通过 3D 打印还能为特殊部位或大段骨缺损的患者个性化地定制内植入物。

3D 打印技术为实现对脊柱外科患者的个体化精准治疗提供了实现渠道，逐渐成为国内外医学界研究的热点问题。本节将介绍 3D 打印技术在老年脊柱外科疾病中的应用。

一、3D 打印模型在脊柱外科的应用

近年来，随着计算机技术及医学三维可视化研究的发展，有关人体结构的三维可视化

研究及计算机辅助骨科技术也逐渐成为国际医学界研究的热点，在临床应用中表现出极大的现实意义。3D打印骨科模型能够清楚、直观地观察到病变部位的解剖结构，对于疾病的诊断及准确的术前规划可起到有效的辅助作用(图6-1，图6-2)。

3D打印模型是直接从计算机数据建立模型的过程，以前被称为快速成型(rapid prototyping，RP)技术。快速成型最初用于通过CAD技术精确构建产品和部件的物理模型，最初应用在汽车和航空航天领域，因为在这些行业首先应用了当时昂贵的计算机辅助设计/制造(CAD/CAM)系统。从那时起，计算机的处理能力和软件的进步几乎使所有行业都在使用CAD/CAM，这促进了对RP的需求。在20世纪80年代和90年代，RP系统的数量急剧增加，并提出了一系列新的材料和工艺方法。

3D打印模型制造的完整流程主要包括5个步骤：

(1)3D模型生成：利用三维计算机辅助设计(CAD)或建模软件进行建模，或通过三维扫描设备(如激光扫描仪、结构光三维扫描仪、CT、MR等)获取3D模型数据。所得到的3D模型数据格式可能会有区别，有些可能是通过扫描所获得的点云数据，有些可能是建模生成的NURBS曲面信息等。

(2)数据格式转换：将上述所得到的3D模型转化为3D打印的STL格式文件。STL是3D打印业内通用的标准文件类型，它是以小三角面片为基本单位的即用三角网格离散近似描述三维实体模型的表面。

(3)切片计算：通过计算机辅助设计(CAD)技术对三角网格格式的3D模型进行数字切片，将其切为薄层，每一层对应着将来3D打印的物理薄层。

(4)打印路径规划：切片所得的每个虚拟薄层反映的是最终打印物体的横截面，在将来进行3D打印时打印机需要用类似光栅扫描式填满内部轮廓，因此，需要规划出具体的打印路径，并对其进行合理的优化，以得到更好的打印效果。

(5)3D打印：3D打印机根据上述切片及切片路径信息来控制打印过程，打印出每一个薄层并层层叠加，直到打印物体成型。

(一)制造医学模型的基本原则

一般来说，制造医学模型时应根据其特点适当选择不同的技术。和工程学产品不同，在制造人类解剖模型时可能面临更多挑战，最重要的是考虑构建方向，因其会对模型的构建时间和花费、表面光洁度和模型质量、所需支持及失败风险产生影响。

1.构建时间和花费

所有的工艺都建立在分层制造基础上，打印机构建一层、材料沉积到下一层，然后重复这一过程。一般而言，材料沉积阶段所需时间越长，构建失败的风险也越大。因此，正确导向模型可最大限度地减少层数，减少构建时间。一般而言，模型的成本与构建时间成正比，因此，构建时间越长，模型的成本就越高。

2.表面光洁度和模型质量

分层构建的过程可能使倾斜或弯曲的表面产生阶梯效应，建造的方向对阶梯效应有很大影响，因此制造时要确定所需的最佳质量面；然而，人体解剖结构通常在各方向上都是曲面，且不同方向上的表面质量差异很大，故难以确定最佳方向。例如长骨基本上是圆柱形，平放构建可最大限度地减少建造时间和成本，但模型的层次感不佳；若竖向构建模型将极大地增加成本和时间，但质量更佳。

3. 支撑材料

在构建过程中需要给模型提供支撑。有些支撑是和模型一起构建的，有一些则是用一些废料来支撑，这样可以极大地减少成本。但也需要考虑构建支撑的过程，以及随后的清除对模型质量的影响。通常情况下，支撑越多，清除的时间就越长，这就增加了整体交付时间和人工成本；同时表面光洁度和质量也会受影响，因为在去除支持物后大多会在模型表面留下痕迹。在构建医疗模型时，还应考虑到内部空腔，如颅骨的支持物可能难以或不能手工清除。水溶性支持物可用溶剂除去，虽然仍然推后了整体交付的时间，但可降低人工成本，空腔内的支撑也更易被清除。定向制作可以尽量减少支撑材料，但材料成本高。在某些情况下，支撑材料可能比实际模型大很多。

4. 构建失败

虽然 3D 打印机能够长时间可靠地独立运行，但构建过程中也可能受到机械参数和构建局限的限制。人体解剖模型高度复杂的形式及建造性质，使得构建医疗模型的失败风险更高。通常情况下，构建失败的风险很大程度上取决于工艺。在大多数工艺中，定向模型是最稳定的，因其底部比顶部更宽。一般而言，所需支撑越少，构建失败的风险越低。当然，经济因素也很重要。大多数机器的参数被设置为最快、最经济的模式；然而越快，构建失败的风险就越高。医疗建模相对复杂，应选择较低风险的制造参数，因此与工程模型相比，其构建时间和成本相应地增加了。

5. 数据质量

构建方向是通过模型的形状和大小决定的，但计算机在构建数据时也受到方向选择的影响。数据格式的选择会影响模型的构建方向。例如，SLC 文件在创建数据时选择的方向是固定的，如果与原始扫描数据方向，数据的质量就高；关节可以看成是 2 个不同的骨头的连接，因此可以根据两端骨进行独立构建，这样可以节省时间或成本。

(二)模型的分割、分离和连接

1. 分割

在构建模型时应该考虑模型的特性、用途及大小，如果模型由多个部分构成，就需要通过分割制造拼接才能得到最后的模型。从原始数据或数据库(例如 STL 数据库)中挑选数据时，应减少模型中不必要的部分以减少构建时间和成本。分割同样适用于大模型和内部空腔的构建。分割模型时应同时构建一个锁扣结构，使被分割的部分能很容易地合拢。有很多软件包有这种功能。

2. 分离

相对于分割模型的方便定位，分离可以区分相邻的解剖结构。通常，从原始扫描中获得的数据中，不同解剖结构的数据是相近的。因此必须编辑数据，分离不同的解剖结构使其能够分别构建，这样也便于医生观察。

3. 连接

如果结构间的空间关系很重要，构建模型时应同时构建其物理连接。这可通过在不同的部分间放置支撑来实现，但支撑有时强度不足，因此需要建立连接结构使单独的部分连起来。在构建这样的连接时，应使其清楚地呈现并远离重要结构，且不可与解剖结构混淆。

（三）内部空腔

内部空腔是构建医疗模型的特殊问题。如前所述，需要去除支撑，但进入内部空腔的物理通道是有限的。使用可溶性或低熔点的支撑材料可能更好，但去除他们仍然需要足够大的通道。内部空腔问题（大小不正确）可导致构建失败。不完全封闭的空腔会产生不良影响。内部空腔的主要问题是如何清除支撑材料和废料。有多种技术可以解决该问题。如果空腔小且完全封闭，可以用材料填满空腔；但如果日后须锯开或钻开模型，填充材料就可能会泄漏。这些松散的粉末、溶剂或液体树脂可能会损坏模型并且可能对使用者和患者有害（即使是轻微的健康风险；危害因材料而异）。在空腔较大或重要的地方，可以进行人工开孔，使废料自动或通过手动排出。构建开口时，位置和形状应该明显突出，不能与解剖结构混淆，例如，排水孔应设置为正方形，这样就不会和自然产生的洞相混淆。

（四）医疗模型的清洗和灭菌

产品与皮肤直接接触或者临时将产品植入或长久植入体内，有必备的标准条件。随着使用者和接受治疗者风险的增加，产品制作流程中的清洗和灭菌环节变得越来越重要。

相比建材制造产生的污染物如切割液、油、切屑，3D打印产生的非生物污染物较少。但在材料加工和后处理流程中却有很大机会引入污染。当产品作医疗用途时，这些污染物就有潜在危害。虽然3D打印后要进行清洗，但清洗过程仍会有大量偏差，尤其是处理那些复杂解剖的结构体时，清洗液和清洗器具难以彻底清洗干净。影响因素包括物件的几何特点（它是否具有深的裂隙，具有阻碍支撑结构移除或阻碍充分清洗的特征）和预期用途（用途决定了材料检测必需的级别以及接受清洗和灭菌的程度）。

医疗模型能否接受严格的清洗和/或灭菌，关节是须最先考虑的。用粉末成型等3D打印技术制造的模型是经不起严格清洗和灭菌的。无空腔的模型更易清洗和消毒。不需要支撑结构的工艺或者支撑和预期部件使用同一种材料的工艺则有更大优势；然而支撑和预期部件使用同一种材料也有缺点，即支撑不能彻底去除并会留下移除痕迹。使用喷头技术可使支撑包绕预期部件，但这进一步增加了充分去除残留物和意外污染物的困难。尽管3D打印技术在医疗领域被广泛应用，但关于如何清洗和灭菌的专业文献有限。

清洗的目的：一是去除非生物（加工过程）污染物，二是降低生物污染（生物负担）至可控水平。每种工艺各有其独特的后处理和清洗方法。清洗医疗器具时须依据构造参数和后处理流程，而材料供应商和模型生产商的指导有限。总体而言，任何清洗方法都需要在严格的环境下进行，要求污染物质少或生物混入风险低。这要求我们认真考虑引起污染的途径并避免，更要认真考虑清洗流程对材料理化性质的影响。对于树脂材料可以用异丙醇等溶剂进行清洗。超声清洗方法通常用来去除金属化合物中的污染，但用来去除高分子聚合物中的污染的有效性不如前者。

灭菌的目标是去除液体、药物或其他化合物中的所有微生物，使存在活微生物的概率降低至百万分之一。灭菌方法繁多，常见的方法有高压蒸汽灭菌法、伽马射线法和环氧乙烷法。

大多数医院使用的是高压蒸汽灭菌法，其原理是通过消毒/清洗环节结合高温蒸汽和高压，去除残垢和灭菌。完整流程耗时约 4 h。如果循环灭菌流程中有任一环节提示未能灭菌，则循环重置。高压蒸汽灭菌法利用了高温和高压，因而不宜用于许多高分子聚合物器具的灭菌，尤其是当这些器具需要灭菌多次时。

伽马射线法常用于一次性医疗耗材和不耐高热、蒸汽物品的灭菌。该方法常用于医疗仪器工厂，医院并不常见，且辐射会破坏一些高分子聚合物材料。

环氧乙烷法用于不耐超过 60 ℃ 的高温和/或辐射的物品的灭菌，如塑料。该方法通常应用于大量一次性耗材的灭菌。医院通常把该灭菌工作外包。原因之一是环氧乙烷气体高度易燃、有毒、致癌，且有损害生殖系统的副作用。

总体而言，关于灭菌流程对许多材料理化性质的影响的研究并不多。

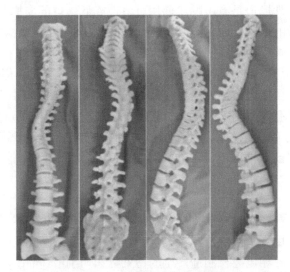

图 6-1 3D 打印脊柱侧凸模型

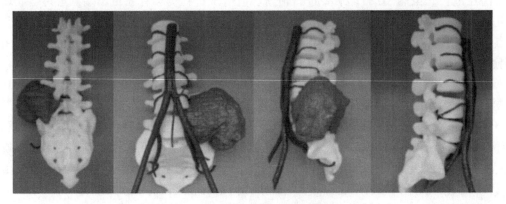

图 6-2 3D 打印脊柱椎旁肿瘤模型

二、3D 打印导板在脊柱外科中的临床应用

近年来，3D 打印技术在医疗领域的发展尤为迅猛，各类 3D 打印产品陆续进入医疗领域，其在脊柱外科领域的应用报道最为突出。利用 3D 打印等比实物模型的方法虽然可以更有效地开展术前规划和手术模拟，但一些特殊部位如上颈椎、骶骨和一些特殊疾病如脊柱侧凸等，均给椎弓根钉的植入带来了极大挑战；同时由于病变的特殊性，有时在术中不

能非常准确定出切除边界。而 3D 打印导板的出现，为术中精准置钉和精准截骨提供了可行而经济的方案。

（一）3D 打印截骨导板

3D 打印技术可以设计个体化的截骨导板，使术者能在导板的指引下更准确地完成截骨，显著提高手术的精确性，降低手术医生的学习成本，且对医疗安全的提高有重大的意义。目前截骨术在中重度脊柱畸形矫正中扮演着至关重要的角色，其主要手术方法包括后柱截骨、经椎弓根楔形截骨、全脊椎切除术等。当确定了截骨平面后，以椎板、棘突为模板域提取反模，建立虚拟的截骨导向模板，导入软件可再次验证截骨效果。然后将 STL 格式

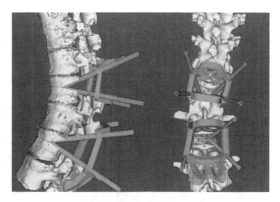

图 6-3　截骨导板的设计

的虚拟导板通过 3D 打印技术生成模板实体，最后经过消毒灭菌即可用于辅助术中操作（图 6-3，图 6-4）。

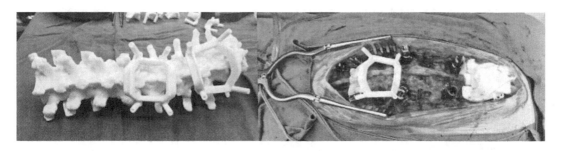

图 6-4　截骨导板在术中的使用

（二）3D 打印置钉导板

钉棒固定是维持脊柱手术部位稳定性的常用手术方式。而在某些脊柱疾病的手术治疗中，由于脊柱椎弓根解剖结构的复杂性和变异，给椎弓根螺钉的准确置入带来了一定困难，且失误后可能造成严重后果。用 3D 打印技术制作的置钉导板能够为准确置入脊柱椎弓根保驾护航。

置钉导板由基底部和导管两部分组成。基底部用于贴合椎板及棘突等骨性解剖结构，导管则可以用于辅助螺钉植入前的开孔和钻孔。目前，已有多种商业软件可用于置钉导板的制作，不同的软件有各自的操作特点，但总体操作步骤大体相同。患者须行 CT 扫描，并将影像数据以 DICOM 格式保存，然后将数据导入医学多层影像处理软件进行骨骼模型的重建并提取目标椎节的 3D 模型。然后将椎节 3D 模型导入逆向或 CAD 软件进行置钉导板的设计，最后使用 3D 打印机完成模型的制造。

在手术过程中，须完全去除置钉节段棘突和椎板表面的软组织，以确保导板与骨性结构完全贴合。若表面软组织未完全剔除，导板将不能牢固地固定在骨性结构上，故钻孔时将会造成导板晃动，从而影响螺钉导航的精度。因此，在利用导板钻孔前，应仔细检查骨性结构表面软组织是否完全去除，确保导航的可靠性。此外，在置钉导板的设计过程中还应注意细节，以提高置钉导板的导航精度。首先，CT 扫描时推荐使用薄层扫描（0.625 mm），因为在后续骨骼建模过程中其可为 3D 数字建模提供更多表面细节。多椎节一体化的导板会受到节间运动的影响，往往会导致导板与骨性结构贴合不佳，从而影响导航精度，所以在设计和制造过程中，每个导板应仅对应单一椎节（图 6-5，图 6-6）。

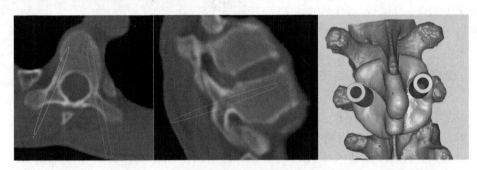

图 6-5　脊柱侧凸椎弓根螺钉置钉导板的设计

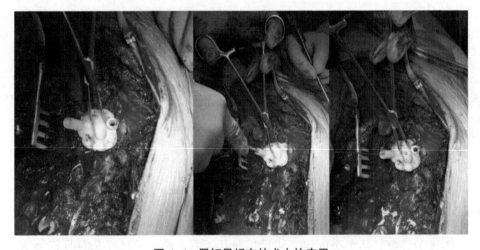

图 6-6　置钉导板在的术中的应用

（三）注意事项

3D 打印的截骨导板可以辅助脊柱后路减压、开窗及复杂脊柱畸形截骨矫形等。截骨导板在设计时，需要综合考虑脊柱矢状位及冠状位的平衡、脊髓有无序列堆积及过度牵拉、椎前血管的顺应性等因素。如果截骨或减压范围过小则无法达到改善外观畸形、恢复脊柱平衡、解除神经压迫的目的，但截骨或减压范围过大也会破坏脊柱结构的稳定性，造成神经功能的损害，因此精确的截骨范围是截骨导板的设计关键。

与传统 X 线透视辅助或徒手置钉相比，使用手术导航系统能够显著提高置钉的准确性。但是，由于导航系统的昂贵成本和使用不便，其应用受到了很多限制。3D 打印置钉导板可避免上述问题。由于 3D 打印置钉导板与椎体后方的骨性结构紧密贴合，所以任何脊柱的空间位移或节间运动都不会影响导板的导航精度。即使发生了移动，也可以很方便地在直视下调整，而不需要像导航系统那样耗费大量时间。已有大量文献证实了使用置钉导板技术置钉在各种类型手术中的准确性不差于导航；但是，目前 3D 打印置钉导板技术也存在一定的不足。首先，3D 打印置钉导板设计制造过程较为复杂，需要医生花费大量时间学习、掌握其设计流程。其次，3D 打印置钉导板存在数天的设计制作周期。今后应进一步简化 3D 打印置钉导板的设计制造方法，以便医生快速掌握该项技术并缩短患者的等待时间。

三、3D 打印内植入物在脊柱外科的应用

在脊柱外科中，由于脊柱解剖结构的复杂多变性，手术操作复杂，术中还涉及脊髓、神经根、椎旁血管等重要解剖结构，故对外科医生的经验和手术技术要求极高。在某些特殊部位如上颈椎和骶骨，包括长节段病灶如肿瘤切除后，在生物力学和组织相容性上并没有良好的植入物可用于进行有效重建。3D 打印个体化内植入物的出现，为这些难题的解决提供了可行途径。目前的 3D 打印内植入物主要有椎间融合器、3D 打印人工椎体等；而 3D 生物打印还可以利用 3D 打印技术打印出仿生脊髓生物支架。组织工程技术为脊髓损伤的恢复带来了新希望。

（一）3D 打印脊柱假体

对于椎间盘或椎体切除后的空隙，传统的方法是植入自体骨。但该方法存在供骨来源有限，供骨区并发症，松质骨的生物学强度不足，皮质骨骨整合能力欠佳等缺点。为了克服这些不足，又出现了钛合金的和 PEEK（聚醚醚酮）的钛笼和人工椎体，但还是存在一些缺点。首先，这些材料与骨的弹性模量不一致，比骨硬度大。因此在与骨的接触面会产生应力遮挡效应，引起假体周围的骨吸收。其次，由于椎体的上下终板不是完全平行的，有的特殊部位还是异形结构，这些假体不能很好地贴合和匹配。不合适的内植入材料会影响融合及长期的稳定性。随着 3D 打印技术的出现，符合人体工程学、易于制备并且具有高匹配度的个体化假体正在逐步出现。通过计算机辅助设计，个性化的假体可以最大限度地贴合切除后的空隙；另外，3D 打印技术可以把假体的内部结构和界面设计出仿骨小梁的蜂窝结构，从而从理论上提升稳定性和融合率，避免继发性沉降、移位等并发症。

3D 打印假体首先需要对患者的脊柱进行薄层（层厚 1 mm）CT 平扫，进行 DICOM 数据采集，通过计算机辅助设计出形状和尺寸合适的假体，并通过软件模拟不同技术规格的融合器植入后脊柱序列的恢复程度、以及矢状面平衡的纠正程度，从而确定最优的尺寸。这些虚拟现实仿真分析的数据须交由主刀医生修改后才能生产。

选择性激光熔融技术是目前制备多孔钛合金 cage 最常用的生产方式。在此过程中，先利用薄层钛合金（TiAl6V4）粉末制备好一层基板，将其余的钛合金粉末材料完全熔化后，可通过激光束固结形成致密层。每次底板下降 30~50 μm，然后不断重复该过程，直到形

成最终的多孔结构。这些多孔结构可以模仿人体骨小梁结构，为骨融合提供良好的条件，且术中无须移植额外的人工骨(图 6-7)。

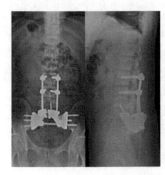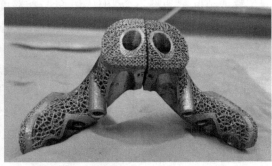

图 6-7　3D 打印骶骨假体

当脊柱中的肿瘤等疾病累及长节段脊柱需要手术切除时，目前很少有办法可实现有效重建。传统的钛网不能与残存的骨性结构及力线轴线相匹配，并且有着较大的沉降风险。这主要是因为钛网与椎体只有有限的接触面积，多椎体次全切导致植入体较长，另外骨质疏松等器质性病变也影响了稳定性。3D 打印赋予了个体化植入物优良的理化特性、生物相容性、成骨活性和骨整合。个体化植入物有一个相互关联的、高度均匀的骨小梁孔隙网。适当的孔径和孔隙率能增加骨诱导能力且可降低植入物的弹性模量。通过 CAD 可以控制材料的尺寸和孔隙率，以平衡抗压强度和杨氏模量，从而减小应力遮挡效应或长期沉降风险。

作为钛合金假体的替代物，PEEK 材料假体正逐步得到广泛应用。PEEK 材料的椎间融合器表现出与金属材质椎间融合器相似的稳定性，且可以降低对相邻终板的压力。目前也有 3D 打印的 PEEK 假体用于临床。

个性化的 3D 打印假体尽管有这样那样的优势，但其缺点也不容忽视。首先，其高昂的制造成本和较长的制造时间，给临床应用带来不少困难。其次，由于没有植骨，其长期的稳定性在某些病例中不能得到保证(图 6-8)。因此，有人提出采用人群数据来制造商品化的 3D 打印假体(图 6-9)，以降低成本，但这样又失去了个性化定制的适形优势，其长期稳定性的问题也没有得到解决。

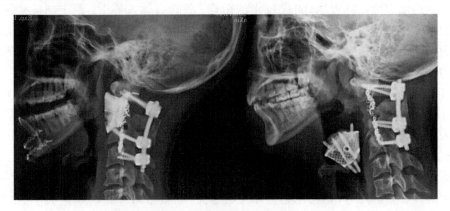

图 6-8　定制化上颈椎假体术后假体松动脱出

3D 打印技术应用于脊柱外科内植入物的个体化定制，实现了内植入物的多样性，满足了解剖学、人体工程学、生物力学等多方面的要求，尤其在特殊、复杂手术中，提高了手术速度与疗效。但在脊柱内植入物的临床应用方面尚属起步阶段。个性化 3D 打印可动人工椎体虽然在形态上实现了较好的适配，但其假体与周围组织间的生物连接、生理功能适配性还有较大的差距，且存在内植入物力学性能（强度、刚度、粗糙度、孔隙率等）与周围骨及

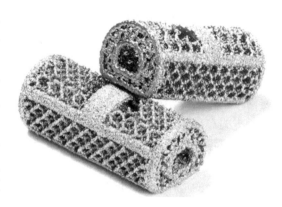

图 6-9　商品化 3D 打印颈椎假体

其他组织最佳适配，以及内植入物植入后近、远期稳定性问题。尚缺乏有效且完备的内植入物形态、生物力学与周围组织的适配评价标准等。

（二）3D 打印仿生脊髓生物支架在脊柱脊髓损伤中的应用

脊髓损伤后的功能恢复是脊柱脊髓损伤治疗中的一大难题。研究表明，受损脊髓的功能恢复要通过实现脊髓结构性重建、促进细胞再生及调控细胞外基质分布等，使受损的神经元再生，并恢复轴突的传导功能。组织工程技术是一种重建缺损组织并促使其再生的新兴技术，其兴起和广泛应用为脊髓损伤的恢复带来了新的希望。应用组织工程技术构建的桥接能连接损伤脊髓的两端，重建引导轴突至支配靶点的定向排列结构，并引导轴突定向生长，从而实现近乎正常生理结构的脊髓重建及再生。组织工程技术的基本要素包括种子细胞、生物支架及生物活性因子等，其中生物支架可以模拟细胞外基质的生理状态，从而有利于细胞的黏附、迁移、扩增和分化。因此，生物支架的构建是组织工程技术的基础，生物相容性良好的脊髓生物支架和理想的种子细胞是脊髓组织工程中的关键。

脊髓生物支架成为组织工程技术治疗脊髓损伤的研究热点，而其中生物支架材料的选择则至关重要。目前，可用于组织工程支架的材料可分为天然材料和人工合成材料。其中天然材料包括胶原、壳聚糖、琼脂糖/藻酸盐等提取蛋白或者碳水化合物的聚合物，优点是具有生物可降解性、无毒性、多孔隙性等，缺点是力学性能较差，降解过程不易调控。人工合成材料是将不同物质经化学方法或聚合作用加工而形成的材料，如聚乳酸、聚羟基乙酸/聚乳酸等，优点是兼具良好的生物学、力学及材料学性能，且具有独特的降解可控性，缺点是降解单体易集中释放，易引起免疫反应。因此，每一种支架材料都有各自的优缺点，并且单独应用一种支架材料并不能完全促进神经的再生。目前很多研究致力于构建复合材料的脊髓生物支架，在确保力学及材料学性能的前提下，使其能为轴突生长及种子细胞的存活提供各种营养物质，营造有利于轴突再生的微环境。传统的生物支架构建技术采用低温成型、模型注塑及物理和化学交联等方法，故精度难以把握，生物支架的性能差异很大，不能改变支架的走向和孔隙，无法满足仿生脊髓生物支架精密的内部结构和直径小的需求；而对于构建复合材料的生物支架，传统的构建技术也无法同时保证不同材料的生物学性能和材料学性能。

3D 打印技术的出现为解决上述问题提供了可能。首先，3D 打印技术材料的选择具有多样性；其次，3D 打印技术可以按照预设的模型精准打印，具有成型迅速、样品标准、规模量产，以及可根据需要设定孔隙率，为细胞生长提供条件，并完美匹配支架的降解速度与成骨速度，满足个体化定制需求等优点。此外，随着 3D 打印技术的发展，在组织工程中可将活细胞作为打印材料的一部分，在制备生物支架时可以一起打印出来，实现组织工程中生物支架和种子细胞的有机结合。如张仁坤等将 3D 打印的加载了基因修饰后的神经干细胞的胶原蛋白-硫酸肝素仿生脊髓支架用于修复大鼠脊髓损伤后的神经环路，结果显示对运动和感觉功能恢复均有促进作用。因此，3D 打印仿生脊髓生物支架在脊髓损伤修复领域具有广阔的应用前景，但目前的研究大多尚处于动物实验阶段，在临床中的应用仍有待进一步探索。

四、3D 打印矫形支具

矫形支具多用于矫正儿童和青少年脊柱的畸形。由于他们的脊柱尚处于发育阶段，具有一定可塑性，因此支具可以发挥很好的矫正作用，可使畸形生长的脊柱尽可能地回到正常轨迹。

脊柱矫形支具治疗是脊柱畸形综合治疗中最重要的组成部分之一，是脊柱畸形治疗中唯一得到广泛实践证明有明确疗效的非手术治疗方法。其目的是矫正脊柱畸形、防止畸形发展、改善外观和维持脊柱平衡，以及治疗或辅助治疗不同病因引起的脊柱畸形。通过矫正脊柱的异常力学关系，减轻躯干的局部疼痛，保护病变部位免受进一步的损伤，支持麻痹的肌肉，预防、矫正畸形，以及通过对躯干的支持、运动限制和对脊柱对线的再调整达到矫治脊柱疾病的目的。

传统的支具制作方法通常是采用石膏绷带在患者躯干上取出模型，然后依靠技师通过手工修整填补石膏来得到支具模型，再使用热塑板在石膏模型上通过热塑成型得到最终的支具。该过程复杂，取型时间长；石膏浆会沾到患者身上，结束后还要清理，这让患者感到极度不适。由于畸形失去了对称性，手工建模无论是力的大小、位置的准确性都存在较大的误差，患者戴上后可能达不到预期的效果。由于每天穿戴矫形支具的时间很长，且传统支具透气性很差，夏天常难以忍受，再加上支具本身带来的外观上的改变，容易导致患者心理负担过重，不愿意穿戴。随着矫形的改变，支具可能偏小或不合身，此时如果不重新进行取模制作，就会影响疗效。

3D 打印矫形支具是根据 3D 扫描仪或者患者的影像学检查数据进行建模，然后根据力矩及力的大小、位置、方向对模型进行处理，然后打印出来。该技术采用无接触式光学扫描取型，患者无任何不适，取型现场洁净，过程迅速，结果精确，而且数字模型处理和矫形支具建模都是由专业软件完成的，直接将矫形支具数字化立体图形用 SLS 方式打印出来，省去了制作实体模型的过程。

3D 打印可以及时调整、修正支具，支具外形可以按照肢体躯干大小、外形、临床功能要求来设计，故更符合生物力学特点和临床治疗要求，更符合人体工程学特点，更贴合患者皮肤软组织轮廓。针对不同患者、不同病变、不同功能要求，在保证支具基本功能的前提下，尽可能地满足患者的个性化要求，实现理想的支具个体化。比如镂空结构使矫形支具更轻便、透气，可减少患者因长期穿戴矫形支具造成的皮肤问题，同时能够保证有足够的结构强度和矫正力。镂空图案可个性化定制，并能够根据功能需要做出调整，这使得患者更容易接受和配合矫形治疗。其外观新颖、独特、时尚，能满足儿童和年轻人的个性化需求（图 6-10）。

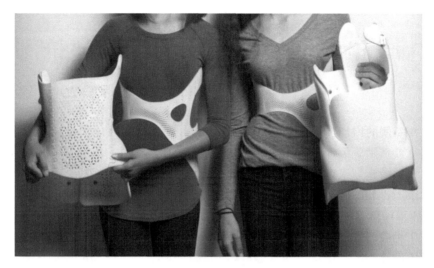

图 6-10 3D 打印矫形支具

（范磊）

第七章

老年脊柱外科疾病的疗效评价

随着医疗费用的增加，医保资金的使用日益严格，怎样高效地治疗老年脊柱外科疾病变得越来越重要。随着医疗改革向基础价值的转变，必须利用一个由多种方法构成的客观框架来衡量干预措施为患者带来的总体价值。目前广泛使用的方法包括质量调整生命年（quality-adjusted life year，QALY）、最小临床重要差值（minimal clinically important difference，MCID）和实质性临床益处等。此外，还有许多与健康有关的生活质量调查，以更集中和临床相关的方式识别和客观地跟踪患者的疾病进展和结果。本章将介绍与评估治疗价值相关的策略。

在最新版本的《全球疾病负担研究》中，腰痛被列为全球致残的主要原因。欧美国家老年人腰背痛和脊柱外科疾病的患病率较高；而随着我国人口老龄化的加剧，老年性脊柱外科疾病的患病率也不容乐观。伴随患病率的增加，相关的治疗费用也在上涨，而这一趋势预计还将继续。在美国，用"银色海啸"一词形容 65 岁以上人口占比的快速增长。预计到 2040 年，65 岁以上人口占总人口的比例将从 2010 年的 13% 增加到 20%。这就使得大量老年脊柱外科疾病的治疗方案和策略变得更为复杂。鉴于老年脊柱外科疾病的发病率和治疗方法的多样性，非常有必要评估老年脊柱外科疾病各种治疗方法的价值。

一、干预措施质量的衡量标准

质量调整生命年（quality-adjusted life year，QALY）是一个有助于资源分配决策的工具。它用质量加权的生命年来量化健康状况。一个 QALY 相当于一年的完全健康，死亡就是零 QALY。在非最佳健康状态下度过的时间是一个 QALY，范围从 0 到 1，数值越大，健康程度越高。当状态比死亡更糟糕时，负 QALY 也是可能的。换句话说，QALY = 生活质量 × 生活年数（QALY = quality of life × quantity of life）。因此，一个治疗的成本效益（cost-effectiveness，CE）被定义为 CE = 治疗成本/QALY。世界卫生组织将具有成本效益的干预措施定义为每获得一个 QALY 的成本为低于年人均收入的 3 倍。在美国，人均收入约为 40000 美元/年，任何干预措施如果获得一个 QALY 的成本低于 12 万美元则被认为是具有成本效益的。我国人均收入约为 36800 元/年，参照这一标准，每获得一个 QALY 的干预措施成本应低于 110400 元才被认为具有成本效益。

各种研究健康和医学成本效益的组织都建议使用 QALY 来比较替代性医疗干预措施的经济影响。这可以用增量成本效益比（incremental cost-effectiveness ratio，ICER）来完成，定义为成本的变化除以有效性的变化，ICER＝[（成本 a−成本 b)/(QALYa−QALYb]，其优点是可以在不同的卫生保健领域使用，例如，比较某两种脊柱外科手术的价值。

目前在计算治疗的成本的经济性方面存在一定局限性。价值被定义为与手术或其他干预措施的成本相比所获得的利益。评估从治疗中获得多少益处的最重要因素一直是用 QALY 来评估的。QALY 的目标是将治疗方案浓缩为一个共同的分数，对于各种疾病状态和干预措施，可以通过其对最大限度地减少发病率和死亡率来评估。QALY 的计算方法是，结合患者的健康相关生活质量（HRQOL），测量在接受和不接受治疗的情况下到死亡的年数。在获得该治疗的数值后，就可以计算每个 QALY 的成本。然后将该治疗的成本效益与其他普遍治疗方法的效益进行比较。

对于多少 QALY 成本才是可接受的存在很多争论。最常用的治疗效率阈值是每 QALY 为 50000 美元。但这个数值的获取不是基于科学计算，而是源于终末期肾病的成本效益分析文献，其首次被提出是在一篇 1992 年发表的关于艾滋病干预措施的论文。关于每 QALY 成本引用率最高的一篇文章发表于 1998 年，它的结论是，由于决策者之间的差异，他们的价值观是什么，以及可用的资源是什么，所以没有一个真正的每 QALY 成本阈值可以完全达成一致。除了这些限制之外，手术和非手术干预之间的比较也尚未明确。

由于考虑到手术和非手术治疗时每 QALY 成本分析的局限性，故还有另一个常用的衡量标准——增量成本效益比（ICER）。ICER 被定义为针对特定疾病的两种治疗方案之间的总体成本差异。该值可以通过将从相关程序中获得的每 QALY 成本减去通过保守/非手术治疗选择获得的每 QALY 成本来计算。

然而，有效性是使任何干预措施具有成本效益的前提。患者功能的定性测量并不能完全描述其功能以及他/她重返有酬工作并过上充实生活的能力。目前已经开发了多种量表用于评估与健康相关生活质量（health-related quality of life，HRQOL），这些量表可以在术前或术后使用。最常用的量表是 SF-36（short form-36，SF-36）和 Oswestry 残疾指数（oswestry disability index，ODI 评分）。下面将对它们进行简要介绍。

（段娟）

二、与健康有关的生活质量评分

（一）SF-36

SF-36 由活力、身体机能、身体疼痛、对健康的看法、身体角色功能、情感角色功能、社会角色功能和心理健康相关的八个部分组成。计分为 0～100 分，分数越低代表健康越差，分数越高代表健康越好。这项调查将身体和精神两方面的内容都纳入了评分。鉴于其问题的广泛性，它经常被用于各种情况，包括急性冠状动脉综合征、全膝关节置换术和各种脊柱相关疾病。

（二）ODI

ODI 是经过验证的问卷，包括 10 道题目：疼痛、搬运、自理能力、行走能力、坐立能力、性功能、站立能力、社会生活、睡眠质量和旅行能力。这些题目的分数相加后乘以 2 即为最终得分，最高分 100 分代表完全残疾。

（段娟）

三、最小临床重要差值和实质临床获益

尽管质量生活调查的建立使定量评估患者生活的显著改善因素变得更加容易，但这些因素的微小变化可能会引起显著的临床差异。最小临床重要差值（minimum clinically importance difference，MCID）的目的是建立一个阈值，在这个阈值内，无论利用何种健康相关的生活质量调查方法，改善都被认定为是重要的。它可以理解为患者认为对其生活有重要意义的最小的改善量。通过将与健康相关的生活质量调查浓缩为一个更简单的结果，可以建立明确的阈值。

有几种方法可用于确定 MCID：基于分布、基于锚定方法和专家调查法（Dephi 法）。基于锚定方法是目前使用最多的方法。这种方法提供了一个标准的或锚的问题，这个问题是一般性的，以确定患者在接受干预后是更好、更坏、还是差不多。然后将这些结果与他们治疗后的调查结果进行交叉对比。除了须回答 HRQOL 调查的内容外，还要求患者回答他们的整体症状是"差不多"、"有点好"还是"好多了"。MCID 被确定为回答"有点好"的人与回答"差不多"的人之间的差异。

与 MCID 相对应的指标是实质临床获益（substantial clinical benefit，SCB）。SCB 是指在与健康有关的生活质量调查中，患者认为大大改善或明显改善的变化。这个值代表那些报告"好多了"与"差不多"的人之间的差异。虽然 MCID 可能是必要的最小改善量，但 SCB 被认为是任何疗法的最终目标。

用 MCID 和 SCB 评价脊柱疾病干预措施的功效已经被多项研究验证。Carreon 等在 2008 年进行的一项研究，利用腰椎研究小组的 454 名患者，证明了 ODI 的 MCID 值为 12.8，SF-36 为 4.9 分。Anderson 等在 2010 年进行的一项类似研究表明，对于退行性颈椎病，SF-36 的 MCID 为 4.1，SCB 为 6.5。虽然还有各种其他的量表可用来确定结果，但许多量表并没有被持续用于治疗价值的评估。

（段娟）

四、年龄对治疗成本效益的影响

虽然有大量研究评估了成人脊柱外科手术的成本效益，但需注意的是对老龄脊柱外科手术的研究却很少。在年轻、健康的人群中脊柱外科手术具有良好的成本效益和效果已经得到证实，但在老年人和存在多种合并症的人群中其是否也具有同样的成本效益尚未明确。

在对老年患者进行手术干预时，一个重要的考虑因素是患者可能存在多种复杂的合并症以及相对较高的术后并发症发生率。这些因素将导致医疗保险和患者财务负担的增加。最近的一项研究评估了接受颈前路融合术患者整个住院期间的医疗保险报销情况，总共纳入了21853人，并分析了相关合并症对总体财务成本的影响。结果表明，老年组（65～84岁）和年轻组的平均报销费用相似。老年人口的平均成本为13648±7306美元，而年轻组的平均成本为14234±8838美元。高龄（>80岁）和合并症确实会增加最终的报销费用，高龄（1083美元）、脊髓型颈椎病（2150美元）、肥胖（651美元）、充血性心力衰竭（1523美元）和慢性肾病（1962美元）等都是增加成本的因素。

除了上述颈椎退行性病的发现外，还有研究收集了腰椎手术价值的相关数据。2015年进行的一项研究比较了221名老年与非老年患者行腰椎减压手术的结果和成本效益。发现在2年QALY均值中，单纯减压和融合减压的结果在统计学上无明显差异。无论是否进行融合，老年患者和年轻患者2年平均每QALY的成本相似。减压的每QALY成本在年轻人群中为23364美元，在老年人群中为31750美元。腰椎融合术的成本明显更高，每QALY的成本为64228美元。结果表明，即使在老年人群中，单独的减压也具有很高的成本效益。

尽管手术技术的进步使腰椎翻修术的发生率逐渐降低。但在老年患者身上仍未能绝对避免。而且翻修术通常比初次手术花费更大。尽管费用增加，但数据显示这些翻修术的每QALY成本还算合理。2013年发表的一项研究评估了69名因相邻节段疾病、假关节或复发性狭窄而接受腰椎翻修术的老年患者。其2年平均每QALY总成本为28256±3000美元。具体地说，邻近节段疾病手术的每QALY修正成本为28829美元，假关节手术的每QALY修正成本为28069美元，同节段复发性狭窄手术的每QALY修正成本为27871美元。而减压修复和延长融合的成本则要高得多，平均2年的每QALY成本为80594美元。

（肖迅）

五、医务人员的角色

对于脊柱外科医生来说，我们无法参与医疗保健政策制定和经济学问题的讨论。在美国，有很多地方和国家组织为脊柱外科治疗供应者提供了游说机会。美国神经外科医师协会（AANS）、神经外科医师大会（CNS）和北美脊柱学会年会（NASS）等为个体提供了向美国医疗保险和医疗补助服务中心（CMS）等机构发表意见的机会。有些组织还允许脊柱外科医生以有组织的方式与政治家和官员展开对话。

除了参与这些组织之外，参与各种疾病/手术登记系统还可以让个体医生有机会参与更大的研究。这些登记系统的主要目标是汇编多个中心的信息，以创建关于患者结果和基于价值医疗的最准确的数据。现在有多个国际和国家注册机构处于活跃状态，我国的医生也可参与其中，包括AO Spine Non-Fusion Registry、NASS Registry、vanderbilt prospective spine registry，脊柱侧弯出院数据库注册表等。这些研究数据将有助于在更大程度上改变基于价值的医疗。

（肖迅）

六、结论

医疗保健的价值评估是一个不断发展且不完善的领域。诸如 QALY 和 ICER 之类的生活质量调查和计算被认为是为了评估可接受的治疗成本而建立的一个有明确定义的阈值。虽然这些目标是崇高的，但它们受到最终决策者、可用资源以及其最终价值和目标等因素的限制。尽管老年人群出现并发症的风险较高，但研究表明对该患者群体进行脊柱外科手术干预是合理的，且每次 QALY 的成本结果与年轻患者群体相当。

（肖迅）

参考文献

［1］Akıntürk N, Zileli M, Yaman O. Complications ofadult spinal deformity surgery：A literature review［J］. J Craniovert Jun Spine, 2022；13：17-26.

［2］Brooks NP, Strayer AL. Spine Surgery in an Aging Population［M］.USA：Thieme, 2019.

［3］Joshua Bell, Hamid Hassanzadeh. Lumbar spine surgery in the elderly patient［J］.Seminars in Spine Surgery, 2020；32, 4：100830.

［4］Kobayashi K, Imagama S, Sato K, et al. Postoperative Complications Associated With Spine Surgery in Patients Older Than 90 Years：A Multicenter Retrospective Study［J］. Global Spine J, 2018；8（8）：887 -891.

［5］Kweh B, Lee H, Tan T, et al. Spinal Surgery in Patients Aged 80 Years and Older：Risk Stratification Using the Modified Frailty Index［J］. Global Spine J, 2021；11（4）：525-532.

［6］Lonner BS. The Comprehensive Treatment of the Aging Spine：Minimally Invasive and Advanced Techniques ［J］. JAMA, 2011；306（21）：2389.

［7］Veronese N, Beaudart C, Sabico S. Sarcopenia：Research and Clinical Implications（Practical Issues in Geriatrics）［M］.Germany：Springe Cham, 2021.

［8］Yue JJ, Guyer RD, Johnson JP, et al. The Comprehensive Treatment of the Aging Spine：Minimally Invasive and Advanced Techniques［M］. USA：Elsevier Sauders, 2011.

［9］Zileli M, Dursun E. How to Improve Outcomes of Spine Surgery in Geriatric Patients［J］. World Neurosurg, 2020；140：519-526.

［10］Zou J, Yang H. The Aging Spine：China Facing Up to the Global Challenge［J］. Int J Spine Surg, 2022； 16（5）：861-862.

［11］崔华, 王朝晖, 吴剑卿, 等. 老年人肌少症防控干预中国专家共识（2023）［J］. 中华老年医学杂志, 2023, 42（2）：144-153.

［12］中国康复医学会脊柱脊髓专业委员会基础研究与转化学组. 脊柱融合术中生物活性材料应用的专家共识［J］. 中华医学杂志, 2022, 102（7）：479-485.

［13］中华医学会麻醉学分会老年人麻醉学组, 北京医学会骨科分会老年学组, 国家老年疾病临床医学研究中心. 高龄脊柱手术患者围手术期多学科评估中国专家共识 ［J］. 中华医学杂志, 2022, 102 （17）：1245-1257.